国家卫生和计划生育委员会“十三五”规划教材配套教材
全国高等学校配套教材

供康复治疗学专业用

康复生理学
学习指导及习题集

第2版

主　　编　许寿生
副 主 编　王瑞元　朱进霞
编　　委　（以姓氏笔画为序）
王　艳（北京体育大学）
王瑞元（北京体育大学）
毛杉杉（北京体育大学）
邢国刚（北京大学）
朱　荣（温州医科大学）
朱进霞（首都医科大学）
许寿生（北京体育大学）
孙君志（成都体育学院）
李利生（首都医科大学）
李鹏云（西南医科大学）
罗怀青（长沙医学院）
周京军（空军军医大学）
倪月秋（沈阳医学院）
焦海霞（福建医科大学）

人民卫生出版社

图书在版编目（CIP）数据

康复生理学学习指导及习题集 / 许寿生主编.—2版.—北京：人民卫生出版社，2018
全国高等学校康复治疗专业第三轮规划教材配套教材
ISBN 978-7-117-27404-3

Ⅰ.①康… Ⅱ.①许… Ⅲ.①康复医学－人体生理学－高等学校－教学参考资料 Ⅳ.①R49②R33

中国版本图书馆 CIP 数据核字（2018）第 210850 号

人卫智网	www.ipmph.com	医学教育、学术、考试、健康，购书智慧智能综合服务平台
人卫官网	www.pmph.com	人卫官方资讯发布平台

康复生理学学习指导及习题集
第 2 版

主　　编：许寿生
出版发行：人民卫生出版社（中继线 010-59780011）
地　　址：北京市朝阳区潘家园南里 19 号
邮　　编：100021
E - mail：pmph @ pmph.com
购书热线：010-59787592　010-59787584　010-65264830
印　　刷：三河市博文印刷有限公司
经　　销：新华书店
开　　本：787×1092　1/16　　印张：14
字　　数：358 千字
版　　次：2013 年 3 月第 1 版　　2018 年 3 月第 2 版
　　　　　2022 年 3 月第 2 版第 2 次印刷（总第 3 次印刷）
标准书号：ISBN 978-7-117-27404-3
定　　价：38.00 元
打击盗版举报电话：010-59787491　E-mail：WQ @ pmph.com
（凡属印装质量问题请与本社市场营销中心联系退换）

前言

为了更好地满足我国康复治疗学专业人才培养需求，全国高等学校康复治疗学专业第三届教材评审委员会和人民卫生出版社于2017年2月启动了"十三五"规划教材《康复生理学》（第3版）的修订工作，同时修订和推出配套教材《康复生理学学习指导及习题集》（第2版），以便读者提高学习效率。

《康复生理学学习指导及习题集》（第2版）紧密围绕主干教材《康复生理学》（第3版）的内容，每章包括学习目标、重点和难点、习题、参考答案四个部分。本书的编者都是教学经验丰富的一线教师，谙熟教学内容和重点，在编写过程中参考了大量生理学经典教学材料和近年考研辅导材料，设计和精选了名词解释、选择题、问答题共1700余道，希望读者通过操练加深对生命活动过程及其机制的理解，加强学习兴趣的培养和学习效果的巩固，帮助读者慎思之、明辨之，夯实"三基"。同时，通过学习指导及习题进一步彰显本教材对康复治疗学专业人才培养的"特定性"：生理状态是生命体正常的、健康的、动态的自在状态；病理状态下的机体在治疗手段干预下恢复到生理的状态就是恢复到健康；康复措施促进患者身体功能的恢复实质就是实现这种趋向或者达到生理状态的回归。

所有编者对本书都倾注了大量的心血，融入了宝贵的教学心得，共同修订了一本既有助于记忆又有助于理解和深入思考的《康复生理学》学习参考书。在此完稿之际，我们向每位编者及其所在院校表示衷心的感谢；尤其要感谢王瑞元教授、朱进霞教授等专家长期以来为《康复生理学学习指导及习题集》倾注了大量心血。

本书在编写过程中虽经反复修订，但限于编者水平，难免还存在许多不足之处，恳请学界同仁和广大读者批评指正。

许寿生

2018年3月

目录

第一章
康复生理学绪论

【学习目标】

1. 掌握　生理学的概念;机体内环境和稳态的概念;人体功能活动的主要调节方式。
2. 熟悉　人体功能自动调控中反馈调节机制的重要意义。
3. 了解　生理学研究的内容和研究方法。

【重点和难点内容】

一、生理学的研究对象和任务

1. 生理学的研究对象　生理学是生物科学的一个分支,是以生物机体的生命活动现象和机体各个组成部分的功能及其机制为研究对象的一门科学。

2. 生理学的研究任务　人体生理学的任务是研究正常状态下机体内各细胞、器官、系统的功能及功能调节,以及作为整体,各部分之间的相互协调,并与外界环境相适应过程的规律和机制。例如呼吸系统生理学是研究呼吸运动的正常过程与血液循环、机体代谢等过程的相互作用,以及内外环境中氧、二氧化碳变化时呼吸运动的适应性调节机制等。

二、生理学的研究方法和水平

1. 生理学的研究方法　生理学是一门实验性科学,人同动物特别是哺乳动物,有许多结构和功能具有相似之处。因此,可用动物实验的研究结果间接地探讨人体的生理功能变化及其机制。

2. 生理学研究的水平　人体最基本的结构和功能单位是细胞,许多功能相近的细胞构成组织、器官,由功能上密切联系的一些器官构成系统,各个器官系统相互联系、相互影响构成了人体复杂的整体。因此,生理学研究从下列层次进行:

(1)细胞和分子水平:研究构成某器官各种细胞的生理特性和构成细胞的各个分子,特别是生物大分子的物理学和化学特性。针对细胞和生物大分子的功能进行研究所获得的知识称为细胞生理学。

(2)器官和系统水平:研究各器官和系统的功能,及其在机体整个生命活动中所起的作用。例如心脏如何射血、肾脏如何产生尿液、消化系统如何从食物中获取营养物质。

(3)整体水平:以完整的机体为研究对象,即研究人体整体情况下,各器官、系统间的相互联系、相互作用和相互协调,以及整个机体在变化的环境中是如何维持正常的生命活动。

以上三个水平的研究不可分割，互相联系和补充。

三、生命的基本特征

（一）新陈代谢

生物体与外界环境进行物质和能量交换的过程，是生物体自我更新的最基本的生命活动。新陈代谢是生命活动最基本的特征，包括同化作用和异化作用两个过程。生物体的基本结构单位——细胞，只有通过新陈代谢才能不断地获得更新。新陈代谢一旦停止，生命便结束。

（二）兴奋性

生物体内可兴奋组织具有感受刺激、产生兴奋的特性，称为兴奋性，是生物体生存的必要条件。可兴奋组织有两种基本的生理活动过程——兴奋活动和抑制活动，两者既对抗又协调，并可相互转化。因此，兴奋和抑制二者是对立统一的生理活动过程。

（三）应激性

机体或一切活体组织对周围环境变化具有发生反应的能力或特性。

（四）适应性

生物体长期生存在某一特定的生活环境中，在客观环境的影响下可以逐渐形成一种与环境相适应的、适合自身生存的反应模式，这种适应环境变化的能力，称之为适应性。

（五）生殖

高等动物生殖主要是通过两性的交配实现的，是生命的基本活动。通过生殖，生命过程才得以延续。

四、人体生理功能的调节

正常情况下，机体内环境保持相对稳定是由于各组织器官的功能，能随内、外环境的变化做相应而及时的调节。当内、外环境发生改变时，机体各种功能活动发生相应变化，以维持内环境稳态的过程叫生理功能的调节，包括神经调节、体液调节、自身调节等方式。

（一）内环境与稳态

细胞外液是机体中细胞所处的内环境，内环境的各项物理、化学因素是保持相对稳定的即内环境的稳态，是细胞维持正常生理功能的必要条件，也是机体维持正常生命活动的必要条件。内环境的稳态是一种动态的稳定状态，细胞时刻不停地与内环境进行物质交换。目前，稳态的概念扩展到其他生命现象，泛指通过机体自身的调节机制使某个生理过程保持相对恒定的状态，如体温的相对稳定。

（二）神经调节

直接由神经系统参与对机体生理功能进行调节的方式，称为神经调节。此调节的基本方式是反射，反射活动的结构基础是反射弧。这种调节具有反应快、作用部位精确、作用持续时间短的特点。

（三）体液调节

由机体内分泌腺和内分泌细胞分泌的某些特殊化学物质，经体液运输到全身组织细胞，发挥其生理活动调节作用，这种调节方式称为体液调节。这些由内分泌细胞分泌、携带一定的生物学信息、能对组织细胞功能进行调节的化学物质称为激素。体液调节具有作用缓慢、广泛、持久的特点。

（四）自身调节

机体许多组织细胞在不依赖于神经、体液因素作用下，自身对周围环境的变化发生的适应性反应，称为自身调节。此调节只在受刺激的局部发生作用，其调节幅度小，灵敏度低。

五、人体生理功能调节的生物学控制

人体生理功能的各种调节形式可以用工程技术领域的自动控制理论加以解释。根据控制部分、受控部分的相互关系，控制系统分为非自动控制系统、反馈控制系统和前馈控制系统。

非自动控制系统的特点是在控制部分和受控部分之间只存在单向联系，即只有控制部分向受控部分发出控制信息，是一个开环系统。

反馈控制系统的特点是一个闭环系统，即在控制部分和非控制部分之间存在着双向信息联系，即控制部分发出控制信号支配受控部分的活动，同时受控部分的功能状态经监测装置检测后发出反馈信号改变控制部分的活动。受控部分发出反馈信号影响控制部分活动的过程称为反馈。如果反馈信号作用的结果是减弱控制部分的活动则为负反馈，其意义在于使机体的某项生理功能保持稳定；如果作用的结果是增强控制部分的活动则为正反馈，其意义在于使机体的某项生理功能在同一方向上不断加强，以使这一功能得以迅速完成。

前馈控制系统是指在干扰信号作用于受控部分引起其功能改变之前，监测装置提前检测到干扰信号并发出信号作用于控制部分，及时调整控制部分发出的信号以对抗干扰信号对受控部分的影响，从而保持受控部分功能状态的稳定。

【习题】

一、名词解释

1. 兴奋性
2. 刺激
3. 负反馈
4. 内环境稳态
5. 神经-体液调节

二、选择题

【A 型题】

1. 机体内环境稳态是指
   A. 细胞外液理化因素保持不变
   B. 细胞内液理化因素不变
   C. 细胞外液理化性质在一定范围内波动
   D. 细胞内液理化性质在一定范围内波动
   E. 内环境的绝对稳定
2. 电刺激坐骨神经——腓肠肌标本引起收缩的现象属于
   A. 反射　　B. 反馈　　C. 反应
   D. 兴奋性　　E. 应激性

3. 在自动控制系统中,从受控部分到达控制部分的信息称为
   A. 干扰信息　B. 偏差信息　C. 反馈信息
   D. 控制信息　E. 前馈信息
4. 下列生理过程中,属于负反馈调节的是
   A. 血液凝固　B. 排尿反射　C. 减压反射
   D. 分娩过程　E. 激素的分泌
5. 可兴奋细胞兴奋时的共同特征为
   A. 反射活动　B. 动作电位　C. 神经传导
   D. 机械收缩　E. 分泌
6. 神经调节的基本方式是
   A. 反应　B. 反馈　C. 反射
   D. 适应　E. 兴奋
7. 感受器细胞能将刺激转变为
   A. 化学信号　B. 机械信号　C. 物理信号
   D. 反馈信号　E. 电信号
8. 条件反射的特点是
   A. 数量一定　B. 种属固有　C. 可塑性大
   D. 永久存在　E. 反射弧固定
9. 测量蛙坐骨神经干动作电位属于的研究层次是
   A. 细胞水平　B. 分子水平　C. 整体水平
   D. 器官水平　E. 亚细胞水平
10. 维持某种功能状态稳定有赖于
   A. 负反馈　B. 自身调节　C. 条件反射
   D. 正反馈　E. 非条件反射
11. 机体受刺激后某种功能活动抑制,是由于
   A. 疲劳　B. 刺激量不足　C. 受到损伤
   D. 处于无反应状态　E. 特殊的反应类型
12. 最能反映内环境状况的体液是
   A. 细胞内液　B. 淋巴液　C. 脑脊液
   D. 血浆　E. 尿液
13. 正反馈调节的意义在于
   A. 改善受控部分接受控制信息的反应状态
   B. 保持功能活动的稳态
   C. 使控制部分受到抑制
   D. 使功能活动按固有程序迅速达到特定水平
   E. 增强受控部分对控制信息的敏感性
14. 下列属于细胞分子水平研究的是
   A. 突触传递的原理　B. 缺氧时肺通气的变化
   C. 肾糖阈测定　D. 肺顺应性测量
   E. 心房肽的利钠效应

15. 内环境稳定的意义在于
A. 为细胞提供适宜的生存环境　B. 保证足够的能量储备
C. 使营养物质不至过度消耗　D. 与环境变化保持一致
E. 将内部功能活动固定在一个水平

16. 关于刺激的定义，下列正确的是
A. 外部环境的变化　B. 内部环境的变化
C. 环境的一切变化　D. 能被生物体感受的环境变化
E. 能引起机体兴奋的环境变化

17. 保持生物体独立生活条件的结构是
A. 细胞膜　B. 染色体　C. 蛋白酶
D. 线粒体　E. 以上都不是

18. 生命最基本的表现是
A. 做功　B. 运动　C. 体积或重量增加
D. 新陈代谢　E. 氧化反应

19. 新陈代谢的基础是
A. 物质分解　B. 太阳辐射
C. 营养物质　D. 生物与环境间的物质和能量交换
E. 氧气

20. 机体将由环境中摄取的物质转化为自身结构成分并贮备能量的过程，称为
A. 整合作用　B. 分解代谢　C. 同化作用
D. 异化作用　E. 分化作用

21. 机体将自身结构成分或贮能物质分解利用的过程，称为
A. 合成代谢　B. 分解代谢　C. 同化作用
D. 异化作用　E. 分化作用

22. 机体对环境变化作出反应的基础是
A. 能量供应　B. 运动器官　C. 兴奋性
D. 神经系统　E. 感觉器官

23. 兴奋性是指机体的
A. 对刺激产生反应　B. 做功　C. 动作灵敏
D. 能量代谢率高　E. 运动

24. 种属延续的机制是
A. 进食　B. 排出废物　C. 保持稳态
D. 适应环境　E. 自我复制

25. 保持内环境稳态主要靠
A. 与外环境隔绝　B. 保存代谢绝对平稳
C. 限制能量供应　D. 各系统器官协调活动
E. 以上都不是

26. 内环境是指
A. 机体的生活环境　B. 细胞生活的体液环境
C. 细胞内液　D. 胃肠道内

E. 机体深部

27. 生物节律是指
A. 机体发育、生长、衰老、死亡的过程
B. 机体生长速度
C. 呼吸节律
D. 心跳节律
E. 功能活动按时间顺序重复变化的节律

28. 关于稳态调定点的叙述,下列正确的是
A. 稳态不存在调定点
B. 稳态的调定点呈节律性波动
C. 稳态的调定点是恒定的
D. 稳态就是使调定点固定
E. 以上都不是

29. 生物节律最重要的生理意义是
A. 对环境变化的前瞻性适应
B. 使功能活动交替进行
C. 减少能量消耗
D. 消除疲劳
E. 获取更多能量

30. 条件反射建立的基础是
A. 固定的反射弧
B. 刺激
C. 非条件反射
D. 无关信号
E. 食物

31. 条件反射区别于非条件反射的关键是
A. 刺激的种类不同
B. 刺激的量不同
C. 没有反射弧
D. 有大脑皮层参与
E. 对相同刺激的传出效应不同

32. 胰岛细胞分泌生长抑素调节其邻近细胞功能,属于
A. 自分泌
B. 旁分泌
C. 远距分泌
D. 腔分泌
E. 神经分泌

33. 脑血管口径随动脉血压变化而产生适应性改变以保持颅内血量的相对恒定,属于
A. 自身调节
B. 神经调节
C. 体液调节
D. 正反馈
E. 负反馈

34. 干扰信号直接作用于控制部分,称为
A. 负反馈
B. 前馈
C. 正反馈
D. 自身调节
E. 以上都不是

35. 负反馈调节中对信号偏差过于敏感可导致
A. 稳定度高
B. 波动大
C. 精确
D. 滞后
E. 调定点偏移

36. 运动员比赛前心跳呼吸加快,可能的机制是
A. 肌肉缺氧
B. 非条件反射
C. 自然条件反射
D. 正反馈
E. 负反馈

【B 型题】

(37~41 题共用备选答案)
A. 神经调节
B. 体液调节
C. 自身调节

D. 负反馈调节　　E. 正反馈调节

37. 维持机体内环境稳态的重要调节过程是
38. 食物进入口腔后引起唾液分泌，这一过程主要属于
39. 全身动脉血压在一定范围内波动时，肾血流量仍能保持相对稳定，这属于
40. 排尿及排便过程属于
41. 胰岛 B 细胞通过分泌胰岛素来降低血糖，这一过程属于

（42~45 题共用备选答案）

A. 感受器　　B. 传入神经　　C. 中枢
D. 传出神经　　E. 效应器

42. 视网膜的视锥细胞属于
43. 减压反射中的窦神经属于
44. 骨骼肌、平滑肌和腺体属于
45. 支配心脏的交感神经和迷走神经属于

三、问答题

1. 什么是神经调节、体液调节、自身调节？各有何特点？
2. 机体内环境稳态是怎样维持的？有何生理意义？
3. 神经调节是怎样进行的？
4. 体液调节是怎样进行的？
5. 人体生理学从哪些水平对人体进行研究？举例说明各水平研究的内容和意义。

【参考答案】

一、名词解释

1. **兴奋性**：活组织或细胞接受刺激后产生兴奋的能力称为兴奋性。

2. **刺激**：能引起可兴奋组织产生兴奋的各种环境变化称为刺激。

3. **负反馈**：在自动控制系统中，如反馈信息与控制信息的作用相反，对控制部分的活动起制约或纠正作用，称为负反馈。

4. **内环境稳态**：机体细胞外液的化学成分、理化性质处于相对的平衡状态，现泛指通过机体自身的调节机制使某个生理过程保持相对恒定的状态。

5. **神经-体液调节**：有些内分泌腺本身直接或间接地受到神经系统的调节，这种情况下，体液调节是神经调节的一个传出环节，是反射传出道路的延伸，这种调节方式称为神经-体液调节。

二、选择题

【A 型题】

1. C	2. C	3. C	4. C	5. B	6. C	7. E	8. C	9. D	10. A
11. E	12. D	13. D	14. A	15. A	16. C	17. A	18. D	19. D	20. C
21. D	22. C	23. A	24. E	25. D	26. B	27. E	28. B	29. A	30. C

31. D　32. B　33. A　34. B　35. B　36. C

【B 型题】

37. D　38. A　39. C　40. E　41. B　42. A　43. B　44. E　45. D

三、问答题

1. 什么是神经调节、体液调节、自身调节？各有何特点？

答：通过神经系统的反射活动对机体各系统进行调节，称为神经调节。神经调节的特点是：潜伏期较短，反应迅速、灵敏而且准确。

内分泌细胞分泌的激素和其他组织细胞产生的化学物质，通过体液运输调节组织细胞的活动，称为体液调节。体液调节的特点是：潜伏期较长，反应缓慢，作用时间较长，范围较为广泛。

自身调节是指内、外环境变化时，组织、细胞不依赖于神经和体液调节而产生的适应性反应。其特点是：调节的幅度较小，但准确稳定。

2. 机体内环境稳态是怎样维持的？有何生理意义？

答：外环境的变化和机体细胞的新陈代谢都影响内环境的稳定。正常机体通过神经调节、体液调节和自身调节，使机体各器官系统进行相互协调的活动，及时提供细胞代谢所需的营养物质，清除体内多余的代谢产物等，从而维持内环境理化性质的相对稳定。

内环境稳态是维持机体正常生命活动的基本条件。如果内环境理化性质的改变超过了一定的范围，就可使组织细胞的一切生理活动发生障碍，产生疾病，甚至危及生命。所以，内环境的相对稳定对于维持机体正常的生命活动有着重要意义。

3. 神经调节是怎样进行的？

答：神经调节的基本方式是反射。反射是在中枢神经系统的参与下机体对内外环境刺激的规律性应答反应。反射的结构基础是反射弧，包括感受器、传入神经、神经中枢、传出神经和效应器等五个环节。当感受器受到刺激后，刺激的信息转变为神经冲动，经传入神经传到中枢，经中枢分析处理后，发出传出冲动，经传出神经传至效应器，使其产生一定的适应性反应。反射弧是一种开放回路，而实际上效应器上或其邻近部分的感受器，能将效应器活动情况的信息随时反馈给中枢，使中枢能适时调整其传出冲动，使各效应器的活动能够更精确、更协调。所以说神经调节是通过一种闭合回路来调节生命活动的。

4. 体液调节是怎样进行的？

答：体液调节主要通过内分泌细胞分泌的激素，经血液或淋巴循环到全身各处，作用于相应的靶细胞、靶组织或靶器官，以调节它们的活动。靶细胞、靶组织或靶器官的效应又可通过不同的途径反馈调节激素的分泌，所以激素的调节也是一种闭合回路。大多数内分泌腺或内分泌细胞直接或间接地受中枢神经系统的控制，形成神经-体液调节。有一些内分泌细胞产生的激素仅作用于其邻近的效应细胞，称为旁分泌。此外，组织细胞产生的一些代谢产物，可影响附近组织细胞的活动，称为局部体液调节。这些都属于体液调节的范畴。

5. 人体生理学从哪些水平对人体进行研究？举例说明各水平研究的内容和意义。

答：人体生理学主要从整体水平、器官系统水平、细胞分子水平进行人体功能的研究。细胞和分子水平的研究是关于生命现象最基本的物理化学机制的研究。主要研究细胞内各亚微结构的功能和各种生物分子的特殊理化反应及生理作用。如细胞膜对物质的转运功能，生物电产生的机制等，这类研究可以阐明生理活动最基本的物质基础。

器官和系统水平主要研究各器官、系统活动的规律,如活动中需要哪些条件,受哪些因素的影响等。如肺的呼吸功能产生的机制,影响血液循环的因素等。

整体水平的研究,主要研究体内各器官、系统功能活动之间的关系和相互影响,机体与环境之间的相互关系和相互影响。如剧烈运动时,心率、血压、呼吸和体温等有何变化,他们之间有何关系。通过该水平研究,可以阐明机体各种生物功能之间的相互关系和整体协调的过程,从而掌握整体生命活动的基本规律。

(王瑞元　许寿生)

第二章
细胞的基本功能

【学习目标】

1. **掌握** 细胞膜的结构组成，细胞膜物质转运的方式和机制。
2. **熟悉** 兴奋性，静息电位、动作电位产生的机制及意义。
3. **了解** 细胞膜跨膜信号传递的方式和机制。

【重点和难点内容】

一、细胞膜的基本结构和功能

（一）膜的化学组成和分子结构

膜的结构可用液态镶嵌模型描述，基本内容是：膜是以液态的脂质双分子层为基架，其中镶嵌着具有不同分子结构和不同生理功能的蛋白质，后者主要以 α-螺旋或球形蛋白质的形式存在。膜蛋白质与膜脂质主要以两种形式相结合，附在膜表面的称为表面蛋白质；贯穿整个脂质双分子层，两端露出膜两侧的称为结合蛋白质。

（二）细胞膜的功能

1. 跨膜物质转运功能 几种常见的跨膜物质转运形式如下。

（1）单纯扩散：细胞内、外液中的脂溶性物质可顺着浓度梯度按扩散原理做跨膜运动或转运，这种现象称为单纯扩散。靠单纯扩散方式进出细胞膜的物质主要是 O_2 和 CO_2 等气体分子。

（2）易化扩散：在膜结构中一些特殊蛋白质分子的“帮助”下，非脂溶性物质由膜的高浓度一侧向膜的低浓度一侧跨膜转运的过程。易化扩散的特点是：①物质分子或离子移动的动力仍来自物质自身的热运动，因而只能由高浓度侧移向低浓度侧；②对物质分子或离子移动起易化作用的蛋白质分子本身有结构特异性，因而一种蛋白质分子只能帮助一种（或少数几种）物质分子或离子通过，即具有选择性；③这些蛋白质分子镶嵌在膜脂质中，它们的结构和功能受到膜两侧环境因素改变的调控。

与某些离子的易化扩散有关的一类膜蛋白质分子，称为离子通道，简称通道。现有 Na^+ 通道、K^+ 通道、Ca^{2+} 通道和 Cl^- 通道等。有些通道只有在它所在膜两侧（主要是外侧）出现某种化学信号时才开放，称为化学门控通道；有些通道则由所在膜两侧电位差的改变决定其开闭，称为电压门控通道。通道的选择性决定何种离子可以通过，离子的移动方向和通量则决定于该离子在膜两侧的浓度差和所受的电场力。

参与葡萄糖和某些氨基酸等物质的易化扩散有关的蛋白质，不具有离子通道样的结构，通常称为载体。由载体完成的易化扩散速度较慢，但选择性较为严格。载体转运的特点有：①载体蛋白质有较高的特异性；②饱和现象，这一特点由膜上的载体数目所决定；③竞争性抑制，当载体对结构类似的两种物质都有转运能力时，一种物质浓度升高将占用较多数量的载体，与此同时，载体对另一物质的转运能力将减弱，这种现象称为竞争性抑制。

（3）渗透：溶液中的水分子通过胞膜从溶质浓度较低的一侧向溶质浓度较高一侧的扩散方式。

（4）主动转运：细胞通过本身的某种耗能过程在细胞膜特定蛋白质的协助下，将某种物质的分子或离子由膜的低浓度一侧移向高浓度一侧的过程。在细胞膜的主动转运中研究得最充分的是钠-钾泵，简称钠泵。钠泵是镶嵌在膜的脂质双分子层中的一种特殊蛋白质分子，具有ATP 酶的活性，可以分解 ATP，使之释放能量，并利用此能量进行 Na^+ 和 K^+ 的跨膜转运。因此，钠泵也称为 Na^+-K^+ 依赖式 ATP 酶的蛋白质。钠泵活动时，泵出 Na^+ 和泵入 K^+ 这两个过程是同时进行的。在一般生理情况下，每分解一个 ATP 分子，可以使 3 个 Na^+ 移出膜外，同时有 2 个 K^+ 移入膜内。钠泵活动保持 Na^+、K^+ 在细胞内外的不均衡分布的生理意义在于它能够建立起一种势能贮备，供细胞的其他耗能过程来利用。例如只有在钠泵造成的细胞内高 K^+ 的情况下，K^+ 通道开放时才会有 K^+ 外流；只有在细胞外高 Na^+ 的情况下，Na^+ 通道开放时才会有 Na^+ 的内流，这是细胞产生电信号的基础，也是一些其他物质分子跨膜转运的能量来源。人体除钠泵外，还有钙泵、H^+-K^+ 泵等。

（5）继发性主动转运：一些物质的逆浓度差跨膜转运需要钠泵活动形成的势能贮备才能完成，这种主动转运称为继发性主动转运，或简称为联合转运。如，肠道和肾小管上皮细胞对葡萄糖、氨基酸等营养物质的吸收。这些主动转运所需的能量不是直接来源于 ATP 的分解，而是来自由钠泵造成的膜外 Na^+ 的高势能。参与这种转运的膜蛋白称为转运体蛋白或转运体。如被转运的物质分子与 Na^+ 扩散的方向相同，称为同向转运体；如两者方向相反，称为逆向转运体。

（6）入胞与出胞式物质转运：细胞对一些大分子物质或固态、液态的物质团块，可以通过膜的更为复杂的结构和功能改变使之进出细胞，分别称为入胞和出胞。入胞是指细胞外某些物质团块（如侵入体内的细菌、病毒等）进入细胞的过程。有一些特殊物质进入细胞是通过被转运物质与膜表面的特殊受体蛋白质相互作用而引起的，称为受体介导式入胞。出胞和入胞相反，出胞主要见于细胞的分泌活动，如内分泌腺细胞分泌激素，外分泌腺细胞分泌酶原颗粒和黏液，以及神经细胞轴突末梢释放神经递质。

2. 跨膜信号转导功能 不同形式的外界信号作用于细胞膜表面，引起膜结构中一种或数种相关蛋白质分子变构，将外界环境变化的信息以新的信号形式传递到膜内，再引发靶细胞相应的功能变化，这一过程称为跨膜信号转导或跨膜信号传递。跨膜信号转导虽然涉及多种刺激信号在多种细胞引发的多种功能改变，但转导过程都是通过少数几种类似的途径或方式实现的，所涉及的几类膜蛋白质具有很大的结构同源性，是由相近的基因家族编码的。跨膜信号转导的主要方式如下。

（1）通过具有特殊感受结构的离子通道完成的跨膜信号转导。

1）化学门控通道：在神经-骨骼肌接头的运动终板膜上存在着 N 型 ACh 受体。在受体的 5 个亚单位中，两个 α-亚单位存在两分子 ACh 相结合部位，这种结合可引起通道开放，使终板膜外高浓度的 Na^+ 内流，同时少量膜内高浓度的 K^+ 外流，结果使终板膜两侧的电位发生波动，出现终板电位。终板电位的出现标志着 ACh 这个化学信号在肌细胞膜跨膜信号转导的完成。由于这种通道性结构只有在其中部分亚单位同配体结合时才开放,因而属于化学门控通道或配体门控通道。

化学门控通道主要分布于肌细胞终板膜、神经细胞的突触后膜以及某些嗅、味觉感受细胞的膜中,使所在膜产生终板电位、突触后电位以及感受器电位等局部电反应。化学门控通道具有受体功能,在这里,受体不是一个独立的蛋白质分子,起着受体作用的只是通道蛋白质分子结构的一部分,为了说明化学门控通道也具有受体功能,也称它们为通道型受体;又由于它们激活时直接引起跨膜离子流动,也称促离子型受体。

2)电压门控通道:主要分布在神经轴突和骨骼肌、心肌细胞的一般质膜中,具有同化学门控通道类似的分子结构,但控制这类通道开放与关闭的因素是通道所在膜两侧的跨膜电位的变化。在这类通道的分子结构中,存在着对跨膜电位改变敏感的结构域和亚单位,后者诱发整个通道分子功能状态的改变,进而改变相应离子的易化扩散,使之产生可传导的动作电位和出现自律性兴奋的能力。

3)机械门控通道:许多细胞表面膜还存在能感受机械性刺激并引起细胞功能改变的通道样结构。此通道具有速度快、对外界刺激反应的位点局限,在体内数量较少的特点。

(2)由膜的特异性受体、G 蛋白和效应分子组成的跨膜信号转导系统:激素类物质作用于相应的靶细胞时,先与膜表面的特异性受体相结合,然后通过一种称为 Gs 的 G 蛋白(兴奋性 G 蛋白)的中介,激活作为效应器酶的腺苷酸环化酶,使胞浆中的 ATP 分解,引起膜内侧胞浆中 cAMP 含量的增加(有时是减少),实现激素对细胞内功能的调节。外来化学信号激素看作第一信使,cAMP 称作第二信使。这种形式的跨膜信号转导具有效应出现较慢、反应较灵敏、作用较广泛的特点。

目前发现有相当数量的外界刺激信号作用于膜受体后,可以通过一种称为 Go 的 G 蛋白,再激活一种称为磷脂酶 C 的膜效应器酶,以膜结构中称为磷脂酰肌醇的磷脂分子为间接底物,生成两种分别称为三磷酸肌醇(IP_3)和甘油二酯的第二信使物质,影响细胞内过程,完成跨膜信号转导。

(3)由酪氨酸激酶受体完成的跨膜信号转导:一些肽类激素如胰岛素和细胞因子作用于相应的靶细胞时,通过细胞膜中一类称作酪氨酸激酶受体来完成跨膜信号转导。这类受体只有一跨膜 α-螺旋和一个较短的膜内肽段。当膜外的肽段同相应的化学信号结合时,可直接激活膜内侧肽段的蛋白激酶。此蛋白激酶的活性不仅引发此肽段中酪氨酸残基的磷酸化,而且促进其他蛋白质底物中的酪氨酸残基磷酸化,由此再引发各种细胞内功能的改变,实现细胞外信号对细胞功能的调节。

二、细胞的兴奋性和生物电现象

(一)神经和骨骼肌细胞的生物电现象

兴奋是指组织或细胞受到刺激后产生动作电位的过程。兴奋性则指细胞在受刺激时产生动作电位的能力。

1. 跨膜静息电位及其产生机制 细胞水平的生物电现象主要有两种表现形式,就是细胞在安静时保持的静息电位和受到刺激时产生的动作电位。

静息电位(resting potential,RP)是指细胞未受刺激时存在于细胞膜内外两侧的电位差。通常把静息电位存在时膜两侧所保持的内负外正状态称为膜的极化;当静息时膜内外电位差的数值向膜内负值大的方向变化时，称为膜的超极化；相反，如果膜内电位向负值减小的方向变化，称为去极化或除极化；细胞先发生去极化，然后再向正常安静时膜内所处的负值恢复，则称作复极化。

动作电位(action potential，AP)是膜受刺激后在原有的静息电位基础上发生的一次膜两侧电位的快速而可逆的倒转和复原，亦即先出现膜的快速去极化而后又出现复极化。在神经纤维，它一般在0.5~2.0ms的时间内完成，这使它在描记的图形上表现为一次短促而尖锐的脉冲样变化，因而人们常把这种构成动作电位主要部分的脉冲样变化，称之为锋电位。动作电位或锋电位的产生是细胞兴奋的标志，它只在外加刺激达到一定强度时才能出现。单一神经或肌细胞动作电位的一个特点是，在刺激过弱时不出现，但在刺激达到一定强度以后，它并不随刺激的强弱而改变固有的大小和波形。此外，动作电位在受刺激部位产生后，还可沿着细胞膜向周围传播，而且传播的范围和距离并不因原初刺激的强弱而有所不同。这种在同一细胞上动作电位大小不随刺激强度和传导距离而改变的现象，称作“全或无”现象。换句话说，动作电位实际上是指可兴奋细胞受到阈或阈上刺激时，细胞在静息电位的基础上发生的一次迅速、短暂并可扩布的电位变化。

2. 生物电现象的产生机制 由膜结构中钠泵在消耗ATP的情况下形成膜内高K^+和膜外高Na^+状态，是产生各种细胞生物电现象的基础；而这两种离子通过膜结构中电压门控性K^+通道和Na^+通道的易化扩散，是形成神经和骨骼肌细胞静息电位和动作电位的直接原因。

(1)静息电位：正常时细胞内的K^+浓度总是超过细胞外K^+浓度很多，而细胞外Na^+浓度总是超过细胞内Na^+浓度很多，这是Na^+泵活动的结果。由于高浓度的离子具有较高的势能，K^+有向膜外扩散的趋势，而Na^+有向膜内扩散的趋势。膜在安静状态下只对K^+有通透，那么在化学势能的驱动下K^+以易化扩散的形式移向膜外，由于膜内带负电荷的蛋白质大分子不能随之移出细胞，于是随着K^+的移出，就会出现膜内变负而膜外变正的状态，而这将对K^+的进一步移出起阻碍作用；K^+移出越多，膜的外正、内负的情况越明显；与此同时出现一种情况，即当移到膜外的K^+所造成的外正、内负的电场力(电势能)足以对抗K^+由于膜内高浓度而形成的外移趋势时(化学势能)，膜内外不再有K^+的净移动，而膜两侧的电位差即内负外正的情况也稳定在某一数值。因此静息电位是K^+电-化学势能平衡的结果。这一状态在非生物的人工膜物理模型中也可看到，称为K^+平衡电位。K^+平衡电位所能达到的数值，是由膜两侧原初存在的K^+浓度差的大小决定的，它的精确数值可根据物理化学上著名的Nernst公式(略)算出。

(2)动作电位：动作电位上升支的出现，是由于膜对Na^+通透性的突然增大，超过了K^+的通透性；由于细胞外高Na^+，而且膜内静息时原已维持着的负电位也对Na^+的内流起吸引作用，于是Na^+迅速内流，结果先是造成膜内负电位的迅速消失；而且由于膜外Na^+较高的浓度势能，Na^+在膜内负电位减小到零时仍可继续内移，直至内移的Na^+在膜内形成的正电位足以阻止Na^+净移动为止；这时膜内所具有的电位值，理论上应相当于根据膜内、外Na^+浓度差代入Nernst公式时所得出的Na^+平衡电位值。膜对Na^+的通透性的增加，实际是膜结构中存在的电压门控性Na^+通道开放的结果，因而造成Na^+向膜内的易化扩散。

Na^+通道的开放出现在去极化开始后的几个毫秒之内；以后去极化还在继续，但通道开放的概率几乎已下降到零。这显示出通道的一个重要功能特性，称为失活(inactivation)。Na^+通道的失活是动作电位出现下降支的首要原因。Na^+通道失活的特点是它的失活较其他离子通道快；通道失活表现为通道不因为尚存在的去极化而继续开放，也不因为新的去极化再行开放；只有当去极化消除后，通道才可能解除失活，才可能由于新出现的去极化而再进入开放状态。通道的激活、失活和功能恢复，都是以蛋白质的构型和构象的相应变化为基础的。Na^+通道失活的迅速出现，可以解释神经或肌细胞的动作电位达到超射值的顶点后何以不能维持在这一数值，而是迅速下降，表现为锋电位的形式。因为这时大多数被激活的 Na^+通道已进入失活状态而不再开放。这也决定了神经和肌组织在接受刺激而兴奋，亦即正当出现锋电位的时期内，不可能再接受任何新的刺激而出现新的锋电位，因而也不可能发生两次锋电位的叠加。这一时期称为绝对不应期。绝对不应期之后，还接着有一个相对不应期，标志着一些失活的 Na^+通道已开始恢复，这时只有一些较正常时更强的刺激才能引起新的兴奋。

造成动作电位很快出现下降支的另一个重要因素就是约在 Na^+通道失活的同时，膜结构中的电压门控性 K^+通道的开放。这一类 K^+通道不同于维持细胞静息电位的 K^+通道。这时由于膜内的高 K^+浓度而出现了 K^+的外流，使膜内电位变负，最后恢复到静息时的 K^+平衡电位的状态。

（二）动作电位的产生条件和兴奋在同一细胞上的传导

1. 阈电位和动作电位的引导 不是任何刺激都能触发动作电位，只有当刺激引起膜内去极化达到某一临界值时，才可在已经出现的去极化的基础上出现一次动作电位，这个能进一步诱发动作电位的去极化临界值，称为阈电位。在自然情况下，到达阈电位值的去极化会引起一定数量的 Na^+通道的开放，而由此引起的 Na^+内流会造成膜的进一步去极化，这就会引起更多 Na^+通道开放和更大的开放概率，如此反复，就会出现一个“正反馈”，或称为再生性循环的过程，其结果是出现一个不再依赖于原刺激而使膜内 Na^+通道迅速而大量开放，使膜外 Na^+快速内流的过程，直至达到 Na^+的平衡电位，形成锋电位的上升支。

阈强度是指能够使膜的静息电位去极化达到阈电位的外加刺激的强度；比阈强度弱的刺激，称为阈下刺激，它们只能引起低于阈电位值的去极化，不能发展为动作电位。在刺激超过阈强度后，动作电位的上升速度和所能达到的最大值，将不再依赖于所给刺激强度的大小。

2. 局部兴奋及其特性 阈下刺激能引起该段膜中所含 Na^+通道少量开放，这时少量 Na^+内流造成的去极化和电刺激造成的去极化叠加起来，在受刺激的膜局部出现一个较小的去极化，称为局部反应或局部兴奋。局部兴奋的特点是：①它不是全或无的；②不能在膜上作远距离传播，可以电紧张性扩布的形式使邻近的膜也产生类似的去极化；③可以总和，包括空间性总和与时间性总和。

3. 兴奋在同一细胞上的传导机制

（1）兴奋在无髓神经纤维上的传导方式：神经纤维某一区域出现动作电位后，该处出现了膜两侧电位的暂时性倒转，由静息时的内负、外正变为内正、外负；于是在已兴奋区和与它相邻的未兴奋区之间，由于电位差的出现而发生电荷移动，称为局部电流；它的运动方向是：在膜外的正电荷由未兴奋段移向已兴奋段，而膜内的正电荷由已兴奋段移向未兴奋段。这样流动的结果，是造成未兴奋段膜内电位升高而膜外电位降低，亦即引起该处膜的去极化；当局部电流的出现使邻接的未兴奋的膜去极化到阈电位时，也会使该段出现它自己的动作电位。

（2）兴奋在有髓神经纤维上的传导方式：构成髓鞘主要成分的脂质是不导电或不允许带电离子通过的，当有髓纤维受到外来刺激时，动作电位只能在邻近刺激点的郎飞结处产生，而局部电流也只能发生在相邻的郎飞结之间，其外电路要通过髓鞘外面的组织液，这就使动作电位的传导表现为跨过每一段髓鞘而在相邻的郎飞结处相继出现，这称为兴奋的跳跃式传导。跳跃式传导时的兴奋传导速度比无髓纤维或肌细胞的传导速度快得多；而且它还是一种更“节能”的传导方式。

【习题】

一、名词解释

1. 易化扩散
2. 化学门控通道
3. 电压门控通道
4. 静息电位
5. 动作电位
6. 去极化
7. 阈电位
8. 阈强度

二、选择题

【A 型题】

1. 细胞膜脂质双分子层中,脂质分子的亲水端
   A. 均朝向细胞膜的内表面
   B. 均朝向细胞膜的外表面
   C. 外层均朝向细胞膜的外表面,内层的朝向双分子层的中央
   D. 都在细胞膜的内外表面
   E. 面对面的朝向双分子层的中央
2. 细胞膜的脂质双分子层是
   A. 细胞内容物和细胞环境间的屏障
   B. 细胞接受外界和其他细胞影响的门户
   C. 离子进出细胞的通道
   D. 受体的主要环境
   E. 抗原物质
3. 细胞膜的脂质双分子层中,镶嵌蛋白的形式是
   A. 仅在内表面
   B. 仅在外表面
   C. 仅在两层之间
   D. 仅在内表面与外表面
   E. 靠近膜的内侧面、外侧面、贯穿整个脂质双层三种形式均有
4. 人体内 O_2、CO_2 和 NH_3 进出细胞膜是通过
   A. 单纯扩散　　B. 易化扩散　　C. 主动运输
   D. 入胞作用　　E. 出胞作用
5. 大分子蛋白进入细胞膜的方式是
   A. 单纯扩散　　B. 易化扩散　　C. 主动运输
   D. 入胞作用　　E. 出胞作用

6. 葡萄糖进入红细胞膜是属于
   A. 单纯扩散　　B. 易化扩散　　C. 主动运输
   D. 入胞作用　　E. 吞饮
7. 安静时细胞膜内 K^+ 向膜外移动是由于
   A. 单纯扩散　　B. 易化扩散　　C. 主动转运
   D. 出胞作用　　E. 继发性主动转运
8. 电压门控 Na^+ 通道的特点是
   A. 超极化时激活
   B. 去极化时激活
   C. 对 Na^+ 与 K^+ 无选择性
   D. Na^+ 逆浓度移动
   E. 一旦激活，内部水相孔道将持续开放状态
9. 肠上皮细胞由肠腔吸收葡萄糖的过程属于
   A. 单纯扩散　　B. 易化扩散　　C. 主动运输
   D. 入胞作用　　E. 吞噬
10. 正常细胞膜内 K^+ 浓度约为膜外 K^+ 浓度的
   A. 12 倍　　B. 30 倍　　C. 50 倍
   D. 70 倍　　E. 90 倍
11. 正常细胞膜外 Na^+ 浓度约为膜内 Na^+ 浓度的
   A. 1 倍　　B. 5 倍　　C. 10 倍
   D. 20 倍　　E. 30 倍
12. 一般生理情况下，每分解一分子 ATP，钠泵运转可使
   A. 2 个 Na^+ 移出膜外
   B. 2 个 K^+ 移入膜内
   C. 2 个 Na^+ 移出膜外，同时有 2 个 K^+ 移入膜内
   D. 3 个 Na^+ 移出膜外，同时有 2 个 K^+ 移入膜内
   E. 2 个 Na^+ 移出膜外，同时有 3 个 K^+ 移入膜内
13. 细胞膜内外正常的 Na^+ 和 K^+ 浓度差的形成和维持是由于
   A. 膜在安静时对 K^+ 通透性大
   B. 膜在兴奋时对 Na^+ 通透性增加
   C. Na^+、K^+ 易化扩散的结果
   D. 膜上 Na^+-K^+ 泵的作用
   E. 膜上 ATP 的作用
14. 以下关于钠泵生理作用的叙述**错误**的是
   A. 逆浓度差将进入细胞内的 Na^+ 移出膜外
   B. 顺浓度差使细胞膜外的 K^+ 转入膜内
   C. 防止细胞水肿
   D. 建立离子势能储备
   E. 是神经、肌肉等组织具有兴奋性的基础
15. 判断组织兴奋性高低常用的简便指标是

A. 阈电位 B. 时值 C. 阈强度
D. 刺激强度的变化率 E. 刺激的频率

16. 神经细胞在接受一次阈上刺激后，兴奋的周期性变化是
A. 相对不应期-绝对不应期-超常期-低常期
B. 绝对不应期-相对不应期-低常期-超常期
C. 绝对不应期-低常期-相对不应期-超常期
D. 绝对不应期-相对不应期-超常期-低常期
E. 绝对不应期-超常期-低常期-相对不应期

17. 组织兴奋后处于绝对不应期时，其兴奋性为
A. 零 B. 无限大 C. 小于正常
D. 大于正常 E. 等于正常

18. 神经纤维中相邻两个锋电位的时间间隔至少应大于其
A. 相对不应期 B. 绝对不应期
C. 超常期 D. 低常期
E. 绝对不应期加相对不应期

19. 各种可兴奋组织产生兴奋的共同标志是
A. 肌肉收缩 B. 腺体分泌 C. 产生神经冲动
D. 产生动作电位 E. 产生局部电位

20. 以下关于动作电位的描述，正确的是
A. 动作电位是细胞受到刺激时出现的快速而不可逆的电位变化
B. 膜电位由内正外负变为内负外正
C. 一般表现为锋电位
D. 刺激强度越大，动作电位幅度越高
E. 受刺激后，细胞膜电位的变化也可称为复极化

21. 单根神经纤维的动作电位中，负后电位出现在
A. 去极相之后 B. 超射之后 C. 锋电位之后
D. 正后电位之后 E. 超射期

22. 单根神经纤维受到刺激而兴奋，当它的兴奋性处于相对不应期和超常期时，相当于动作电位的
A. 阈电位 B. 去极相 C. 超射时期
D. 负后电位 E. 正后电位

23. 单根神经纤维受到刺激而兴奋，当它的兴奋性处于低常期时，相当于其动作电位的
A. 阈电位 B. 去极相 C. 超射时期
D. 负后电位 E. 正后电位

24. 静息电位的实测值同 K^+ 平衡电位的理论值相比
A. 前者大 B. 前者小 C. 两者相等
D. 前者约大于 10% E. 可大也可小

25. 细胞膜在静息情况下，下列离子通透性最大的是
A. K^+ B. Na^+ C. Cl^-
D. Ca^{2+} E. Mg^{2+}

26. 人工增加离体神经浸浴液中的K^+浓度,静息电位的绝对值将

A. 不变　B. 增大　C. 减小

D. 先增大后减小　E. 先减小后增大

27. 静息电位的大小接近于

A. Na^+平衡电位

B. K^+平衡电位

C. Na^+平衡电位与K^+平衡电位之和

D. Na^+平衡电位与K^+平衡电位之差

E. 锋电位与超射之差

28. 细胞膜在安静时对Na^+通透性

A. 为零　B. 约为K^+通透性的10倍

C. 约为K^+通透性的2倍　D. 约为K^+通透性的1/2

E. 约为K^+通透性的1/100~1/10

29. 在神经细胞动作电位的去极相,通透性最大的离子是

A. K^+　B. Na^+　C. Ca^{2+}

D. Mg^{2+}　E. Cl^-

30. 人工减小细胞浸浴液中的Na^+浓度,则单根神经纤维动作电位的超射值将

A. 增大　B. 减小　C. 不变

D. 先增大后减小　E. 先减小后增大

31. 神经细胞动作电位的幅度接近于

A. Na^+平衡电位

B. K^+平衡电位

C. 静息电位绝对数与Na^+平衡电位之和

D. 静息电位绝对数与Na^+平衡电位之差

E. 超射值

32. 神经细胞动作电位的超射部分等于

A. Na^+平衡电位

B. K^+平衡电位

C. 静息电位绝对数与Na^+平衡电位之和

D. 静息电位绝对数与Na^+平衡电位之差

E. 超射值

33. 神经纤维每兴奋一次,膜内Na^+浓度大约增加

A. 1/100　B. 1/1000　C. 1/18 000

D. 1/10 000　E. 1/80 000

34. 动作电位的特点之一是

A. 阈下刺激时出现低幅度动作电位

B. 高于阈上刺激时,再增加刺激强度能使动作电位幅度增大

C. 动作电位一经产生,便可沿细胞膜作电紧张扩布

D. 动作电位的大小随着传导距离增加而变小

E. 各种可兴奋细胞动作电位的幅度和持续时间可以各不相同

35. 用细胞内电极以阈强度刺激单根神经纤维使之兴奋，其电流方向是

A. 内向　　B. 外向　　C. 内、外迅速交变

D. 内、外电流均可　　E. 外、内电流交变

36. 阈电位是指

A. 造成膜对 K^+ 通透性突然增大的临界膜电位

B. 造成膜对 K^+ 通透性突然减小的临界膜电位

C. 超极化到刚能引起动作电位的膜电位

D. 造成膜对 Na^+ 通透性突然增大的临界膜电位

E. 造成膜对 Na^+ 通透性突然减小的临界膜电位

37. 局部兴奋的产生是由于

A. 阈下强度的内向电流刺激使细胞超极化

B. 阈下强度的外向电流刺激直接造成膜内外的电压降

C. 膜自身的去极化

D. 阈下强度的外向电流刺激直接造成膜内外的电压降和膜自身的去极化叠加的结果

E. 外向电流激活大量 Na^+ 通道开放所致

38. 下列有关同一细胞兴奋传导的叙述，错误的是

A. 动作电位可沿细胞膜传导到整个细胞

B. 传导方式是通过产生局部电流刺激未兴奋部位，使之也出现动作电位

C. 在有髓纤维是跳跃式传导

D. 有髓纤维传导动作电位的速度比无髓纤维快

E. 动作电位的幅度随传导的距离增加而减小

39. 膜结构中，促使二磷酸磷脂酰肌醇分解生成 IP_3 和 DG 的物质是

A. G 蛋白　　B. 腺苷酸环化酶　　C. 磷脂酶 C

D. 蛋白激酶 C　　E. 蛋白激酶 A

40. 下列物质中，简称为 G 蛋白的是

A. 磷脂酰乙醇胺　　B. 腺苷酸结合蛋白　　C. 鸟甘酸结合蛋白

D. 腺苷酸环化酶蛋白　　E. 乙酰胆碱

41. 不属于第二信使的物质是

A. cAMP　　B. cGMP　　C. 二酰甘油

D. 乙酰胆碱　　E. IP_3

【B 型题】

（42~44 题共用备选答案）

A. 极化　　B. 去极化　　C. 复极化

D. 超极化　　E. 反极化

42. 安静时细胞膜两侧电位差存在外正内负的状态称为

43. 细胞受刺激后，膜两侧的电位差减小称为

44. 膜内电位负值加大称为

（45~47 题共用备选答案）

A. 阈电位　　B. 锋电位　　C. 负后电位

D. 正后电位　　E. 局部电位

45. 神经细胞动作电位的主要组成是
46. 生电性钠泵可使膜暂时发生超极化，出现
47. 可兴奋细胞受刺激后，首先出现的轻度电位变化称为

三、问答题

1. 简述易化扩散的特点。
2. 细胞膜对物质被动转运的方式有哪些？有何特点？
3. 何谓神经元静息电位？简述其产生原理？
4. 试述神经元的动作电位及其产生机制。
5. 当细胞外 K^+ 浓度升高而细胞内 K^+ 浓度不变时，神经纤维静息电位的数值和动作电位有何变化？
6. 试述局部反应与动作电位的区别。

【参考答案】

一、名词解释

1. **易化扩散：**非脂溶性或溶解度甚小的物质，在膜结构中一些特殊蛋白的帮助下，从膜的高浓度一侧向低浓度一侧移动的过程。它包括由载体介导的易化扩散和由通道介导的易化扩散。

2. **化学门控通道：**指细胞膜的受体通道蛋白与相应的递质、激素、药物等结合后才被激活开放。如终板膜上的离子通道，在乙酰胆碱的作用下开放，而且开放的数目取决于乙酰胆碱分子的数量。

3. **电压门控通道：**由膜两侧的电位差决定其功能状态的离子通道称电压门控通道。如电压门控 Na^+ 通道，静息电位时，细胞膜上的 Na^+ 通道处于关闭状态，当膜去极化达到阈电位时，Na^+ 通道开放。

4. **静息电位：**指细胞在安静状态下，存在于膜两侧的外正、内负的电位差。

5. **动作电位：**指可兴奋细胞受阈或阈上刺激后产生的一次迅速的，可向远端传播的电位波动（膜的极性发生反转）。

6. **去极化：**在静息电位的基础上，膜电位迅速减小甚至极性反转的过程。

7. **阈电位：**细胞膜去极化到刚刚能引发细胞产生动作电位的临界膜电位值。一般可兴奋细胞的阈电位，大约比正常静息电位的绝对值小 10~20mV。

8. **阈强度：**引起细胞兴奋或产生动作电位的最小刺激强度。

二、选择题

【A 型题】

1. D	2. A	3. E	4. A	5. D	6. B	7. B	8. B	9. C	10. B
11. C	12. D	13. D	14. B	15. C	16. D	17. A	18. B	19. D	20. C
21. C	22. D	23. E	24. B	25. A	26. C	27. B	28. E	29. B	30. B
31. C	32. A	33. E	34. E	35. C	36. D	37. D	38. E	39. A	40. C

41. D

【B 型题】

42. A　43. B　44. D　45. B　46. D　47. E

三、问答题

1. 简述易化扩散的特点。

答:易化扩散至少可分为两种类型,以载体为中介的易化扩散特点是:①作为载体的膜蛋白质和它所转运的物质之间有高度的特异性;②饱和现象;③表现为竞争性抑制。

以通道为中介的易化扩散的特点是:①通道蛋白的结构和功能状态可因细胞内外各种理化因素的影响而迅速改变;②通道蛋白对转运的离子也有相对特异性,但不如载体那样严格;③通道的开放引起离子跨膜移动时可形成跨膜电流。

2. 细胞膜对物质被动转运的方式有哪些?有何特点?

答:(1)单纯扩散:①转运的主要是脂溶性的小分子物质;②扩散通量及速度主要取决于跨膜浓度梯度。

(2)易化扩散:包括经通道和载体为中介的易化扩散;前者的特点有:①转运的多是无机离子;②无饱和现象;③相对特异性;④通道转运是顺电-化学梯度进行;⑤通道的开关两种功能状态,转运量随通道功能状态而改变;后者的特点有:主要转运小分子的有机物;高度特异性;有饱和现象;竞争性抑制。

(3)渗透:溶液中的水分子通过胞膜从溶质浓度较低的一侧向溶质浓度较高一侧的扩散方式。

3. 何谓神经元静息电位?简述其产生原理?

答:静息电位是指细胞在安静状态下,存在于细胞内外两侧的电位差。在安静状态下,细胞膜仅对 K^+有通透性,K^+外流,当达到与其电场力相等时,也就是说膜两侧的电-化学(浓度)势能代数和为零时,将不会有 K^+净移动,而由已移出的 K^+形成的膜内外电位差,也稳定在某一数值不再增大,这一稳定的电位差称 K^+的平衡电位。也即是细胞跨膜静息电位的产生机制。

4. 试述神经元的动作电位及其产生机制。

答:动作电位是指神经元等可兴奋细胞受阈或阈上刺激后产生的一次迅速的,可向远端传播的电位波动。产生原理:①离子的不均衡分布使膜内外形成电化学梯度;②细胞外的 Na^+比细胞内高 12 倍;③细胞膜上存在有电压门控 Na^+通道;④阈刺激或阈上刺激使电压门控 Na^+通道开放,Na^+顺电-化学梯度大量内流,使膜去极化,形成 AP 的上升支;⑤Na^+通道失活,膜结构中的电压门控性 K^+通道的开放形成 AP 的下降支;⑥每次动作电位后通过钠泵的活动恢复、维持细胞的极化状态。

5. 当细胞外 K^+浓度升高而细胞内 K^+浓度不变时,神经纤维静息电位的数值和动作电位有何变化?

答:由于膜内外 K^+浓度梯度变小,使静息电位绝对值减小,动作电位更易爆发,但幅度小,复极化速度减慢。

6. 试述局部反应与动作电位的区别。

答:阈下刺激只能使相应膜中所含的 Na^+通道少量开放,引起少量 Na^+内流,在局部出现一个较小的除极反应,称为局部反应或局部兴奋。与动作电位相比,局部兴奋有如下特点:①局部兴奋随着阈下刺激强度的增大而增大,没有“全或无”现象;②不能在膜上作远距离传播,只能通过电紧张形式向邻近细胞膜扩布;③局部兴奋可以进行空间性和时间性总和,当膜除极达到阈电位时,产生动作电位。

（周京军 孙君志）

第三章
骨骼肌的功能

【学习目标】

1. **掌握** 肌纤维的基本结构;神经-肌肉接头处的结构及其兴奋传递过程;肌纤维的收缩过程;肌纤维的分类、类型特征以及各类型肌纤维与运动能力的关系。

2. **熟悉** 骨骼肌收缩的主要形式;运动锻炼对骨骼肌的影响;前负荷、后负荷和肌肉本身的功能状态对肌肉收缩能力的影响。

3. **了解** 肌电活动的基本知识及其在实践中的运用;骨骼肌的物理特性;失用或运动对骨骼肌的影响。

【重点和难点内容】

一、肌纤维的结构

(一)肌原纤维和肌小节

每个肌纤维含有数百乃至数千条与其长轴平行排列的纤维状结构,称为肌原纤维。每条肌原纤维的全长都由暗带(A 带)和明带(I 带)呈交替规则排列。

在暗带中央有一个相对明亮的区域,称为 H 带(有时也称 H 区)。在 H 带的中央有一条较暗的线,称为 M 线。在明带中央也有一条较暗的线,称为 Z 线(或称为 Z 盘)。

在肌原纤维上两条 Z 线之间的区域构成一个肌小节,它是由一个完整的暗带和两侧各半个明带组成,是骨骼肌收缩和舒张的基本单位。

(二)肌丝的分子组成

肌原纤维由粗肌丝和细肌丝组成。

粗肌丝主要由肌球蛋白(又称肌凝蛋白)组成。一条粗肌丝中约有 200 个肌球蛋白分子组成。每个肌球蛋白分子,呈双头长杆状。许多肌球蛋白的杆状尾部集结成束,构成粗肌丝的主干,其头部向外突出,形成横桥。横桥有两个作用:①具有 ATP 酶活性,可分解 ATP 而获得能量,用于横桥的运动;②横桥可与细肌丝上的肌动蛋白可逆性结合,使肌肉收缩和舒张。

细肌丝主要由三种蛋白质组成,肌动蛋白(又称肌纤蛋白)、原肌球蛋白(又称原肌凝蛋白)和肌钙蛋白(又称原宁蛋白)组成。

(三)肌管系统

肌原纤维周围包绕着膜性囊管状结构,这些膜性囊管状结构称为肌管系统,可分为横小管系统（又称 T-管系统）和纵小管系统（又称 L-管系统）。

横小管系统是肌细胞膜从表面横向伸入肌纤维内部的膜小管系统。纵小管系统也即肌质网是围绕每条肌原纤维周围，形成花边样的网，其走行方向和肌纤维纵轴平行。

肌质网在接近横小管处形成的膨大，称为终末池。终末池内含有大量的 Ca^{2+}。

每一个横小管和来自两侧的终末池构成复合体，称为三联管结构。三联管是兴奋收缩偶联的结构基础。

二、神经-肌肉接头的兴奋传递

（一）神经-肌肉接头的结构

神经-肌肉接头的结构又称为运动终板。由接头前膜（终板前膜），接头间隙（终板间隙），终板膜（又称接头后膜或终板后膜）构成。

神经末梢兴奋时乙酰胆碱以囊泡为单位批量地向接头间隙内释放，称为量子式释放。在终板后膜上存在乙酰胆碱受体，能与乙酰胆碱发生特异性结合。在终板后膜的皱褶中同时存在大量的胆碱酯酶，它可以将乙酰胆碱水解使其失活。

（二）神经-肌肉接头的兴奋传递

当动作电位沿神经纤维传到轴突末梢时，神经末梢处在动作电位去极化的作用下，轴突末梢处接头前膜上的钙离子通道开放，Ca^{2+} 从细胞外液进入轴突末梢细胞膜内。Ca^{2+} 进入细胞膜内后，促使轴浆中大量含有乙酰胆碱的囊泡向接头前膜移动。当囊泡到达接头前膜后，囊泡膜与接头前膜融合进而破裂，通过出胞作用将囊泡中的乙酰胆碱释放到接头间隙。乙酰胆碱通过接头间隙到达接头后膜后，和接头后膜上的特异性乙酰胆碱受体结合，引起接头后膜上的 Na^+、K^+ 等（以 Na^+ 为主）通道开放，使 Na^+ 内流、K^+ 外流，结果使接头后膜处的膜电位幅度减小，即去极化。这一电位变化称为终板电位（end-plate potential）。

终板电位产生时，以电紧张性的形式向周围的肌细胞膜扩布。当终板电位达到一定幅度（肌细胞的阈电位）时，肌细胞膜上电压依赖性 Na^+ 通道开放，膜对 Na^+ 的通透性增加，Na^+ 在浓度梯度的作用下流向细胞膜内，引发肌细胞膜产生动作电位，从而使骨骼肌细胞产生兴奋。

三、肌纤维的收缩过程

（一）肌丝滑行学说

肌肉的缩短是由于肌小节中细肌丝在粗肌丝之间滑行造成的。即当肌肉收缩时，由 Z 线发出的细肌丝在某种力量的作用下向 A 带中央滑动，结果相邻的各 Z 线互相靠近，肌小节的长度变短，从而导致肌原纤维以至整条肌纤维和整块肌肉的缩短。

（二）肌纤维收缩的分子机制

肌细胞膜兴奋后，导致肌质网向肌浆中释放 Ca^{2+}。使肌浆中的 Ca^{2+} 浓度瞬时升高，肌钙蛋白亚单位 C 与 Ca^{2+} 结合，引起肌钙蛋白的分子结构改变，进而导致原肌球蛋白的分子结构改变，暴露肌动蛋白分子上与横桥结合的活性位点。一旦肌动蛋白分子上的活性位点暴露，粗肌丝上的横桥即与之结合。横桥与肌纤蛋白结合后会产生两种作用：①激活了横桥上的 ATP 酶，使 ATP 迅速分解产生能量，供横桥摆动之用；②激发横桥的摆动，拉动细肌丝向 A 带中央移动。然后，横桥自动与肌动蛋白上的活性位点分离，并与新的活性位点结合，横桥再次摆动，拖动细肌丝又向 A 带中央前进一步。如此，横桥头部前后往复地运动，一步一步地在细肌丝上"行走",拖动细肌丝向 A 带中央滑行。由于每个肌节中的横桥的运动,最终使肌肉收缩。

收缩后,当肌浆中的 Ca^{2+} 浓度升高时,肌浆网膜上的钙泵被激活。在钙泵的作用下,Ca^{2+} 被泵入肌质网内,使肌浆中 Ca^{2+} 浓度降低,Ca^{2+} 与肌钙蛋白亚单位 C 分离,肌钙蛋白和原肌球蛋白恢复原先的构型,原肌球蛋白再次掩盖肌动蛋白上的活性位点,阻止横桥与肌纤蛋白的相互作用,细肌丝回至肌肉收缩前的位置,肌肉舒张。

(三)肌纤维的兴奋-收缩偶联

通常把以肌细胞膜的电变化为特征的兴奋过程和以肌丝滑行为基础的收缩过程之间的中介过程称为兴奋-收缩偶联。兴奋-收缩偶联过程包括以下三个主要步骤。

1. 兴奋(动作电位)通过横小管系统传导到肌细胞内部 横小管是肌细胞膜的延续,具有肌细胞膜的特性,动作电位可沿着肌细胞膜传导到横小管,深入到三联管结构。

2. 三联管结构处的信息传递 横小管膜上的动作电位可引起与其邻近的终末池膜及肌质网膜上的大量 Ca^{2+} 通道开放,Ca^{2+} 顺着浓度梯度从肌质网内流入胞质,肌浆中 Ca^{2+} 浓度升高后,Ca^{2+} 与肌钙蛋白亚单位 C 结合时,导致一系列蛋白质的构型发生改变,最终导致肌丝滑行。

3. 肌质网对 Ca^{2+} 再回收 当肌浆中的 Ca^{2+} 浓度升高时,钙泵将肌浆中的 Ca^{2+} 逆浓度梯度转运到肌质网中贮存,从而使肌浆 Ca^{2+} 浓度保持较低水平,由于肌浆中的 Ca^{2+} 浓度降低,Ca^{2+} 与肌钙蛋白亚单位 C 分离,最终引起肌肉舒张。

四、骨骼肌特性

(一)骨骼肌的物理特性

骨骼肌的物理特性包括伸展性、弹性和黏滞性。骨骼肌在受到外力牵拉或负重时可被拉长,这种特性称为伸展性;而当外力或负重取消后,肌肉的长度又可恢复,这种特性称为弹性。虽然骨骼肌具有伸展性,但肌肉的伸展程度和所受牵张力大小并不呈线性关系,而是当牵张力逐渐增大时,其伸展长度的增加幅度逐渐降低。另外,当牵张力或负荷取消后肌肉的长度也不是立即恢复,这种现象是由于骨骼肌细胞肌浆内各分子间的摩擦力造成的,这种特性称为黏滞性。黏滞性是由肌浆内各分子之间的相互摩擦作用所产生的。

骨骼肌的物理特性受温度影响。当肌肉温度下降,肌肉的黏滞性增加,伸展性和弹性下降;当肌肉温度升高时,肌肉黏滞性下降,伸展性和弹性增加。在运动实践中,做好充分的准备活动,使肌肉温度升高,降低黏滞性,提高肌肉伸展性和弹性,有利于运动员提高运动成绩和防止肌肉损伤。

(二)骨骼肌的生理特性

骨骼肌的生理特性包括兴奋性和收缩性。

1. 骨骼肌的兴奋性 要引起骨骼肌兴奋必须给予适当的刺激。刺激强度、刺激的作用时间、刺激-强度变化率要满足一定的条件。

2. 骨骼肌的收缩性 整块骨骼肌或单个肌细胞受到一次刺激时,先产生一次动作电位,紧接着出现一次机械收缩,骨骼肌的这种生理特性称为收缩性。

肌肉的兴奋性和收缩性是紧密联系而又不同的两个基本生理过程。

五、骨骼肌的肌纤维类型

（一）肌纤维类型的划分

1. 根据收缩速度，可将肌纤维划分为快肌纤维（FT）和慢肌纤维（ST）。

2. 根据收缩及代谢特征，可将肌纤维划分为快缩、糖酵解型（FG），快缩、氧化、糖酵解型（FOG），和慢缩、氧化型（SO）。

3. 根据收缩特性及色泽，也可将肌纤维划分为快缩白、快缩红、和慢缩红三种类型。

4. 根据肌球蛋白重链同功型划分 成年哺乳动物骨骼肌中有四种不同的 MHC 异形体，它们是 MHC-Ⅰ、MHC-Ⅱa、MHC-Ⅱx（或 MHC-Ⅱd）和 MHC-Ⅱb 异形体。一般认为 MHC-Ⅱx（或 MHC-Ⅱd）是一种过渡型。

（二）不同类型肌纤维的形态、功能及代谢特征

1. 不同肌纤维的形态特征 快肌纤维直径较大，含有较多的收缩蛋白，肌浆网较发达，由较大的运动神经元支配，神经纤维较粗，传导速度较快。慢肌纤维直径较小，毛细血管网较丰富，含有较多的肌红蛋白，含有较多、较大的线粒体，由较小的运动神经元支配，运动神经纤维较细，传导速度较慢。

2. 不同肌纤维的生理学特征

（1）肌纤维类型与收缩速度：快肌纤维收缩速度较快，慢肌纤维收缩速度较慢。

人体的骨骼肌中，快肌运动单位与慢肌运动单位是相互混杂的，一般不存在单纯的快肌与慢肌。但每块肌肉中快肌与慢肌运动单位的分布比例是不同的。肌肉中如果快肌纤维的百分比较高，肌肉的收缩速度较快。肌肉中如果慢肌纤维的百分比较高，肌肉的收缩速度较慢。

（2）肌纤维类型与肌肉力量：肌肉收缩的力量与单个肌纤维的直径和运动单位中所包含的肌纤维数量有关。由于快肌纤维的直径大于慢肌纤维，而且快肌运动单位中所包含的肌纤维数量多于慢肌运动单位。因此，快肌运动单位的收缩力量明显地大于慢肌运动单位。

由于收缩力量和速度均与肌肉中快肌纤维百分比有关。快肌纤维百分比较高的肌肉的收缩速度和力量均大于慢肌纤维百分比较高的肌肉。

（3）肌纤维类型与疲劳：和慢肌纤维相比，快肌纤维在收缩时能产生较大的力量，但容易疲劳，而慢肌纤维抗疲劳能力较强。

3. 不同肌纤维的代谢特征 慢肌纤维的有氧代谢能力较快肌纤维高。快肌纤维的无氧代谢能力较慢肌纤维高。

（三）肌纤维类型与运动能力

运动员的肌纤维组成具有项目特点。参加时间短、强度大项目的运动员，骨骼肌中快肌纤维百分比较从事耐力项目运动员和一般人高。相反，从事耐力项目运动员的慢肌纤维百分比高于非耐力项目运动员和一般人。既需要耐力又需要速度的运动项目（如中跑、自行车等），肌肉中快肌纤维和慢肌纤维百分比相当。

（四）运动对肌纤维类型的影响

1. 肌纤维选择性肥大 耐力训练可引起慢肌纤维选择性肥大，速度、爆发力训练可引起快肌纤维选择性肥大。

2. 酶活性改变 长跑运动员的肌肉中，与有氧氧化供能有密切关系的琥珀酸脱氢酶活性较高，而与糖酵解及磷酸化供能有关的乳酸脱氢酶及磷酸化酶则活性最低。短跑运动员则相

反，乳酸脱氢酶和磷酸化酶活性较高，而琥珀酸脱氢酶活性较低。

六、骨骼肌收缩

（一）影响骨骼肌收缩能力的因素

在肌肉收缩前就加在肌肉上的负荷，称为前负荷（preload）。前负荷改变肌肉的初长度。后负荷（afterload）指肌肉开始收缩时遇到的负荷或阻力，其阻碍收缩时肌肉的缩短。影响肌肉收缩时做功能力或其力学表现的因素至少有三个，即前负荷、后负荷和肌肉本身的功能状态（即肌肉收缩能力）。

1. 前负荷或肌肉初长度对肌肉收缩能力的影响 在最适初长度条件下，肌肉进行收缩可以产生最大的张力。在最适初长度条件下，每个肌小节的长度是 2.2μm。粗肌丝与细肌丝处于最佳的重叠状态，粗肌丝上的每个横桥都将与细肌丝上的活性位点作用，肌肉可以出现最佳的收缩效果。当肌小节小于最适初长度时，细肌丝可能卷曲或穿过 M 线到对侧，影响横桥与细肌丝的结合，肌张力减小。反之，肌小节的长度大于最适初长度时，细肌丝和粗肌丝相互重合的程度减小，部分横桥将不能与细肌丝上的活性位点结合，肌张力下降。当肌小节长度增加到 3.5μm 时，细肌丝将全部由暗带拉出，这时肌肉受刺激时不再产生主动张力。

2. 后负荷对肌肉收缩能力的影响 张力-速度曲线类似一条双曲线，说明这二者大致呈反比的关系，即后负荷减小时，肌肉产生的张力减小，但可得到一个较大的缩短速度。理论上后负荷为零时，可以得到该肌肉在当时的功能状态下的最大收缩速度。当后负荷相当于最大张力的 30%左右时，肌肉的输出功率最大。

3. 肌肉收缩能力的改变对肌肉收缩的影响 一般将影响肌肉收缩效果的肌肉内部功能状态的改变定义为肌肉收缩能力的改变，以区别于肌肉收缩时外部条件，即前、后负荷改变所导致的收缩效果的改变。例如，缺氧、酸中毒、肌肉疲劳、肌肉中能源物质缺乏，以及钙离子、咖啡因、肾上腺素等体液因素等都可以影响肌肉的收缩效果。

（二）肌肉收缩总和

1. 单收缩 整块骨骼肌或单个肌细胞受到一次短促的刺激，产生一次动作电位，并出现一次机械收缩和随之的舒张现象，称为单收缩。收缩全过程分为收缩期和舒张期，前者持续时间较后者短。

2. 强直收缩 肌肉受到一连串刺激时，当后一个刺激落在前一个收缩的舒张期，肌肉就表现为不完全强直收缩，在描记曲线上形成锯齿形；如果当后一个刺激落在前一个收缩的收缩期，于是各次收缩的张力或长度变化可以融合而叠加起来，这种收缩称为完全强直收缩，描记曲线上的锯齿形消失，形成光滑的曲线。

不论在不完全强直收缩或完全强直收缩的情况下，动作电位始终分离，不会发生融合或叠加，这是由于肌肉动作电位产生后，有一个短暂的不应期。当刺激频率加速到下一个刺激落于前一次刺激引起的绝对不应期内，这时新的刺激将无效，不能引起新的动作电位和收缩。不同肌肉单收缩的持续时间不同，因而能引起肌肉出现完全强直收缩的最低临界频率在不同肌肉也不同。

（三）骨骼肌的收缩形式

肌肉收缩可表现为整块肌肉的长度发生变化，也可不发生变化。根据肌肉收缩时的长度变化，把肌肉收缩分为以下几种收缩形式。

1. 缩短收缩 肌肉收缩时，长度缩短的收缩称为缩短收缩，又称向心收缩（concentric contraction)。向心收缩时肌肉长度缩短、起止点相互靠近,因而引起身体运动。向心收缩又分为等张收缩(isotonic contraction)和等动收缩(isokinetic contraction)。

(1)等张收缩:肌肉张力在肌肉开始缩短后即不再增加,直到收缩结束。这种收缩形式又称为等张收缩。有时也称为动力性或时相性收缩。在向心收缩过程中,所谓的等张收缩是相对的,尤其是在在体情况下,更是如此。

(2)等动收缩:在整个关节运动范围内肌肉以恒定的速度,且外界的阻力与肌肉收缩时肌肉产生的力量始终相等的肌肉收缩称为等动收缩。由于在整个收缩过程中收缩速度是恒定的,等动收缩有时也称为等速收缩。等动练习是提高肌肉力量的有效手段。

2. 等长收缩 肌肉在收缩时其长度不变,这种收缩称为等长收缩(isometric contraction),又称为静力收缩。肌肉等长收缩时由于长度不变,因而不能克服阻力做机械功。等长收缩有两种情况:其一,肌肉收缩时对抗不能克服的负荷,如试图拉起根本不可能拉起的杠铃时,肱二头肌所进行的收缩就是等长收缩。其二,当其他关节由于肌肉离心收缩或向心收缩发生运动时,等长收缩可使某些关节保持一定的位置,为其他关节的运动创造适宜的条件。

3. 离心收缩 肌肉在收缩产生张力的同时被拉长的收缩称为离心收缩(eccentric contraction)。

4. 超等长收缩 超等长收缩(plyometric contraction)是指骨骼肌工作时先做离心式拉长,继而做向心式收缩的一种复合式收缩形式。

肌肉最大收缩时产生张力的大小取决于肌肉收缩的类型和收缩速度。某一块肌肉做最大收缩时所产生的张力为该肌肉的绝对肌力。相对肌力是指肌肉单位横断面积(一般为1平方厘米肌肉横断面积)所具有的肌力。在整体情况下,一个人所能举起的最大重量称为该人的绝对力量。如果将某人的绝对力量除以他的体重,可得到该人的相对力量,即每公斤体重相对的肌肉力量。

同一块肌肉,在收缩速度相同的情况下,离心收缩可产生最大的张力。在输出功率相同的情况下,肌肉离心收缩时所消耗的能量低于向心收缩,其耗氧量也低于向心收缩。肌肉离心收缩时其他与代谢有关的生理指标的反应(如心率、心输出量、肺通气量、肺换气效率、肌肉的血流量和肌肉温度等)均低于向心收缩。肌肉离心收缩时容易引起肌肉酸疼和损伤。

七、失用和运动对骨骼肌的影响

(一)肌纤维选择性肥大和肌纤维代谢功能改善

运动训练或体育锻炼可使肌纤维形态和代谢特征发生较大的变化。运动锻炼至少可以从以下两个方面对肌纤维类型发生较大的影响。一是耐力训练可引起慢肌纤维选择性肥大,速度、爆发力训练可引起快肌纤维选择性肥大。二是肌纤维对训练的适应还表现为肌肉中有关酶活性的有选择性增强。

(二)运动导致的延迟性肌肉酸痛

无论是普通人还是优秀运动员,从事不适应的运动负荷或大负荷运动,运动停止后24~72小时,运动肌会产生不同程度的酸痛,并伴随僵硬、肿胀和肌力下降等症状。肌肉酸痛不发生在运动期间或运动后即刻,而是在运动后24小时逐渐加剧,因而称之为延迟性肌肉酸痛(delayed onset muscle soreness,DOMS)。延迟性肌肉酸痛一般持续1~4天,5~7后消失。现普遍认为,延迟性肌肉酸痛是不适应的运动负荷和方式尤其是离心运动诱发的一种亚临床疼痛症状,一般不用经过临床治疗可自行治愈。在运动后如果给予参与工作的肌肉针刺、按摩、理疗等手段进行处理，延迟性肌肉酸痛的症状会减轻，持续时间会缩短。

（三）运动导致的骨骼肌微观结构改变

骨骼肌在发生延迟性肌肉酸痛的同时，会伴随着骨骼肌纤维超微结构发生变化，这种变化在离心运动后更明显。研究表明，运动导致的骨骼肌纤维超微结构改变主要表现为肌节缩短，Z带扭曲、增宽、部分或全部消失，M线模糊、扭曲或消失，肌丝排列改变，粗细肌丝相互位置紊乱，部分肌丝断裂或消失等。

（四）延迟性肌肉酸痛和运动性骨骼肌微观结构改变的机制

研究证明，延迟性肌肉酸痛和超微结构改变是一个事物的两个方面。当骨骼肌承受了不适应的运动负荷或大负荷后，必然会在功能上出现收缩能力下降。在主观感觉上受试者感觉到肌肉酸痛；在形态学方面，从宏观上肌肉表现出僵硬，而在微观上则会发生某种程度的肌纤维超微结构改变。

1. 肌肉痉挛学说 运动导致参与运动的肌肉局部发生痉挛，肌纤维中的微血管因肌纤维痉挛受到挤压以至局部肌肉缺血，导致P物质等酸痛物质积累，这又反过来进一步刺激疼痛神经末梢，反射性地加剧了肌肉痉挛和局部缺血状态，进而形成恶性循环，最后导致延迟性肌肉酸痛。

2. 损伤学说 肌肉损伤学说认为，延迟性肌肉酸痛是由于骨骼肌纤维损伤造成的。支持损伤学说的证据是大负荷运动后骨骼肌纤维会发生超微结构改变，认为骨骼肌超微结构改变就是损伤。

3. 急性炎症学说 该学说的主要论点是：骨骼肌中含多种蛋白水解酶，肌肉损伤后，这些蛋白水解酶降解损伤的脂质和蛋白结构，导致除了缓激肽、组胺、前列腺素在损伤区域堆积外，也诱发单核细胞和中性细胞浸润到肌肉损伤部位；最终炎症因子、升高的渗透压激活Ⅳ类神经感受器受体，引起肌肉酸痛。

4. 骨骼肌蛋白降解学说 该学说是由王瑞元等人提出，认为运动导致的延迟性肌肉酸痛和超微结构改变，是由于运动导致骨骼肌收缩蛋白和骨架蛋白降解，使骨骼肌骨架解体，最终导致骨骼肌超微结构改变。研究表明，大负荷运动会导致骨骼肌的收缩蛋白，如肌球蛋白(myosin)、肌动蛋白(actin)，以及骨骼肌骨架蛋白，如结蛋白(desmin)、肌联蛋白(titin)、伴肌动蛋白(nebulin)等降解或解聚过程加强而合成过程降低。由于收缩蛋白和骨架蛋白的降解或解聚，使维持骨骼肌正常收缩功能的骨骼肌细胞骨架受到破坏，从而在形态上表现出骨骼肌超微结构改变，在功能上表现出收缩能力下降。骨骼肌蛋白的降解导致骨骼肌的炎症过程发生，因而也会诱发延迟性肌肉酸痛。

5. 钙离子损伤学说 该学说认为，大负荷运动产生的高张力使细胞膜受牵拉，激活Ca^{2+}通道，Ca^{2+}顺浓度差进入细胞内。另外，细胞膜的损害也可造成Ca^{2+}内流，其次运动后肌浆网功能下降，摄钙能力下降也可导致胞浆内高钙。肌细胞内异常高钙可通过多种途径对肌纤维造成损伤。

（五）肌肉酸痛和骨骼肌超微结构改变的防治

1. 热疗 运动后对肌肉进行热敷可减轻延迟性肌肉酸痛和超微结构改变，其原因是：①肌组织温度增加，改善了结缔组织伸展性和关节活动范围，导致肌组织抗损伤能力加强；②热疗加快了血液流动速度，进而加快了肌组织炎性物质的清除速率。

2. 静力牵张 静力牵张可有效地减轻肌肉的延迟性酸痛和超微结构改变。静力牵张也可以降低大负荷运动所引起的骨骼肌蛋白降解和解聚。

3. 按摩 按摩治疗延迟性肌肉酸痛的机理可能是由于按摩产生的机械压力和对肌纤维的牵张使肌肉血流加快、肌肉张力减少和神经兴奋性改变。

4. 针刺 针刺能显著地促进离心运动导致的骨骼肌超微结构变化的恢复。

八、失用对骨骼肌形态和功能的影响

失用是指骨骼肌不活动或活动减少。人体正常运动量的减少、长期卧床、失重(太空旅行)、制动(局部肢体限制运动)、脊髓损伤等均可引起不同程度的肌肉萎缩,同时伴有肌肉功能的各种变化。骨骼肌萎缩表现为肌肉质量减少、肌纤维由慢速型(Ⅰ型)向快速型(Ⅱ型)的转变、肌肉因蛋白合成代谢减弱与分解代谢增强而导致的肌蛋白丢失、毛细血管容量下降、血液供应减少、肌纤维横截面积减小、肌收缩力下降等。肌肉萎缩对人体运动能力以及日常活动能力等均会产生较大的影响。

(一)失用状态下肌肉形态结构的变化

判断肌肉萎缩程度的方法有三种,即病理学方法、肌肉容积测量法及肌力测定法。病理学方法,肌肉活检行 HE 或 ATP 酶组织化学染色,可区分不同肌纤维类型并测定肌纤维直径及肌肉横截面积,从而判定肌肉发生萎缩与否及其萎缩程度;肌力测定法可用握力计、拉力计、肌力测试系统等进行测试。

(二)失用状态下骨骼肌代谢变化

失用状态下,由于肌肉的活动减退,耗能和耗氧量降低,因而引起肌肉的糖、脂肪、蛋白质和能量代谢以及与之相关的酶、激素等生化代谢过程均发生明显的变化,与肌肉的收缩和舒张过程密切相关的 Ca^{2+} 的浓度、转运也发生了显著的变化。

骨骼肌萎缩时泛素-蛋白酶系统、钙依赖蛋白酶系统和溶酶体系统活动加强,从而使骨骼肌蛋白的降解活动增加。

(三)失用状态下骨骼肌收缩功能的变化

失用状态下除肌肉的张力下降外,肌紧张也明显降低。肌肉容积和肌肉硬度都减小。失用状态下,由于肌肉活动减少或者抗重力肌肉的失重力作用,肌梭受到的牵拉刺激也将减少,于是相继引起牵张反射抑制,肌紧张降低。肌肉失用不仅使其工作能力和肌力下降,抗疲劳的能力也下降。

(四)骨骼肌退行性变

随着年龄增加,老年人的骨骼肌萎缩程度越来越明显是常见的现象。衰老的标志之一就是肌肉的萎缩和功能减退。研究显示,从 40 岁起每 10 年肌肉质量平均会流失 5%,而到了 65 岁后会加速流失。

关于衰老性骨骼肌萎缩的发生机制,一般认为是多因素造成的。这些因素包括激素分泌量减少、肌肉活动减少、蛋白质分解大于蛋白质合成;伴随着年龄的增加,活性氧簇(reactive oxygen species,ROS)产生量增多,而氧化防御体系酶活性的下降,自由基在体内积累造成氧化损伤;以及细胞凋亡的发生过程加强等。

九、肌电图及其应用

(一)肌电图的概念

1. 肌电及肌电图 骨骼肌在兴奋时,会由于肌纤维动作电位的传导和扩布,而发生电位变化,这种电位变化称为肌电。用适当的方法将骨骼肌兴奋时发生的电位变化引导、记录所得到的图形，称为肌电图（electromyogram，EMG）。

2. 运动单位电位 一个运动神经元及其所支配的肌纤维称为一个运动单位（motor unit）。在不同的肌肉中一个运动单位所包含的肌纤维数目差异极大，少到3~5条，多达1600多条。肌肉兴奋与收缩时是以运动单位为基本单位，同一个运动单位中的肌纤维同时兴奋、同步收缩。

3. 插入电位 用针电极引导肌电时，当插入电极或移动已插入肌肉的电极时，可出现一些持续时间很短、波幅很低的电位变化。这种电位变化称为插入电位或插入电活动。

（二）肌电图的记录方法

骨骼肌收缩时的肌电活动通过电极引导、生物放大器放大、显示器显示、计算机数据采集等过程，转变成为可通过计算机进行计算、处理的数据，然后用适当的计算机软件进行分析处理，为医学诊断和科学研究提供可靠的依据。

采集肌电信号的电极有两种，一种是针电极，另一种是表面电极。用针电极所引导记录的肌电图是运动单位电位，其波形可分为单相波、双相波、三相波和多相波。

（三）肌电图的应用

1. 评价神经与肌肉损伤 肌电图可用于区别神经源性、肌源性和失用性肌萎缩。在神经源性肌萎缩中，对区别脊髓前角、神经根、周围神经损伤以及神经根的定位也有一定作用。肌电图也可用于观察神经再生进程，可作为神经吻合移植术后的客观观察指标。

2. 利用肌电图测定神经的传导速度 如果在神经通路的两个或两个以上的点上，给予电流刺激，从该神经所支配的肌肉上记录诱发电位；然后根据公式计算出神经的传导速度。

3. 利用肌电评定骨骼肌的功能状态 肌肉疲劳时其肌电活动也会发生变化，因此可以用肌电评定骨骼肌的功能状态。

（1）肌肉工作过程中肌电幅值的变化：在肌肉等长收缩至疲劳的研究过程中发现，在一定的范围内，肌电幅值随着肌肉疲劳程度的加深而增加。疲劳时肌电振幅的升高，可能是由于肌肉在持续的工作过程中，先参与工作的运动单位发生疲劳。

（2）肌肉工作过程中肌电频谱变化：随着疲劳程度的加深，肌电的频谱左移，即平均功率频率降低。肌肉工作的负荷强度越大，疲劳的程度越大，平均功率频率的减小明显。

4. 利用肌电评价肌力 当肌肉以不同的负荷进行收缩时，其肌电的积分值（IEMG）同肌力成正比关系，即肌肉产生的张力越大，IEMG越大。

5. 利用肌电图进行动作分析 在运动过程中可用多导肌电记录仪将肌电记录下来。然后，根据运动中每块肌肉的放电顺序和肌电幅度，结合高速摄像等技术，对运动员的动作进行分析诊断。

【习题】

一、名词解释

1. 肌小节
2. 肌管系统
3. 横小管系统
4. 纵小管系统

5. 终池
6. 三联管
7. 终板电位
8. 肌电
9. 肌电图
10. 兴奋-收缩偶联
11. 单收缩
12. 向心收缩
13. 等长收缩
14. 离心收缩
15. 等动收缩
16. 绝对肌力
17. 相对肌力
18. 绝对力量
19. 相对力量
20. 运动单位
21. 运动单位动员
22. 完全强直收缩
23. 前负荷
24. DOMS

二、选择题

【A 型题】

1. 肌肉的基本结构和功能单位是指
   A. 肌原纤维　B. 肌纤维　C. 肌小节
   D. 肌丝　E. 运动单位
2. 静息状态下,肌小节中只有粗肌丝的部分是
   A. A 带　B. I 带　C. H 区
   D. Z 线　E. Z 盘
3. 在神经-肌肉接头处,当神经冲动到达神经末梢时,可引起接头前膜的
   A. 不释放乙酰胆碱
   B. 有少数囊泡随机释放
   C. 有少数囊泡依次轮流释放
   D. 每秒钟约有 10 个乙酰胆碱释放
   E. 每秒钟约有 200~300 个囊泡释放
4. 当神经冲动到达运动神经末梢时,可引起接头前膜
   A. Na^+通道开放　B. Ca^{2+}通道开放　C. K^+通道开放
   D. Cl^-通道开放　E. Cl^-通道关闭
5. 运动神经纤维末梢所释放的递质是
   A. 肾上腺素　B. 去甲肾上腺素　C. 5-羟色胺

D. 乙酰胆碱 E. γ-氨基丁酸

6. 骨骼肌细胞中终末池储存的是

A. Mg^{2+} B. Ca^{2+} C. K^+

D. Na^+ E. Cl^-

7. 骨骼肌中的收缩蛋白是指

A. 肌球蛋白 B. 肌动蛋白

C. 肌球蛋白和肌动蛋白 D. 肌钙蛋白

E. 原宁蛋白

8. 在强直收缩中,肌肉的动作电位

A. 发生叠加 B. 相互融合

C. 幅值明显改变 D. 相互分离

E. 传导加快

9. 按照肌丝滑行理论,肌肉缩短时( )

A. 明带的长度减小,H 带减小或消失 B. 暗带的长度不变,H 带不变

C. 明带的长度不变,H 带不变 D. 暗带和明带的长度均减小

E. 明带的长度增大

10. 肌细胞的兴奋过程与收缩过程偶联起来的结构基础是

A. 横管系统 B. 纵管系统 C. 三联管

D. N-M 接头 E. 以上都不是

11. 在骨骼肌兴奋-收缩偶联中起关键作用的离子是

A. Na^+ B. Mg^{2+} C. Cl^-

D. Ca^{2+} E. K^+

12. 在神经-肌肉接头间隙中消除乙酰胆碱的酶是

A. ATP 酶 B. 单胺氧化酶 C. 磷酸二酯酶

D. 腺苷酸环化酶 E. 胆碱酯酶

13. 在整个关节运动范围内肌肉以恒定的速度,且肌肉力量与阻力相等的肌肉收缩是

A. 向心收缩 B. 离心收缩 C. 等长收缩

D. 等动收缩 E. 等张收缩

14. 肌肉的收缩力量在整个关节范围内都可达到 100%的情况是

A. 向心收缩 B. 等长收缩 C. 离心收缩

D. 等动收缩 E. 等张收缩

15. 快肌纤维的形态学特征是

A. 肌纤维直径大,线粒体较多

B. 肌纤维直径大,线粒体较少

C. 肌纤维直径小,线粒体较多

D. 肌纤维直径小,线粒体较少

E. 肌纤维直径大,肌红蛋白较多

16. 骨骼肌实现收缩和舒张的最基本功能单位是

A. 肌纤维 B. 肌原纤维 C. 肌小节

D. 肌动蛋白 E. 肌球蛋白

17. 骨骼肌收缩的肌纤维结构物质基础是
A. 粗肌丝
B. 细肌丝
C. 肌动蛋白和原肌球蛋白
D. 粗肌丝和细肌丝
E. 肌钙蛋白
18. 细肌丝主要的组成是
A. 肌动蛋白、原肌球蛋白、肌钙蛋白
B. 肌动蛋白、肌球蛋白、肌钙蛋白
C. 肌动蛋白、原肌球蛋白、肌球蛋白
D. 肌球蛋白、原肌球蛋白、肌钙蛋白
E. 肌纤蛋白、肌球蛋白、肌钙蛋白
19. 参与构成粗肌丝的是
A. 肌球蛋白
B. 肌动蛋白
C. 原肌球蛋白
D. 肌钙蛋白
E. 原宁蛋白
20. 构成三联管的是
A. 1 个横小管
B. 1 个终末池
C. 2 个横小管和 1 个终末池
D. 1 个横小管和 2 个终末池
E. 1 个横小管和 1 个终末池
21. 构成细肌丝的主干是
A. 肌球蛋白
B. 肌动蛋白
C. 原肌球蛋白
D. 肌钙蛋白
E. 原宁蛋白
22. 兴奋通过神经-肌肉接头时，乙酰胆碱与受体结合使终板膜
A. 对 Na^+、K^+通透性增加，发生超极化
B. 对 Na^+、K^+通透性增加，发生去极化
C. 仅对 K^+通透性增加，发生超极化
D. 仅对 Ca^{2+}通透性增加，发生去极化
E. 对乙酰胆碱通透性增加，发生超极化
23. 神经-肌肉接头传递中，消除乙酰胆碱的酶是
A. 磷酸二酯酶
B. 腺苷酸环化酶
C. 胆碱酯酶
D. ATP 酶
E. 以上都不是
24. 按照滑行理论，安静时阻碍肌纤蛋白同横桥结合的物质是
A. 肌凝蛋白
B. 原肌凝蛋白
C. 肌钙蛋白 I
D. 肌钙蛋白 T
E. 肌纤蛋白
25. 骨骼肌兴奋-收缩偶联过程的必要步骤是
A. 电兴奋通过纵管传向肌细胞深部
B. 纵管膜产生动作电位
C. 纵管终末池对 Ca^{2+}的通透性升高
D. 终末池中的 Ca^{2+}逆浓度差进入肌浆
E. Ca^{2+}与肌钙蛋白亚单位 T 结合

26. 转运骨骼肌收缩时释放到肌浆中的 Ca^{2+} 的钙泵是
A. 横管 B. 肌膜 C. 线粒体
D. 肌质网膜 E. 粗面内质网
27. 肌肉的初长度取决于
A. 被动张力 B. 前负荷 C. 后负荷
D. 前负荷与后负荷之和 E. 前负荷与后负荷之差
28. 横桥上具有
A. ATP 酶 B. 磷酸肌酸激酶 C. 氧化酶
D. 乳酸脱氢酶 E. 琥珀酸氧化酶
29. 肌肉在受到外力牵拉时可被拉长,这种特性称为
A. 伸展性 B. 弹性 C. 黏滞性
D. 可收缩性 E. 兴奋性
30. 刺激强度越大,肌肉力量
A. 越大 B. 越小 C. 不变
D. 不一定 E. 二者没有关系
31. 不做机械功的收缩是
A. 向心收缩 B. 等长收缩 C. 离心收缩
D. 等动收缩 E. 等张收缩
32. 跳远的踏跳中蹬起动作属于的收缩是
A. 向心收缩 B. 等长收缩 C. 离心收缩
D. 等动收缩 E. 超等长收缩
33. 自由泳的划水动作属于的收缩是
A. 向心收缩 B. 等长收缩 C. 离心收缩
D. 等动收缩 E. 等张收缩
34. 由高处跳下,双腿支撑用力属于的收缩是
A. 向心收缩 B. 等张收缩 C. 离心收缩
D. 等动收缩 E. 等长收缩
35. 肌肉收缩引起肌肉酸痛最明显的收缩是
A. 向心收缩 B. 等张收缩 C. 离心收缩
D. 等动收缩 E. 等长收缩
36. 肌肉收缩时产生的张力大小,主要取决于
A. 能量释放速率 B. 肌球蛋白 ATP 酶活性
C. 活化的横桥数目 D. 供能速率
E. 肌肉的初长度
37. 肌肉收缩时速度取决于
A. 能量释放速率 B. 肌球蛋白 ATP 酶活性
C. 活化的横桥数目 D. A 和 B
E. 运动单位的大小
38. 与快肌纤维比,不是慢肌纤维特征的是
A. 收缩力量小于快肌纤维

B. 抗疲劳能力强
C. 有氧代谢酶活性低
D. 直径小
E. 肌红蛋白含量较高

39. 两类肌纤维动员的规律是
A. 运动强度较小时,快肌纤维首先被动员
B. 运动强度较小时,慢肌纤维首先被动员
C. 持续活动时间较长,快肌纤维先被动员
D. 持续活动时间较长,慢肌纤维先被动员
E. 运动强度较大时,慢肌纤维首先被动员

40. 如果要提高慢肌纤维的代谢能力,应安排的练习是
A. 强度低,持续时间短
B. 强度低,持续时间长
C. 强度大,持续时间短
D. 强度大,持续时间长
E. 强度高,持续时间短

三、问答题

1. 简述肌丝的分子组成。
2. 简述神经-肌肉接头的兴奋传递过程。
3. 简述肌丝滑行学说的主要内容。
4. 试述肌纤维收缩的分子机制。
5. 简述肌纤维的兴奋-收缩偶联过程。
6. 不同类型肌纤维的形态学、生理学和代谢特征是什么?
7. 运动训练对肌纤维类型组成有什么影响?
8. 为什么在最适初长度条件下,肌肉进行收缩可以产生最大的张力?
9. 骨骼肌有几种收缩形式? 它们各有什么生理学特点?
10. 试述延迟性肌肉酸痛和运动性骨骼肌微观结构改变的机制。
11. 试述肌电图在研究中的应用及意义。

【参考答案】

一、名词解释

1. **肌小节**:两条 Z 线之间的结构是肌纤维最基本的结构和功能单位,称之为肌小节。

2. **肌管系统**:是肌原纤维周围包绕着膜性囊管状结构,称为肌管系统,由横小管系统和纵小管系统组成。

3. **横小管系统**:是肌细胞膜从表面横向深入肌纤维内部的膜小管系统。

4. **纵小管系统**:肌细胞内围绕每条肌原纤维所形成的花边样的网状结构,又称肌质网。

5. **终池**:肌质网在接近横小管处形成的膨大,称为终池。

6. **三联管**：每一个横小管和来自两侧的终末池构成的复合体，称为三联管。

7. **终板电位**：当运动神经纤维产生兴奋时，神经末梢释放的乙酰胆碱通过接头间隙到达接头后膜后，与后膜上的特异性受体结合，引起接头后膜去极化，这一电位变化称为终板电位。

8. **肌电**：骨骼肌在兴奋时，会由于肌纤维动作电位的传导和扩布，而发生电位变化，这种电位变化称为肌电。

9. **肌电图**：用适当的方法将骨骼肌兴奋时发生的电位变化引导、记录所得到的图形，称为肌电图。

10. **兴奋-收缩偶联**：通常把以肌细胞膜的电变化为特征的兴奋过程和以肌丝滑行为基础的收缩过程之间的中介过程，称为兴奋-收缩偶联。

11. **单收缩**：整块骨骼肌或单个肌细胞受到一次短促的刺激，产生一次动作电位，并出现一次机械收缩和随之的舒张现象，称为单收缩。

12. **向心收缩**：肌肉收缩时，长度缩短、起止点相互靠近的收缩称为向心收缩，又称为等张收缩。

13. **等长收缩**：肌肉在收缩时其长度不变的收缩称为等长收缩，又称为静力收缩。

14. **离心收缩**：肌肉在收缩产生张力的同时被拉长的收缩称为离心收缩。

15. **等动收缩**：在整个关节运动范围内肌肉以恒定的速度，且肌肉收缩时产生的力量始终与与阻力相等的肌肉收缩称为等动收缩。由于在整个收缩过程中收缩速度是恒定的，等动收缩有时也称为等速收缩。

16. **绝对肌力**：某一块肌肉作最大收缩时所产生的张力，称为该肌肉的绝对肌力。

17. **相对肌力**：肌肉单位横断面积（一般为 1 平方厘米肌肉横断面积）所具有的肌力。

18. **绝对力量**：在整体情况下，一个人所能举起的最大重量称为该人的绝对力量。

19. **相对力量**：单位体重（一般为每公斤）的绝对力量，称为相对力量。

20. **运动单位**：一个 α-运动神经元和受其支配的肌纤维所组成的最基本的肌肉收缩单位称为运动单位。

21. **运动单位动员**：参与活动的运动单位数目与兴奋频率的结合，称为运动单位动员。运动单位动员也可称为运动单位募集。

22. **完全强直收缩**：如果当后一个刺激落在前一个收缩的收缩期，于是各次收缩的张力或长度变化可以融合而叠加起来，这种收缩称为完全强直收缩，描记曲线上的锯齿形消失，形成光滑的曲线。

23. **前负荷**：在肌肉收缩前就加在肌肉上的负荷，称为前负荷。前负荷改变肌肉的初长度。

24. **DOMS**：从事不适应的运动负荷或大负荷运动，运动停止后 24~72 小时，运动肌会产生不同程度的酸痛，并伴随僵硬、肿胀和肌力下降等症状。肌肉酸痛不发生在运动期间或运动后即刻，而是在运动后 24 小时逐渐加剧，因而称之为延迟性肌肉酸痛（DOMS）。

二、选择题

【A 型题】

1. B	2. C	3. E	4. B	5. D	6. B	7. C	8. D	9. A	10. C
11. D	12. E	13. D	14. D	15. B	16. C	17. D	18. A	19. A	20. D
21. B	22. B	23. C	24. B	25. C	26. D	27. B	28. A	29. A	30. D
31. B	32. A	33. D	34. C	35. C	36. C	37. D	38. C	39. B	40. B

三、问答题

1. 简述肌丝的分子组成。

答：肌纤维由粗肌丝和细肌丝组成。粗、细蛋白质肌丝是肌纤维收缩的物质基础。

（1）粗肌丝：粗肌丝主要由肌球蛋白（又称肌凝蛋白）组成。一条粗肌丝中约有200个肌球蛋白分子。许多肌球蛋白的杆状尾部集束构成粗肌丝的主干，其头部向外突出，形成横桥。横桥具有ATP酶活性，可分解ATP而获得能量用于横桥的运动。在一定条件下，横桥可与细肌丝上的肌动蛋白结合而被激活，横桥被激活后向M线扭动，引起肌纤维收缩。

（2）细肌丝：细肌丝主要由三种蛋白质组成，包括肌动蛋白（又称肌纤蛋白）、原肌球蛋白（又称原肌凝蛋白）和肌钙蛋白（又称原宁蛋白）组成。

1）肌动蛋白：肌动蛋白单体呈球状，肌动蛋白单体以双螺旋聚合成纤维状肌动蛋白，构成细肌丝的主干。由于肌动蛋白直接参与肌纤维的收缩，故和肌球蛋白一同被称为收缩蛋白。

2）原肌球蛋白：原肌球蛋白也呈双螺旋状，位于肌动蛋白的双螺旋沟中并与其松散结合。在安静状态下，原肌球蛋白分子位于肌动蛋白的活性位点之上，阻碍横桥与肌动蛋白结合。原肌球蛋白和肌钙蛋白不直接参与肌丝的相互作用，但可影响和调控收缩蛋白间的相互作用，故称为调节蛋白。

3）肌钙蛋白：肌钙蛋白是含有三个亚单位的复合体。亚单位I、亚单位T和亚单位C分别对肌动蛋白、原肌球蛋白和Ca^{2+}具有高亲和力。肌钙蛋白的作用之一是把原肌球蛋白附着于肌动蛋白上。

2. 简述神经-肌肉接头的兴奋传递过程。

答：当动作电位沿神经纤维传到轴突末梢时，引起轴突末梢处的接头前膜上的Ca^{2+}通道开放，Ca^{2+}从细胞外液进入轴突末梢，促使轴浆中含有乙酰胆碱的突触小泡向接头前膜移动。当突触小泡到达接头前膜后，突触小泡膜与接头前膜融合进而破裂，将乙酰胆碱释放到接头间隙。乙酰胆碱通过接头间隙到达接头后膜后和接头后膜上的特异性的乙酰胆碱受体结合，引起接头后膜上的Na^+、K^+通道开放，使Na^+内流，K^+外流，结果使接头后膜处的膜电位幅度减小，即去极化。当终板电位达到一定幅度（肌细胞的阈电位）时，可引发肌细胞膜产生动作电位，从而是骨骼肌细胞产生兴奋。

3. 简述肌丝滑行学说的主要内容。

答：肌丝滑行学说认为肌肉的缩短是由于肌小节中细肌丝在粗肌丝之间滑行造成的。即当肌肉收缩时，由Z线发出的细肌丝在某种力量的作用下向A带中央滑动，结果相邻的各Z线互相靠近，肌小节的长度变短，从而导致肌原纤维以至于整条肌纤维和整块肌肉的缩短。

4. 试述肌纤维收缩的分子机制。

答：当运动神经上的神经冲动（动作电位）到达神经末梢时，通过神经-肌肉接头处的兴奋传递，使肌细胞膜产生兴奋。细胞膜去极化最终导致肌质网向肌浆中释放Ca^{2+}（肌质网中的Ca^{2+}浓度远远大于肌浆中的Ca^{2+}浓度），肌浆中的Ca^{2+}浓度瞬时升高。肌钙蛋白亚单位C与Ca^{2+}结合，引起肌钙蛋白的分子结构改变，进而导致原肌球蛋白的分子结构改变，原肌球蛋白滑入肌动蛋白双螺旋沟的深部，肌动蛋白分子上的活性位点暴露。一旦肌动蛋白分子上的活性位点暴露，粗肌丝上的横桥即与之结合。横桥与肌动蛋白结合后会产生两种作用：①激活了横桥上的ATP酶，使ATP迅速分解产生能量，供横桥摆动之用；②激发横桥的摆动，拉动细肌丝向 A 带中央移动。然后,横桥自动与肌动蛋白上的活性位点分离,并与新的活性位点结合,横桥再次摆动,拖动细肌丝又向 A 带中央前进一步。如此,横桥头部前后往复地运动,一步一步地在细肌丝上"行走",拖动细肌丝向 A 带中央滑行,使肌纤维收缩。

当肌浆中的 Ca^{2+} 浓度升高时,肌质网膜上的钙泵被激活。在钙泵的作用下肌浆中的 Ca^{2+} 被泵入肌质网内,使肌浆中 Ca^{2+} 浓度降低,Ca^{2+} 与肌钙蛋白亚单位 C 分离,肌钙蛋白和原肌球蛋白恢复原先的构型,原肌球蛋白再次掩盖肌动蛋白上的活性位点,阻止横桥与肌动蛋白的相互作用,细肌丝回至肌肉收缩前的位置,肌纤维舒张。

5. 简述肌纤维的兴奋-收缩偶联过程。

答:通常把以肌细胞膜的电变化为特征的兴奋过程和以肌丝滑行为基础的收缩过程之间的中介过程,称为兴奋-收缩偶联。包括以下 3 个主要步骤:

(1)兴奋(动作电位)通过横小管系统传导到肌细胞内部:横小管是肌细胞膜的延续,动作电位可沿着肌细胞膜传导到横小管,并深入到三联管结构。

(2)三联管结构处的信息传递:横小管膜上的动作电位可引起与其邻近的终末池膜及肌质网膜上的大量 Ca^{2+} 通道开放,Ca^{2+} 顺着浓度梯度从肌质网内流入胞浆,肌浆中 Ca^{2+} 浓度升高后,Ca^{2+} 与肌钙蛋白亚单位 C 结合时,导致一系列蛋白质的构型发生改变,最终导致肌丝滑行。

(3)肌质网对 Ca^{2+} 再回收:肌质网膜上存在的 Ca^{2+}-Mg^{2+} 依赖式 ATP 酶(钙泵),当肌浆中的 Ca^{2+} 浓度升高时,钙泵将肌浆中的 Ca^{2+} 逆浓度梯度转运到肌质网中贮存,从而使肌浆 Ca^{2+} 浓度保持较低水平,由于肌浆中的 Ca^{2+} 浓度降低,Ca^{2+} 与肌钙蛋白亚单位 C 分离,最终引起肌肉舒张。

6. 不同类型肌纤维的形态学、生理学和代谢特征是什么?

答:(1)不同肌纤维的形态特征:不同的肌纤维其形态学特征也不同。快肌纤维的直径较慢肌纤维大,含有较多收缩蛋白。快肌纤维的肌浆网也比慢肌纤维发达。慢肌纤维周围的毛细血管网较快肌纤维丰富。并且,慢肌纤维含有较多的肌红蛋白,因而导致慢肌纤维通常呈红色。与快肌纤维相比慢肌纤维含有较多的线粒体,而且线粒体的体积较大。在神经支配上,慢肌纤维由较小的运动神经元支配,运动神经纤维较细,传导速度较慢,一般为 2~8m/s;而快肌纤维由较大的运动神经元支配,神经纤维较粗,其传导速度较快,可达 8~40m/s。

(2)生理学特征

1)肌纤维类型与收缩速度:快肌纤维收缩速度快,慢肌纤维收缩速度慢。通过肌肉收缩时所表现出的力量—速度曲线可以看出,肌肉中如果快肌纤维的百分比较高,肌肉的收缩速度较快,力量-速度曲线则向右上方转移。

2)肌纤维类型与肌肉力量:肌肉收缩的力量与单个肌纤维的直径和运动单位中所包含的肌纤维数量有关。由于快肌纤维的直径大于慢肌纤维,而且快肌运动单位中所包含的肌纤维数量多于慢肌运动单位。因此,快肌运动单位的收缩力量明显大于慢肌运动单位。在人体中,快肌纤维百分比较高的肌肉收缩时产生的张力较大。

3)抗疲劳能力:不同类型的肌纤维抗疲劳能力不同。和慢肌纤维相比,快肌纤维在收缩时能产生较大的力量,但容易疲劳。慢肌纤维抵抗疲劳的能力比快肌纤维强得多,是由于慢肌纤维中的线粒体体积大而且数目多,线粒体中有氧代谢酶活性较高,肌红蛋白的含量也比较丰富,毛细血管网较为发达,因而慢肌纤维的有氧代谢能力较大。快肌纤维比较容易疲劳,这与快肌纤维的有氧代谢能力较低有关。快肌纤维含有较丰富的葡萄糖酵解酶,有氧代谢能力低,而无氧酵解能力较高。所以在收缩时所需的能量大都来自糖的无氧代谢,从而引起乳酸大量积累，最终导致肌肉疲劳。

（3）代谢特征：慢肌纤维中氧化酶系统如细胞色素氧化酶、苹果酸脱氢酶和琥珀酸脱氢酶等的活性都明显高于快肌纤维。慢肌纤维中作为氧化反应场所的线粒体大而多，线粒体蛋白（线粒体蛋白主要是各种氧化酶）的含量也较快肌纤维多；快肌纤维中线粒体的体积小而且数量少，线粒体蛋白含量也少。快肌纤维中一些重要的与无氧代谢有关酶的活性明显高于慢肌纤维。快肌纤维的无氧代谢能力较慢肌纤维高。

7. 运动训练对肌纤维类型组成有什么影响？

答：关于运动训练能否导致肌纤维类型转变还是一个悬而未决的问题。不论运动训练能否改变肌纤维类型，运动训练至少可以从以下两个方面对肌纤维类型产生较大的影响。①肌纤维选择性肥大：耐力训练可引起慢肌纤维选择性肥大，速度、爆发力训练可引起快肌纤维选择性肥大；②酶活性改变：肌纤维对训练的适应还表现为肌肉中有关酶活性的有选择性增强。长跑运动员的肌肉中，与氧化供能有密切关系的 SDH 活性较高，而与糖酵解及磷酸化供能有关的 LDH 及 PHOSP 则活性最低。短跑运动员则相反，LDH 和 PHOSP 活性较高，而 SDH 活性较低。中跑运动员居短跑和长跑运动员之间。

8. 为什么在最适初长度条件下，肌肉进行收缩可以产生最大的张力？

答：在最适初长度条件下，粗肌丝与细肌丝处于最佳的重叠状态，粗肌丝上的每个横桥都将与细肌丝上的活性位点作用，肌肉可以出现最佳的收缩效果，产生最大的张力。当肌小节小于最适初长度时，细肌丝可能卷曲或穿过 M 线到对侧，影响横桥与细肌丝的结合，肌张力减小。反之，肌小节的长度大于最适初长度时，细肌丝和粗肌丝相互重合的程度减小，部分横桥将不能与细肌丝上的活性位点结合，肌张力下降。

9. 骨骼肌有几种收缩形式？它们各有什么生理学特点？

答：肌肉收缩可表现为整块肌肉的长度发生变化，也可不发生变化。根据肌肉收缩时的长度变化，把肌肉收缩分为以下几种收缩形式。

（1）缩短收缩：肌肉收缩时，长度缩短的收缩称为缩短收缩，又称向心收缩。向心收缩时肌肉长度缩短、起止点相互靠近，因而引起身体运动。向心收缩又分为等张收缩和等动收缩。肌肉张力在肌肉开始缩短后即不再增加，直到收缩结束。这种收缩形式又称为等张收缩，有时也称为动力性或时相性收缩。在向心收缩过程中，所谓的等张收缩是相对的，尤其是在体情况下，更是如此。在整个关节运动范围内肌肉以恒定的速度，且外界的阻力与肌肉收缩时肌肉产生的力量始终相等的肌肉收缩称为等动收缩。由于在整个收缩过程中收缩速度是恒定的，等动收缩有时也称为等速收缩。等动练习是提高肌肉力量的有效手段。

（2）等长收缩：肌肉在收缩时其长度不变，这种收缩称为等长收缩，又称为静力收缩。肌肉等长收缩时由于长度不变，因而不能克服阻力做机械功。等长收缩有两种情况：其一，肌肉收缩时对抗不能克服的负荷，如试图拉起根本不可能拉起的杠铃时，肱二头肌所进行的收缩就是等长收缩。其二，当其他关节由于肌肉离心收缩或向心收缩发生运动时，等长收缩可使某些关节保持一定的位置，为其他关节的运动创造适宜的条件。

（3）离心收缩：肌肉在收缩产生张力的同时被拉长的收缩称为离心收缩。肌肉做离心工作也称为退让工作。

（4）超等长收缩：超等长收缩是指骨骼肌工作时先做离心式拉长，继而做向心式收缩的一种复合式收缩形式。超等长收缩的优点在于在做离心收缩工作时，肌肉先被迅速拉长，在肌肉被拉长过程中，肌肉中的牵张感受器受到刺激并产生兴奋，导致肌肉产生牵张反射性收缩，被拉长后产生弹性势能；当肌肉被拉长后所产生的牵张反射性收缩力和弹性势能，以及主动向心收缩所产生的力量形成合力时，肌肉将产生较大收缩力。

10. 试述延迟性肌肉酸痛和运动性骨骼肌微观结构改变的机制。

答：当骨骼肌产生延迟性超微结构改变时，必然伴有延迟性肌肉酸痛发生；而当骨骼肌有延迟性酸痛症状时，也或多或少有超微结构改变。一般说来，能解释延迟性肌肉酸痛的学说也能解释延迟性肌肉超微结构改变的产生机制。

（1）肌肉痉挛学说：肌肉痉挛学说认为运动导致参与运动的肌肉局部发生痉挛，肌纤维中的微血管因肌纤维痉挛受到挤压以至局部肌肉缺血，导致 P 物质等酸痛物质积累，这又反过来进一步刺激疼痛神经末梢，反射性地加剧了肌肉痉挛和局部缺血状态，进而形成恶性循环，最后导致延迟性肌肉酸痛。

（2）损伤学说：肌肉损伤学说认为，延迟性肌肉酸痛是由于骨骼肌纤维损伤造成的。支持损伤学说的证据是大负荷运动后骨骼肌纤维会发生超微结构改变，认为骨骼肌超微结构改变就是损伤。

（3）急性炎症学说：急性炎症学说认为骨骼肌中含多种蛋白水解酶，肌肉损伤后，这些蛋白水解酶降解损伤的脂质和蛋白结构，导致除了缓激肽、组胺、前列腺素在损伤区域堆积外，也诱发单核细胞和中性细胞浸润到肌肉损伤部位。最终炎症因子、升高的渗透压激活Ⅳ类神经感受器受体，引起肌肉酸痛。

（4）骨骼肌蛋白降解学说：该学说认为运动导致的延迟性肌肉酸痛和超微结构改变，是由于运动导致骨骼肌收缩蛋白和骨架蛋白降解，使骨骼肌骨架解体，最终导致骨骼肌超微结构改变。研究表明，大负荷运动会导致骨骼肌的收缩蛋白降解或解聚过程加强而合成过程降低。由于收缩蛋白和骨架蛋白的降解或解聚，使维持骨骼肌正常收缩功能的骨骼肌细胞骨架受到破坏，从而在形态上表现出骨骼肌超微结构改变，在功能上表现出收缩能力下降。

（5）钙离子损伤学说：该学说认为，大负荷运动产生的高张力使细胞膜受牵拉，激活 Ca^{2+} 通道，Ca^{2+} 顺浓度差进入细胞内。另外，细胞膜的损害也可造成 Ca^{2+} 内流，其次运动后肌浆网功能下降，摄钙能力下降也可导致胞浆内高钙。肌细胞内异常高钙通过多种途径对肌纤维造成损伤。

11. 试述肌电图在研究中的应用及意义。

答：肌电图在临床医学诊断和生理学研究中具有重要的意义，已经得到广泛的应用。

（1）评价神经与肌肉损伤：肌电图可用于区别神经源性、肌源性和失用性肌萎缩。在神经源性肌萎缩中，对区别脊髓前角、神经根、周围神经损伤以及神经根的定位也有一定作用。肌电图也可用于观察神经再生进程，可作为神经吻合移植术后的客观观察指标。

（2）利用肌电图测定神经的传导速度：如果在神经通路的两个或两个以上的点上，给予电流刺激，从该神经所支配的肌肉上记录诱发电位。然后根据公式计算出神经的传导速度。

（3）利用肌电评定骨骼肌的功能状态：肌肉疲劳时其肌电活动也会发生变化，因此可以用肌电评定骨骼肌的功能状态。

1）肌肉工作过程中肌电幅值的变化：疲劳时肌电振幅的升高，可能是由于肌肉在持续的工作过程中，先参与工作的运动单位发生疲劳。为了维持工作，必须动员其他的新的运动单位参与工作。这就是所谓的运动单位的募集。由于运动单位的数量的增加，而使肌电的 IEMG 增加。

2)肌肉工作过程中肌电频谱变化:随着疲劳程度的加深,肌电的频谱左移,即平均功率频率降低。肌肉工作的负荷强度越大,疲劳的程度越大,平均功率频率的减小明显。

(4)利用肌电评价肌力:当肌肉以不同的负荷进行收缩时,其 IEMG 同肌力成正比关系,即肌肉产生的张力越大,IEMG 越大。

(5)利用肌电图进行动作分析:在运动过程中可用多导肌电记录仪将肌电记录下来。然后,根据运动中每块肌肉的放电顺序和肌电幅度,结合高速摄像等技术,对运动员的动作进行分析诊断。

(王瑞元　孙君志)

第四章
骨骼的功能

【学习目标】

1. **掌握** 骨的形成与吸收过程；骨再造过程；骨愈合过程。
2. **熟悉** 骨生长过程及影响因素；制动和运动对骨骼系统的影响。
3. **了解** 骨的细胞种类；骨发生的方式。

【重点和难点内容】

一、骨的基本结构和功能

骨组织中含有多种细胞成分，包括骨祖细胞、骨细胞、成骨细胞和破骨细胞等，称为骨细胞系。骨是由骨膜、骨质、关节面软骨、骨髓，以及血管、淋巴和神经等构成，具有支持、保护、杠杆、造血、免疫，以及储藏矿物质的功能。

二、骨的发生

（一）骨发生的过程

1. 骨组织的形成过程 骨组织的形成包括基质形成和矿化。成骨细胞合成和分泌前胶原蛋白，并在细胞外转变为Ⅰ型胶原蛋白，它们平行聚合而成胶原原纤维。胶原原纤维借粘合线连接组成胶原纤维。成骨细胞还分泌无定形基质（非胶原蛋白），胶原纤维与无定形基质构成类骨质，当成骨细胞完全埋入类骨质时就成为了骨细胞。矿化是一个连续的过程：开始阶段，持续几天，骨样组织表面的成骨细胞和陷窝内的骨细胞控制总矿化量的70%；继发阶段，是在紧接着开始阶段后发生的，持续几个月，并且增加20%~25%总量的矿物质。SGF、IGF-Ⅰ、β转化生长因子、血小板衍生生长因子、成纤维细胞生长因子、BMP等促进骨形成，营养缺乏以及PTH抑制骨形成。

2. 骨组织的吸收过程 骨吸收过程可由骨表面的破骨细胞在其接触点上进行或由骨内的骨细胞进行，两者可同时发生或独立发生。

破骨细胞性骨吸收机制：分泌酸来降解骨中无机质；摄取骨基质，包括无机物和有机物，然后把摄取的基质进一步在细胞内消化；分泌多种水解酶。成骨细胞的作用、PTH、活性维生素D_3、前列腺素F_2、甲状腺素和肝素等因素促进骨吸收，雌激素、糖皮质激素、降钙素、胰高血糖素以及二磷酸盐等可以抑制骨的吸收。

骨细胞性吸收主要是吸收陷窝壁的骨组织，扩大陷窝，与成骨细胞形成的骨有区别。这种骨密度低，具有较高的可溶解性，与周围的细胞外液常发生矿物质交换。

（二）骨发生的方式

骨发生方式有膜内成骨和软骨内成骨两种方式。后者过程为：间充质细胞分化成软骨细胞，形成软骨雏形，然后逐渐形成骨领，毛细血管穿透软骨，形成骨膜，同时出现初级骨化中心，随后出现骨髓腔，形成次级骨化中心和骨骺。

三、骨的生长

在骨的发生过程中和发生后，骨仍在不断生长，主要包括两个方面，即骨的增长与增粗。例如，长骨的增长通过骺板的不断生长并替换成骨组织而实现的，从骨骺端到骨干骨髓腔，骺板依次出现 5 个成骨活动移行区，即软骨储备区、软骨增生区、软骨成熟区、软骨钙化区、成骨区。到 17~20 岁时，骺板增生减缓并最终停止，导致骺软骨完全被骨组织取代，形成骺线，骨停止增长。骨的增粗是由骨外膜中的骨祖细胞不断分化为成骨细胞，以膜内成骨方式使骨干变粗。而骨干内表面的破骨细胞不断吸收骨小梁，造成骨髓腔横向扩大。骨干外表面的新骨形成速度较快于骨干内部骨吸收速度，于是骨密质适当增厚。约 30 岁，长骨不再增粗。

影响骨生长的因素很多，如遗传基因表达，营养和运动，以及药物、激素等诸多因子和应力作用等。

四、骨的塑造和再造

（一）骨的塑造

骨塑造是指在外力（包括自身体重、负重、肌肉的牵拉等）的作用下宏观上改变结构的外形。骨的长度生长、径向生长、骨髓腔的扩充、生理曲度的建立、肌肉附着点的建造等都属于塑造过程。

（二）骨的再造

骨再造是骨组织局部（骨外膜表面、哈弗氏管内表面、骨小梁内表面以及骨内膜表面）由 BMU 进行的骨转换活动。正常成年骨中的再造由静止期、激活期、吸收期、逆转期和成骨期循序进行。通过骨的再造，使骨的物理、化学性能得以保存和维持，具有四个方面的功能：①使骨量保持相对恒定；②使陈旧骨得到更新；③骨内的疲劳和微损伤得到修复；④维持骨的形态、结构及组成成分的稳定。

（三）影响因素

影响骨塑造和再造的因素可分为生物力学因素与非生物力学因素。骨再造的调控主要作用于 BRU，生物力学因素的调控非常重要，决定骨量与骨强度的 40% 以上。目前认为骨骼中存在某种可以引起骨量重新分配以适应力学环境的机制，即“力学调控系统”。非生物力学因素的调控，如激素、钙和维生素 D 决定骨量和骨强度的 3%~10%。

骨塑造和再造异常可导致骨密度和骨质量下降，骨微结构破坏，增加骨脆性，骨折发生，这种全身性骨病称为骨质疏松症。需要通过生活方式干预、药物治疗、运动康复治疗进行防治，最终目的是通过骨组织本身的调节机制对骨骼发挥作用。

五、骨的愈合

骨折后经过一段时间重新建立连续性和恢复骨的生理功能，称为骨折愈合或骨愈合。骨愈合过程需要三项条件,即骨折端紧密接触、适宜制动和局部有足够血液供应。

在坚强固定下,早期骨折断端即通过哈弗氏系统再造直接发生连接,无明显的外骨痂形成,狭窄的骨折线逐渐消失,称为一期愈合。相对柔性固定下,早期骨折端出现吸收,断端骨膜在应力作用下形成大小、形状不同的骨痂,经过塑造和再造而达到愈合,这称为二期愈合。这些由纤维组织或纤维软骨形成的骨痂,以后逐渐被骨组织代替。

二期骨愈合的生理过程可分为血肿及肉芽组织修复期、原始骨痂形成期、成熟骨板期和塑形期。影响骨愈合的原因很多,包括生物学因素、营养因素、物理因素以及遗传因素等。

骨损伤治疗有三大原则,即复位、固定和康复治疗。通过康复治疗可以促进肿胀消退,减少肌肉萎缩,防止关节粘连僵硬,促进骨折愈合过程的正常发展。目前常用运动治疗、物理治疗以及支具应用等方法。

六、制动和运动对骨的影响

(一) 制动对骨的影响

制动后,以前负重部位应力刺激减弱,骨量因应力变化而丧失,且骨松质明显多于骨皮质。制动初期,骨松质每月丧失骨量4%~8%,骨皮质约0.5%~1%,大约6个月后,骨量丧失达到稳定状态。

运动不足也可发生骨量流失。特别是户外运动减少,一方面可抑制成骨细胞的活性,影响骨骼的再造;另一方面接受紫外线的机会减少,会使维生素D合成降低,影响肠道对钙的吸收,使骨质变得疏松。

失重也造成骨量流失。重力消失时,体液分布紊乱,导致承重骨的肌肉发生进行性萎缩,骨骼所受到的应力刺激减少或消失,成骨细胞增殖障碍,破骨细胞变得很活跃,从而导致了失重性骨质疏松的发生。

(二) 运动对骨的影响

运动机械应力刺激骨骼、肌肉收缩牵拉骨骼以及骨骼血液循环的改善,可加速骨生长,使骨增粗、骨密质加厚,骨量、骨强度提高,能够承受较大负荷。

骨陷窝、骨细胞、骨小管系统共同构成骨的力学感受系统,感知力学刺激,转化力学刺激为生物化学信号。直接机械应力刺激骨骼,当应力达到2500微应变单位以上,即可引起骨的0.25%形状改变,骨形成增加,骨吸收减少。而剧烈活动时,应变可达到0.3%,即3000个微应变的骨张力(应变)被分解成细胞水平,使骨细胞膜伸展或应变,转化为细胞内信号,通过信号因子可选择地将各种力学信号转换到细胞内不同结构部件上,最终汇聚到细胞核,调控特异基因的转录,使骨的内部结构和外部形态按照Wolff定律,适应运动训练中力学载荷环境的变化,发生骨骼的塑造与再造。

骨细胞对不同方向外力作用的承受能力是不同的,承受能力大小依次为压缩力、牵拉力和剪切力。运动时肌肉收缩对骨骼产生的牵拉力、挤压力和剪切力的间接刺激作用,有效的加大了对骨骼力学负荷。

适宜运动还可以保持稳定的内分泌轴功能,通过激素水平的变化,可以间接地影响骨代谢。

运动时,机体血液重新分布,使骨骼和肌肉的血流量增加,促进骨内血液保持中性,防止骨溶解;同时,可运送更多的营养物质到骨细胞,成骨细胞活性升高,进而促进骨形成。骨血量增加也可对关节软骨产生节律性挤压作用,促进关节软骨的营养,延缓关节软骨的退变。

【习题】

一、名词解释

1. 骨单位
2. 骨塑造
3. 骨再造
4. 骨质疏松症
5. 骨细胞性溶骨作用
6. 骨的漂移

二、选择题

【A 型题】

1. 骨的构造包括
   A. 骨质　B. 骨质和骨膜　C. 骨质、骨膜和骨髓
   D. 骨质和骨髓　E. 骨膜和骨髓
2. 骨髓
   A. 仅见于长骨骨髓腔内　B. 骨骺(长骨两端)充满黄骨髓
   C. 扁骨骨松质内充满红骨髓　D. 黄骨髓具有造血功能
   E. 胎儿的骨髓均为黄骨髓
3. 在骨骼中所占比例最多的离子是
   A. 镁　B. 钠　C. 钾
   D. 钙　E. 磷
4. 成骨细胞的功能是
   A. 重吸收骨,辅助维持矿物质的动态平衡
   B. 产生钙
   C. 提供支撑和张力
   D. 产生骨骼的胶原蛋白和多糖
   E. 可以转变为骨祖细胞
5. 骨质疏松的主要特点是
   A. 骨量增加　B. 骨矿物质和骨基质减少
   C. 骨的脆性下降,强度下降　D. 增加了对原有载荷的承受能力
   E. 骨小梁增粗
6. 骨细胞性成骨作用发生在
   A. 甲状旁腺较高时　B. 降钙素较高时　C. 皮质激素较高时
   D. 甲状腺素较高时　E. 生长激素减少时
7. 骨的塑造
   A. 发生在生长发育以及成熟期　B. 骨吸收和骨形成在同一区域进行
   C. 发生在婴儿期　D. 骨吸收和骨形成同时进行

E. 发生在任何时候

8. 骨组织中的干细胞为

A. 成骨细胞　B. 骨细胞　C. 骨祖细胞

D. 破骨细胞　E. 骨衬细胞

9. 骨组织是

A. 坏死的钙化组织　B. 软骨　C. 骨骼系统

D. 致密的结缔组织　E. 上皮组织

10. 骨骺骨松质会发生

A. 骨生长　B. 骨再造　C. 造血

D. 减震　E. 营养

11. 以下仅见于骨松质的是

A. 小管　B. Volkmann 管　C. 骨小梁

D. 钙盐　E. 基质

12. 软骨内成骨,软骨细胞最终会

A. 成为成骨细胞　B. 在钙化基质中死亡　C. 形成骨膜

D. 一起形成初级骨化中心　E. 形成骨质

13. 下面只有膜内成骨的骨是

A. 跖骨　B. 股骨　C. 肋骨

D. 头盖扁骨　E. 肱骨

14. 骨的纵向生长是因为

A. 骺板　B. 软骨膜　C. 骨膜

D. 髓腔　E. 关节软骨

15. 骨的横向增大在

A. 髓腔内　B. 骨膜下　C. 在骺板中

D. 在干骺端　E. 关节面

16. 骺板将发生的变化是

A. 增殖、储存、成熟、钙化　B. 成熟、增殖、储存、钙化

C. 储存、钙化、成熟、增殖　D. 钙化、储存、增殖、成熟

E. 储存、增殖、钙化、成熟

17. 取代内骨痂和外骨痂的是

A. 透明软骨　B. 骨小梁　C. 成骨细胞

D. 破骨细胞　E. 基质

18. 骨塑造与骨再造的区别,下列叙述**错误**的是

A. 骨再造依次为静止期、激活期、吸收期、反转期、形成期

B. 骨再造时的骨吸收与骨形成发生在同一个表面上

C. 骨塑造过程需要"激活"阶段

D. 骨再造过程中,骨的平衡是"净丢失"

E. 骨构型遵循 Wolff 定律

19. 关于类骨质的叙述**错误**的是

A. 矿化的细胞间质

B. 未矿化的细胞间质

C. 类骨质是成骨细胞合成的

D. 成骨细胞参与类骨质的矿化过程

E. 类骨质是编织骨

20. 骨折修复过程中形成的第一种骨是

A. 骨密质　　B. 板状骨　　C. 骨松质

D. 软骨　　E. 骨板

【B 型题】

（21~24 题共用备选答案）

A. 间充质细胞　　B. 骨祖细胞　　C. 成骨细胞

D. 破骨细胞　　E. 软骨细胞

21. 胚胎期膜内成骨的结缔组织膜形成细胞是

22. 骨基质形成的细胞是

23. PHT 能促进数量增加的细胞是

24. 软骨内成骨中形成软骨的细胞是

三、问答题

1. 试述骨形成和骨吸收过程。
2. 试述骨塑造和骨再造过程。
3. 试述骨愈合过程。
4. 试述制动和运动对骨的影响。

【参考答案】

一、名词解释

1. **骨单位**：骨单位为在内、外环骨板之间的大量长柱状结构，由同心圆排列的哈弗斯骨板围绕中央管构成，又称哈弗氏系统，是长骨中起支持作用的主要结构。

2. **骨塑造**：在外力（包括自身体重、负重、肌肉的牵拉等）的作用下改变生长模式或组织和器官的结构组成，从而在宏观上改变结构的外形，称为骨塑造。

3. **骨再造**：骨再造是指骨组织在微观上的周转，即骨组织局部由骨基本多细胞单位进行的骨转换活动，使骨的吸收与形成达到一种动态平衡，以适应力学环境的改变。

4. **骨质疏松症**：骨质疏松症是一种全身性的骨量减少及骨组织显微结构破坏为特征，并引起骨的脆性增加，骨的强度降低，在无创伤、轻度和中度创伤的情况下，骨折危险度增加的疾病，此时骨矿物质与骨基质等比例减少。

5. **骨细胞性溶骨作用**：在较高甲状旁腺素水平时，骨细胞能使骨质溶解，先失去骨盐，继而胶原纤维溶解，最后成基质，此称为“骨细胞性溶骨作用”。

6. **骨的漂移**：生长过程中，骨的横径和长度发生变化的同时，骨的横切面的形状在不同水平上也发生着连续的变化，骨皮质慢慢地移动，使骨发生正常的弯曲，这一过程是通过骨的一边发生沉积，另一边发生吸收来实现的，称为“骨的漂移”。

二、选择题

【A 型题】

1. C　2. C　3. D　4. D　5. B　6. B　7. C　8. C　9. D　10. C
11. C　12. B　13. D　14. A　15. A　16. E　17. B　18. D　19. A　20. C

【B 型题】

21. A　22. C　23. D　24. A

三、问答题

1. 试述骨形成和骨吸收过程。

答:骨组织形成包括基质形成和矿化。成骨细胞合成和分泌前胶原蛋白,并在细胞外转变为Ⅰ型胶原蛋白,它们平行聚合而成胶原原纤维。胶原原纤维借粘合线连接组成胶原纤维。成骨细胞还分泌无定形基质(非胶原蛋白),胶原纤维与无定形基质构成类骨质,当成骨细胞完全埋入类骨质时就成为了骨细胞。矿化是一个连续的过程:开始阶段,持续几天,骨样组织表面的成骨细胞和陷窝内的骨细胞控制总矿化量的70%;继发阶段,是在紧接着开始阶段后发生的,持续几个月并且增加20%~25%总量的矿物质。SGF、IGF-Ⅰ、β 转化生长因子、血小板衍生生长因子、成纤维细胞生长因子、BMP 等促进骨形成,营养缺乏以及 PTH 抑制骨形成。

骨吸收过程是由骨表面破骨细胞在其接触点或由骨内的骨细胞完成,两者可同时发生或独立发生。破骨细胞性骨吸收机制:分泌酸来降解骨中无机质;摄取骨基质,包括无机物和有机物,然后把摄取的基质进一步在细胞内消化;分泌多种水解酶。成骨细胞的作用、PTH、活性维生素 D_3、前列腺素 F_2、甲状腺素和肝素等因素促进骨吸收,雌激素、糖皮质激素、降钙素、胰高血糖素以及二磷酸盐等可以抑制骨的吸收。骨细胞性吸收主要是吸收陷窝壁的骨组织,扩大陷窝,与成骨细胞形成的骨有区别。这种骨密度低,具有较高的可溶解性,与周围的细胞外液常发生矿物质交换。

2. 试述骨塑造和骨再造过程。

答:骨塑造发生在人出生到发育成熟期间,骨再造贯穿人一生,骨通过不断地塑造和再造达到并保持功能所需要的结构和形状。

骨塑造是指在外力(包括自身体重、负重、肌肉的牵拉等)的作用下宏观上改变结构的外形。骨的长度生长、径向生长、骨髓腔的扩充、生理曲度的建立、肌肉附着点的建造等都属于塑造过程。

骨再造是骨组织局部(骨外膜表面、哈弗氏管内表面、骨小梁内表面以及骨内膜表面)由 BMU 进行的骨转换活动。正常成年骨中的再造由静止期、激活期、吸收期、逆转期和成骨期循序进行。通过骨的再造,使骨的物理、化学性能得以保存和维持,具有四个方面的功能:①使骨量保持相对恒定;②使陈旧骨得到更新;③骨内的疲劳和微损伤得到修复;④维持骨的形态、结构及组成成分的稳定。

3. 试述骨愈合过程。

答:骨折后经过一段时间重新建立连续性和恢复骨的生理功能,称为骨折愈合或骨愈合。骨愈合过程需要三项条件,即骨折端紧密接触、适宜制动和局部有足够血液供应。骨愈合的生理过程可分为血肿及肉芽组织修复期、原始骨痂形成期、成熟骨板期和塑形期。

血肿及肉芽组织修复期:骨内和髓腔血管断裂形成血肿,凝血后血小板聚集,炎症反应和凝血系统激活,释放出许多生化介质,吸引炎性细胞浸入骨坏死区,逐步清除骨断端间的坏死软组织。单核细胞浸入骨坏死区,融合而成破骨细胞,清除死骨。炎性因子还可促使血管增生和间充质细胞增殖。随着大量毛细血管内皮细胞和成纤维细胞的增生,血肿逐渐清除、机化,形成富含毛细血管的幼稚结缔组织,即形成肉芽组织。

原始骨痂形成期:细胞侵入血肿后,位于骨内膜、骨外膜生发层、前板软骨基质以及骨髓基质中的原始细胞增殖为定向性原祖细胞,可直接发生膜内成骨。骨折断端处间充质细胞增殖为诱导性骨祖细胞,在一些诱导因子作用下发生软骨内成骨。于是,骨折周围逐渐形成原始骨痂,通过间充质细胞转化和软骨细胞增殖逐渐扩大,并形成新的细胞外基质。骨痂由纤维组织、软骨和幼稚未成熟的编织骨组成。

成熟骨板期:随着钙化活动的继续进行,骨痂中的骨量逐渐增加。新生骨小梁逐渐增粗,排列渐趋规则。骨折断端死骨经新生血管、破骨细胞和成骨细胞的浸入而逐步被吸收,完成死骨清除和爬行替代过程。原始骨痂期形成的编织骨逐渐被破骨细胞吸收,并被排列规则的板层骨替代,以及伴有哈弗氏系统的重建,新的骨单位逐渐形成,从而骨折端形成坚硬的骨性连接。

塑形期:成熟骨板期形成的骨虽然已具有一定的强度,但在空间结构上尚不符合机体生物力学的需要,与周围正常骨组织不协调。根据 Wolff 定律,骨的机械强度取决于骨的结构,正常与异常骨结构可随功能需要而发生变化。于是在骨痂形成成熟骨板后,破骨细胞与成骨细胞协同作用,在应力强的位置成骨细胞相对活跃,合成和分泌骨基质,局部有更多的新骨沉积,并最终形成坚强骨板层骨;而机械功能不需要的多余骨痂内破骨细胞相对活跃,骨吸收增强,多余骨痂被吸收。

4. 试述制动和运动对骨的影响。

答:制动对骨的影响:制动后,以前负重部位应力刺激减弱,骨量因应力变化而丧失,且骨松质明显多于骨皮质。制动初期,骨松质每月丧失骨量 4%~8%,骨皮质约 0.5%~1%,大约 6 个月后,骨量丧失达到稳定状态。运动不足也可发生骨量流失。特别是户外运动减少,一方面可抑制成骨细胞的活性,影响骨骼的再造;另一方面接受紫外线的机会减少,会使维生素 D 合成降低,影响肠道对钙的吸收,使骨质变得疏松。失重也造成骨量流失。重力消失时,体液分布紊乱,导致承重骨的肌肉发生进行性萎缩,骨骼所受到的应力刺激减少或消失,成骨细胞增殖障碍,破骨细胞变得很活跃,从而导致了失重性骨质疏松的发生。

运动对骨的影响:运动机械应力刺激骨骼、肌肉收缩牵拉骨骼以及骨骼血液循环的改善,可加速骨生长,使骨增粗、骨密质加厚,骨量、骨强度提高,能够承受较大负荷。

骨陷窝、骨细胞、骨小管系统共同构成骨的力学感受系统,感知力学刺激,转化力学刺激为生物化学信号。直接机械应力刺激骨骼,当应力达到 2500 微应变单位以上,即可引起骨的 0.25%形状改变,骨形成增加,骨吸收减少。而剧烈活动时,应变可达到 0.3%,即 3000 个微应变的骨张力(应变)被分解成细胞水平,使骨细胞膜伸展或应变,通过力学感受系统转化为细胞内信号,转换到细胞内不同结构部件上,最终汇聚到细胞核,调控特异基因的转录,使骨的内部结构和外部形态按照 Wolff 定律,适应运动训练中力学载荷环境的变化,发生骨骼的塑造与再造。

骨细胞对不同方向外力作用的承受能力是不同的,承受能力大小依次为压缩力、牵拉力和剪切力。运动时肌肉收缩对骨骼产生的牵拉力、挤压力和剪切力的间接刺激作用,有效的加大了对骨骼力学负荷。

适宜运动还可以保持稳定的内分泌轴功能，通过激素水平的变化，可以间接地影响骨代谢。

运动时，机体血液重新分布，使骨骼和肌肉的血流量增加，促进骨内血液保持中性，防止了骨溶解；同时，可运送更多的营养物质到骨细胞，成骨细胞活性升高，进而促进骨形成。骨血量增加也可对关节软骨产生节律性挤压作用，促进关节软骨的营养，延缓关节软骨的退变。

（朱　荣）

第五章 血液

【学习目标】

1. **掌握** 血细胞比容的概念;血液的理化特性;血浆渗透压;红细胞生理,血小板生理;生理性止血;血液凝固;ABO 血型系统;输血原则;运动康复对血容量、血细胞、血液凝固和纤溶的影响。

2. **熟悉** 血小板的生理特性;体内抗凝系统;纤维蛋白溶解与抗纤溶系统。

3. **了解** 血液的组成;血量;血浆的化学成分;Rh 血型系统。

【重点和难点内容】

一、血液生理

(一)血液的组成

血液是由血浆和血细胞两部分组成的。

1. **血浆** 血浆蛋白的种类及功能。

2. **血细胞** 包括红细胞、白细胞和血小板。血细胞在全血中所占的容积百分比称为血细胞比容(压积)。正常成年男性的血细胞比容为 40%~50%,女性为 37%~48%。

(二)血量

血量指全身血液的总量,是血浆量和血细胞的总和。正常成年人的血量约占体重的 7%~8%。血量包括循环血量和储存血量。

(三)血液的理化特性

1. **血液的颜色。**

2. **血液的比重。**

3. **血液的黏度** 全血的黏度主要取决于红细胞数量,血浆的黏度主要取决于血浆蛋白质的含量。当血流速度小于一定限度时,血液黏度与流速成反变关系。

4. **血液酸碱度**

(1)血浆 pH 和缓冲对:正常人血浆的 pH 约为 7.35~7.45。血浆 pH 保持相对恒定有赖于血液中的缓冲对,其中以 $NaHCO_3/H_2CO_3$ 最为重要。只要其比值保持在 20∶1,血浆 pH 就能维持相对稳定。

(2)碱储备:通常以每 100 毫升血浆碳酸氢钠的含量表示碱储备量。

5. **血浆渗透压**

(1)渗透现象和渗透压。

（2）血浆渗透压：血浆渗透压包括晶体渗透压和胶体渗透压。晶体渗透压的作用是维持细胞内外的水平衡；血浆胶体渗透压的作用是调节毛细血管内外的水平衡。

与血浆渗透压相等的溶液称为等渗溶液。如 0.85% 的 NaCl 溶液（又称生理盐水）和 5% 的葡萄糖溶液。红细胞在高渗溶液将发生皱缩，在低渗溶液中膨胀甚至破裂而发生溶血。

（四）血液的功能

血液的功能包括运输功能、维持内环境稳定、防御和保护功能、调节体温。

二、血细胞生理

（一）血细胞生成的部位和一般过程

（二）红细胞

1. 红细胞的正常值和功能 正常的红细胞呈双凹圆盘形。我国成年男性红细胞正常值为 $(4.0\sim5.5)\times10^{12}/L$，女性约为 $(3.5\sim5.0)\times10^{12}/L$。红细胞的主要功能是运输 O_2 和 CO_2，缓冲血液的酸碱度。这些功能通过红细胞中的血红蛋白完成。我国成年男性血红蛋白浓度为 120~160g/L，成年女性为 110~150g/L。当血液中红细胞数量和 Hb 含量低于正常值的下限，则称为贫血。

2. 红细胞的生理特性

（1）可塑变形性：红细胞在外力作用下变形的能力，称为可塑变形性。

（2）悬浮稳定性：红细胞能相对稳定地悬浮于血浆中不易下沉的特性，称为红细胞悬浮稳定性。通常以红细胞在第一小时末下沉的距离来表示红细胞沉降的速度，称为红细胞沉降率（血沉）。正常成年男性的红细胞沉降率为 0~15mm/h，成年女性为 0~20mm/h。

（3）渗透脆性：红细胞膜对低渗盐溶液的抵抗力，称为渗透脆性。

3. 红细胞的生成

（1）红细胞生成所需的原料：合成血红蛋白的基本原料是蛋白质和铁。

（2）影响红细胞成熟的因素：叶酸和维生素 B_{12}。

（3）红细胞生成的调节：调节因子有促红细胞生成素（EPO）与雄激素。

（三）白细胞

1. 白细胞的分类与正常值 白细胞为无色、有核的细胞。安静状态下，正常成年人白细胞总数为 $(4.0\sim10.0)\times10^{9}/L$。白细胞数目可因年龄以及机体处于不同生理状态而有变动。根据其形态差异可分为粒细胞和无颗粒细胞两大类。

2. 白细胞的功能 白细胞具有变形、游走、趋化、吞噬等生理特性，这是白细胞执行防御功能的基础。

白细胞的主要功能是通过吞噬、消化和免疫反应，实现对机体的防御保护功能。

（1）中性粒细胞：吞噬与消化病源微生物及损伤死亡的组织细胞，急性感染时增多。

（2）嗜碱性粒细胞：内含组胺、肝素等多种生物活性物质。参与机体变态反应。

（3）嗜酸性粒细胞：限制嗜碱性粒细胞在速发性过敏反应中的作用；参与对蠕虫的免疫反应。

（4）单核细胞：具有比中性粒细胞更强的吞噬能力。参与机体防卫机制。

（5）淋巴细胞：分为 T 淋巴细胞、B 淋巴细胞以及自然杀伤细胞（NK）。T 细胞参与细胞免疫，B 细胞参与体液免疫。NK 细胞对肿瘤细胞有特别的杀伤作用。

（三）血小板

1. 血小板的正常值与结构 血小板无细胞核，体积小，在循环血液中呈双凸圆盘状。正常成人的血小板数量为（100～300）$\times 10^9$/L。

2. 血小板的生理特性

（1）黏附：指血小板与非血小板表面黏着的现象。

（2）聚集：指血小板彼此相互黏着的现象。

（3）释放：血小板受到刺激后，将储存的物质排出的现象。

（4）收缩：血小板中的收缩蛋白可使血块回缩形成牢固的止血栓。

（5）吸附：血小板能吸附多种凝血因子于其磷脂表面，促进凝血过程的进行。

3. 血小板的功能 包括保持血管内皮的完整性、促进凝血过程与参与止血过程。

三、生理性止血

（一）生理性止血的基本过程

生理性止血过程包括血管收缩、血小板止血栓的形成和血液凝固三个过程。

（二）血液凝固

血液由流体状态变为不能流动的胶冻状凝块的过程称为血液凝固。

1. 凝血因子 血浆与组织中直接参与凝血过程的物质，统称为凝血因子。目前公认的凝血因子有 12 种。

2. 凝血过程 分为三个基本步骤：①凝血酶原复合物的形成；②凝血酶原激活转变成凝血酶；③纤维蛋白原转变成纤维蛋白。

凝血酶原复合物可通过内源性凝血途径和外源性凝血途径形成。

（1）内源性凝血途径：参与凝血的因子全部来自血液。启动从因子Ⅻ的激活开始。

（2）外源性凝血途径：由来自血液之外的组织因子暴露于血液而启动的凝血过程。

血凝块回缩，挤压出淡黄色的透明液体，称为血清。

3. 血液凝固的控制 血液在血管内能保持流动而不发生凝固，主要是由于：①正常血管的内皮光滑；②血液中有多种抗凝物质；③血液循环不息、血流迅速。

4. 纤维蛋白溶解 纤维蛋白被降解液化的过程，称为纤维蛋白溶解。

纤溶的基本过程可分两个阶段：纤溶酶原的激活和纤维蛋白的降解。

四、血型与输血

血型通常是指红细胞膜上特异性抗原的类型。与临床医学关系最密切的是 ABO 血型系统和 Rh 血型系统。

（一）红细胞凝集

若将两种不同类型的血液相混合，可发生红细胞聚集成簇的现象，称为红细胞凝集。红细胞凝集的本质是抗原-抗体反应。红细胞膜上的抗原，称为凝集原。血浆中有相应的抗体，称为凝集素。

（二）红细胞血型

1. ABO 血型系统

（1）ABO 血型的分型：是根据红细胞膜是否存在 A 凝集原与 B 凝集原而将血液分为 A

型、B 型、AB 型和 O 型。

(2)ABO 血型的鉴定:其原理是用已知的标准血清,去检测未知的红细胞膜上的凝集原。

2. Rh 血型系统 Rh 血型系统的发现和分布;Rh 血型的抗原与分型;Rh 血型抗体的特点与临床意义。

(三)输血的原则

为保证输血安全,输血时除要进行血型鉴定外,还要做交叉配血试验。原则是:主侧和次侧均不凝集,可以输血。若主侧凝集,不能输血。若主侧不凝集,次侧凝集,只能在紧急情况下,缓慢少量输血。

五、血液疾病康复的生理学基础

(一)血液疾病分类

血液疾病临床分为三大类型:红细胞疾病、白细胞疾病、出血和血栓性疾病。

(二)血液疾病康复治疗的生理学基础

1. 运动康复对血液的影响

(1)运动康复对血量的影响:①一次性运动对血容量的影响:血容量即人体循环血量的总量。包括血浆容量和血细胞容量。一次性运动时血容量的变化,取决于运动强度、持续时间、环境温度和湿度以及个体差异等。②长期运动对血容量的影响:长期规律运动可引起血容量增加,其中血浆容量的增加较红细胞容量增加更显著,血液相对稀释。

(2)运动康复对血细胞的影响

1)运动康复对红细胞的影响:①一次性运动对红细胞的影响:运动可引起红细胞数量暂时增加,其增加幅度与运动强度及持续时间有关。②长期运动对红细胞的影响:运动可使安静时红细胞和 Hb 总量略有增高。但血细胞比容及单位容积中血红蛋白含量(g/L)反而降低。甚至低于正常值,称为稀释性假性贫血。运动可加快对衰老红细胞的淘汰,改善血液的流变性。

2)运动康复对白细胞的影响:运动后白细胞可出现一过性增高,称为肌动白细胞增多。运动时白细胞变化呈现三个时相:①淋巴细胞增多时相:肌肉始动工作时、短时间轻微体力活动后及赛前状态出现。②中性粒细胞增多时相:有训练的人在进行长时间中等强度或大强度运动后出现。③中毒时相:包括再生阶段和变质阶段。是没有训练的人进行长时间大强度的力竭运动时,引起造血功能下降的不良反应。

运动对免疫功能的影响表现为,中小等强度的运动可以提高血液白细胞及其亚群的数量,增强机体免疫功能;而长时间、力竭性运动对免疫功能有负性影响。

3)运动康复对血小板的影响:运动可引起血小板数量增加、活性增强。并与运动强度呈高度正相关。适宜的有氧运动抑制血小板的活化。大强度剧烈运动增加血小板的聚集和活化。

(3)运动康复对血液凝固和纤溶的影响:①一次性运动对血凝和纤溶的影响:中等强度的运动能提高血液纤溶活性,而大强度的运动可同时激活凝血系统和纤溶系统。②长期运动对血凝和纤溶系统的影响:运动可使纤溶能力亢进者减弱,不足者增强,正常者仍保持正常,且可消除由于年龄的增长而使纤溶能力下降的影响。

【习题】

一、名词解释

1. 血细胞比容
2. 红细胞悬浮稳定性
3. 红细胞渗透脆性
4. 溶血
5. 血浆胶体渗透压
6. 生理性止血
7. 血液凝固
8. 纤维蛋白溶解
9. 血型
10. 红细胞凝集

二、选择题

【A 型题】

1. 正常成人的血量约占体重的
   A. 80%　　B. 60%　　C. 40%
   D. 20%　　E. 8%
2. 最能反映内环境状况的体液部分是
   A. 细胞内液　　B. 淋巴液　　C. 血浆
   D. 组织液　　E. 尿液
3. 红细胞比容是指
   A. 红细胞与血浆容积之比
   B. 红细胞与白细胞之比
   C. 红细胞与血管容积之比
   D. 红细胞在所有血细胞中所占的百分比
   E. 红细胞在全血中所占的容积百分比
4. 静脉输入 0. 85%的 NaCl 溶液可使
   A. 血浆胶体渗透压升高　　B. 血浆胶体渗透压下降
   C. 红细胞体积变小　　D. 红细胞体积不变
   E. 红细胞体积变大
5. 若将红细胞置于 0. 35%的 NaCl 溶液中,将会出现
   A. 红细胞叠连　　B. 红细胞破裂溶血　　C. 红细胞皱缩
   D. 红细胞凝集　　E. 血沉加快
6. 血浆胶体渗透压主要来自
   A. α 球蛋白　　B. γ-球蛋白　　C. 白蛋白
   D. 纤维蛋白原　　E. 无机盐

7. 血浆晶体渗透压主要来自

A. 葡萄糖　B. Na^+　C. K^+

D. 白蛋白　E. 纤维蛋白原

8. 影响毛细血管内外水平衡的因素是

A. 血浆胶体渗透压　B. 血浆晶体渗透压　C. 组织液胶体渗透压

D. 组织液静水压　E. 毛细血管血压

9. 会使红细胞体积发生膨胀的溶液是

A. 5%葡萄糖溶液　B. 10%葡萄糖溶液　C. 0.6%NaCl 溶液

D. 0.9%NaCl 溶液　E. 1.5%NaCl 溶液

10. 血浆蛋白浓度降低时,引起水分转移的方向是

A. 细胞内液向血浆　B. 血浆向细胞内液　C. 组织液向血浆

D. 血浆向组织液　E. 细胞与细胞之间

11. 正常人血浆的 pH 为

A. 7.25~7.35　B. 7.35~7.45　C. 7.45~7.65

D. 7.65~7.75　E. 6.9~7.8

12. 血液中最重要的缓冲对是

A. $NaHCO_3/H_2CO_3$　B. Na_2HPO_4/NaH_2PO_4

C. $KHCO_3/H_2CO_3$　D. KH_2PO_4、$KHCO_3/H_2CO_3$

E. 蛋白质钠盐/蛋白质

13. $NaHCO_3/H_2CO_3$ 的正常比值为

A. 10∶1　B. 15∶1　C. 20∶1

D. 30∶1　E. 40∶1

14. 正常成年人的造血组织是

A. 肝脏

B. 脾脏

C. 脊椎骨、肋骨、胸骨、颅骨和长骨近端骨骺处骨髓

D. 所有骨髓腔的骨髓

E. 肝脏和骨髓

15. 体重 60 公斤的正常人,其血量约为

A. 3~3.8L　B. 4.2~4.8L　C. 5~5.8L

D. 6~7L　E. 7~8L

16. 血沉加快表示红细胞

A. 通透性增大　B. 悬浮稳定性差　C. 脆性增大

D. 可塑性差　E. 膜的弹性差

17. 红细胞悬浮稳定性差是由于红细胞

A. 溶血　B. 凝集　C. 血栓形成

D. 叠连加快　E. 脆性增大

18. 关于血浆渗透压的叙述,**错误**的是

A. 由胶体和晶体渗透压组成

B. 约为 300mOsm/(kg·H_2O)

C. 晶体渗透压接近血浆的总渗透压
D. 其高低取决于溶液中溶质颗粒数目的多少
E. 也与溶质颗粒的性质和大小有关

19. 血浆蛋白浓度下降时，引起水肿的原因是
A. 毛细血管壁的通透性增加　　B. 血浆胶体渗透压下降
C. 组织液胶体渗透压下降　　D. 淋巴回流量增加
E. 毛细血管血压下降

20. 红细胞渗透脆性是指
A. 对高渗溶液的抵抗力　　B. 对低渗溶液的抵抗力
C. 在等渗溶液中的渗透吸水力　　D. 红细胞耐受机械撞击的能力
E. 红细胞膜通透能力的大小

21. 红细胞沉降率变快主要是由于
A. 血细胞比容增大　　B. 血细胞比容减小
C. 血浆白蛋白含量增多　　D. 血浆球蛋白含量增多
E. 血浆纤维蛋白原减少

22. 关于红细胞的生理特性的叙述，错误的是
A. 有可塑性，可通过较细的毛细血管
B. 在血浆中具有悬浮稳定性
C. 具有一定的脆性，衰老时脆性减小
D. 对 O_2 和 CO_2 的通透性较大
E. 尿素可自由透入红细胞

23. 贫血时，血液中
A. 血浆量减少　　B. 白细胞数量减少　　C. 血小板减少
D. 红细胞和 Hb 含量减少　　E. 血浆蛋白减少

24. 调节红细胞生成的主要体液因素是
A. 雄激素　　B. 雌激素　　C. 促红细胞生成素
D. 肾上腺素　　E. 生长素

25. 促红细胞生成素主要的合成器官是
A. 肝　　B. 脾　　C. 肾
D. 脑　　E. 骨髓

26. 从事短时间大强度运动时，不会发生的变化是
A. 血容量增加　　B. 血浆容量增加　　C. 红细胞总数明显下降
D. 红细胞总数升高　　E. 储存血释放

27. 一般认为，运动员安静时红细胞总数
A. 明显高于常人　　B. 与常人基本相同　　C. 稍高于常人
D. 略低于常人　　E. 明显低于常人

28. 运动引起假性贫血的原因是
A. 红细胞溶血　　B. 高血容量反应　　C. 铁摄取不足
D. 缺乏维生素 B_{12}　　E. EPO 分泌减少

29. 长期锻炼对血容量的影响，错误的是

A. 血容量增大　B. 血浆容量增大　C. 红细胞总量增多
D. 血细胞比容增大　E. 血细胞比容减小

30. 巨幼红细胞贫血是由于
A. 缺少蛋白质和铁　B. 缺少铁　C. 缺乏维生素 B_{12}
D. 脾脏功能亢进　E. EPO 分泌减少

31. 白细胞分类中,最多的是
A. 中性粒细胞　B. 嗜酸性粒细胞　C. 嗜碱性粒细胞
D. 单核细胞　E. 淋巴细胞

32. 急性感染时,明显增多的是
A. 中性粒细胞　B. 嗜酸性粒细胞　C. 嗜碱性粒细胞
D. 单核细胞　E. 淋巴细胞

33. 具有很强吞噬功能的是
A. T 淋巴细胞　B. B 淋巴细胞　C. 嗜酸性粒细胞
D. 嗜碱性粒细胞　E. 单核细胞

34. 下列对白细胞功能的叙述,**错误**的是
A. 中性粒细胞可被趋化性物质吸引到炎症部位,吞噬和破坏入侵的细菌
B. 嗜碱性粒细胞能释放组胺,与过敏反应有关
C. 嗜酸性粒细胞可通过免疫反应损伤蠕虫
D. 淋巴细胞是机体内的主要免疫细胞
E. T 淋巴细胞主要与体液免疫有关,B 淋巴细胞则主要与细胞免疫有关

35. 我国健康成年人中性粒细胞占白细胞总数的
A. 40%~60%　B. 40%~50%　C. 50%~70%
D. 60%~70%　E. 30%~50%

36. 参与体液免疫的白细胞是
A. 单核细胞　B. 中性粒细胞　C. T 淋巴细胞
D. B 淋巴细胞　E. 嗜酸性粒细胞

37. 血小板的不可逆聚集是由于
A. 血小板释放的 ATP　B. 血小板释放的 ADP　C. 受损伤组织释放 ADP
D. 受损伤组织释放 ATP　E. 血小板释放 PF_3

38. 血小板发挥作用的第一步是
A. 黏附　B. 聚集　C. 吸附
D. 释放　E. 收缩

39. 血清区别于血浆主要在于血清缺乏
A. 可溶性血浆蛋白　B. 纤维蛋白原　C. 纤维蛋白
D. 血小板　E. 免疫球蛋白

40. 血液凝固的本质变化在于
A. 因子Ⅷ的激活　B. 血小板的黏附与聚集
C. 纤维蛋白的激活　D. 纤维蛋白的溶解
E. 纤维蛋白原变为纤维蛋白

41. 内源性与外源性凝血的根本区别是

A. 启动因子和参与凝血的因子不同
B. 形成的血凝块不同
C. 因 Ca^{2+} 是否起作用而不同
D. 有无血小板的参与
E. 前者发生于血管内,后者发生于血管外

42. 外源性凝血途径的启动因子是
A. 因子Ⅻ
B. 因子Ⅲ
C. 凝血酶原
D. Ca^{2+}
E. PF_3

43. 纤溶系统**不包括**
A. 纤溶酶原
B. 纤溶酶
C. 纤溶酶原激活物
D. 纤溶抑制物
E. 凝血酶原

44. 长期锻炼对血凝和纤溶能力的影响,**错误**的是
A. 可增强机体凝血功能
B. 可提高血液纤溶能力
C. 可使纤溶能力亢进者减弱,不足者增强
D. 可减缓由于年龄增长使纤溶能力下降的影响
E. 运动具有抗血栓形成的作用

45. 通常所说的血型是指
A. 红细胞上受体的类型
B. 红细胞表面特异性抗原的类型
C. 红细胞上特异性凝集素的类型
D. 血浆中特异性抗原的类型
E. 血浆中特异性抗体的类型

46. 某人的红细胞与 B 型血的血清凝集,而其血清与 B 型血的红细胞不凝集,此人血型为
A. A 型
B. B 型
C. O 型
D. AB 型
E. B 亚型

47. 某人的红细胞在标准 A 型血清中出现凝集现象,而在标准 B 型血清中未凝集,该人的血型是
A. B 型
B. A 型
C. O 型
D. AB 型
E. 无法判断

48. 下列关于输血的叙述**错误**的是
A. O 型血可少量、缓慢输给其他血型者
B. ABO 血型相符者输血前仍需做交叉配血
C. Rh 阳性者可接受 Rh 阴性的血液
D. AB 型者可少量、缓慢接受其他型血
E. 父母的血可直接输给子女

49. 从事短时间大强度运动时,血浆容量和血细胞容量都
A. 明显增加
B. 明显减少
C. 无明显变化
D. 出现不同变化
E. 血浆容量增加、细胞容量不变

50. 运动过程中,白细胞总数和淋巴细胞增加的最大幅度出现在
A. 运动过程中
B. 最大负荷运动停止后即刻
C. 最大负荷运动停止后 5 分钟
D. 最大负荷运动停止后 30 分钟

E. 最大负荷运动停止后 60 分钟

【B 型题】

(51~52 题共用备选答案)

A. A 型　　B. B 型　　C. AB 型

D. O 型　　E. 以上都不是

51. 血清中既有抗 A 又有抗 B 凝集素的血型是

52. 血清中既无抗 A 又无抗 B 凝集素的血型是

(53~54 题共用备选答案)

A. 蛋白质　　B. 蛋白质、铁

C. 蛋白质、铁、叶酸　　D. 维生素 B_{12}、叶酸

E. 维生素 C、叶酸

53. 红细胞生成的基本原料是

54. 影响红细胞成熟的因素是

(55~57 题共用备选答案)

A. 白蛋白　　B. 球蛋白　　C. 血红蛋白

D. 肌红蛋白　　E. 纤维蛋白原

55. 构成血浆胶体渗透压的主要蛋白质是

56. 与免疫功能有关的蛋白质是

57. 与血液凝固有关的蛋白质是

(58~61 题共用备选答案)

A. 因子Ⅲ　　B. 因子Ⅳ　　C. 因子Ⅶ

D. 因子Ⅷ　　E. 因子Ⅻ

58. 启动内源性凝血的是

59. 启动外源性凝血的是

60. 参与凝血过程多个环节的是

61. 甲型血友病是由于缺乏

(62~63 题共用备选答案)

A. 均亢进　　B. 均无明显变化

C. 前者亢进,后者无明显变化　　D. 前者变化不明显,后者亢进

E. 运动中抑制,运动后亢进

62. 一次大强度的剧烈运动引起血凝和纤溶系统

63. 一次中等强度的运动引起血凝和纤溶系统

(64~66 题共用备选答案)

A. 聚集　　B. 粘着　　C. 叠连

D. 凝集　　E. 凝固

64. A 型血红细胞与 B 型血血清相遇时,红细胞发生的变化是

65. 组织破损时,创面上血液发生的变化是

66. 红细胞悬浮稳定性差时,红细胞出现

（67～69 题共用备选答案）

A. 中性粒细胞　　B. 嗜酸性粒细胞　　C. 嗜碱性粒细胞

D. 淋巴细胞　　E. 红细胞

67. 上述细胞中吞噬能力最强的是

68. 能释放组胺和肝素的是

69. 与机体免疫功能关系密切的是

三、问答题

1. 简述红细胞生成的条件及其调节。
2. 何谓贫血？试分析引起贫血的可能原因有哪些？
3. 长期运动对血容量有何影响？
4. 运动引起的高血容量反应有何生理意义？
5. 简述肌动白细胞增多的三个时相。
6. ABO 血型系统根据什么来分型？输血原则是什么？各型的输受关系如何？

【参考答案】

一、名词解释

1. **血细胞比容**:血细胞在全血中所占的容积百分比。也称红细胞压积。

2. **红细胞悬浮稳定性**:指红细胞能相对稳定地悬浮于血浆中不易下沉的特性。通常以血沉来衡量。

3. **红细胞渗透脆性**:红细胞膜对低渗盐溶液的抵抗力,称为渗透脆性。

4. **溶血**:红细胞膜破裂,血红蛋白逸出,失去其正常功能,称为溶血。

5. **血浆胶体渗透压**:由血浆蛋白质所形成的渗透压称为胶体渗透压。

6. **生理性止血**:正常人小血管损伤引起出血,可在数分钟后自行停止,称为生理性止血。

7. **血液凝固**:血液由流动的溶胶状态变成不流动的凝胶状态过程。

8. **纤维蛋白溶解**:纤维蛋白被降解液化的过程称为纤维蛋白的溶解,简称纤溶。

9. **血型**:血型通常是指红细胞膜上特异性抗原的类型。

10. **红细胞凝集**:两种不同类型的血液相混合时发生抗原-抗体反应,红细胞聚集成簇的现象。

二、选择题

【A 型题】

1. E	2. C	3. E	4. D	5. B	6. C	7. B	8. A	9. C	10. D
11. B	12. A	13. C	14. C	15. B	16. B	17. D	18. E	19. B	20. B
21. D	22. C	23. D	24. C	25. C	26. C	27C	28. D	29. C	30. A
31. A	32. A	33. E	34. E	35. C	36. D	37. B	38. A	39. B	40. E
41. B	42. B	43. E	44. A	45. B	46. D	47. A	48. E	49. A	50. B

【B 型题】

51. D　52. C　53. B　54. D　55. A　56. B　57. E　58. E　59. A　60. B
61. D　62. A　63. D　64. D　65. E　66. C　67. A　68. C　69. D

三、问答题

1. 简述红细胞生成的条件及其调节。

答:(1)红细胞生成的条件

1)红骨髓造血功能正常:人出生后,红骨髓是制造红细胞的唯一场所,骨髓造血功能异常可引起再生障碍性贫血。

2)充足的造血原料:主要是铁和蛋白质。蛋白质缺乏会引起营养不良性贫血。缺铁会引起缺铁性贫血,也称为小细胞低色素性贫血。

3)足够的红细胞成熟因子:红细胞在细胞分裂与生长成熟过程中,需要维生素 B_{12} 和叶酸的参与。它们的缺乏将使红细胞中 DNA 的合成发生障碍,细胞的分裂增殖速度减慢,使红细胞的生长停止在初始状态而不能成熟,形成巨幼红细胞性贫血。

(2)红细胞生成的调节

1)促红细胞生成素:促红细胞生成素能够促进红细胞的生成、发育和血红蛋白的合成,促使成熟的红细胞释放入血。促红细胞生成素主要由肾脏产生,组织缺氧是刺激促红细胞生成素合成释放增多的主要原因。严重肾疾患会伴发贫血。

2)雄激素:雄激素作用于肾,促进促红细胞生成素的合成,使骨髓造血功能增强,血液中红细胞数量增多。

2. 何谓贫血?试分析引起贫血的可能原因有哪些?

答:外周血液中红细胞数或血红蛋白含量低于正常范围,称为贫血。引起贫血的原因很多。

(1)造血原料缺乏,如人体缺铁,可导致缺铁性贫血。

(2)红细胞成熟因子缺乏,如人体缺乏叶酸,可引起巨幼红细胞性贫血。

(3)内因子缺乏,可导致恶性贫血。

(4)骨髓造血功能受抑制,可引起再生障碍性贫血。

(5)某些肾脏疾病患者,可因合成促红细胞生成素障碍,引起肾性贫血。

(6)脾功能亢进,红细胞的破坏增多,可出现脾性贫血。

3. 长期运动对血容量有何影响?

答:长期运动可使血容量增加,其中血浆容量明显增加,血细胞容量轻度增加,血细胞比容下降,血液稀释,从而使血黏度下降。

4. 运动引起的高血容量反应有何生理意义?

答:高血容量变化是机体对运动适应的良好反应。血容量的增加一方面有利于增大运动时的心输出量,即使大量出汗使血浆水分丧失时,仍可维持较充足的循环血量。另一方面可使血液黏滞性下降,减少血流阻力。

5. 简述肌动白细胞增多的三个时相。

答:运动引起的白细胞增多现象称为肌动白细胞增多。三个时相是:淋巴细胞增多时相,中性粒细胞增多时相,中毒时相。中毒时相又分为再生阶段和变质阶段。

6. ABO 血型系统根据什么来分型?输血原则是什么?各型的输受关系如何?

答:ABO 血型系统分型的根据:血液根据红细胞膜上凝集原的种类与有无来划分血型。

在ABO血型系统中,红细胞膜上仅有A凝集原为A型;红细胞膜上仅有B凝集原为B型;红细胞膜上有A和B凝集原为AB型;红细胞膜上无A和B凝集原为O型。

输血以给血者的红细胞不被受血者的血清所凝集为原则。

ABO血型系统的输受关系:①同型血相输;②O型可少量输给其他血型③AB型可少量接受其他型血。

某些异型输血的条件:血源困难;输入量少;密切观察;缓慢输入;不能反复输入。

(罗怀青)

第六章
血液循环

【学习目标】

1. **掌握**　心动周期,心脏泵血功能和机制,心输出量的调节及影响因素;工作心肌细胞的静息电位、动作电位及其形成机理;动脉血压的形成、正常值和影响因素;颈动脉窦和主动脉弓压力感受性反射;肌肉运动对血液循环功能的影响;心血管神经调节和体液调节;康复训练对心血管系统的影响。

2. **熟悉**　心脏泵血功能的评价指标;心肌的生理特性及其影响因素;静脉血压及影响静脉回流的因素;微循环的血流通路及其意义;自律性心肌细胞动作电位及形成机制,心肌细胞兴奋传导通路和房室延搁的意义;心肺感受性反射,颈动脉体和主动脉体化学感受性反射;心交感神经,心迷走神经,交感缩血管神经的递质,受体及作用。

3. **了解**　心脏泵功能贮备,心音;心电图的产生原理及心电图各波所代表的意义;血管的分类及功能特点、组织液的生成及影响因素、动脉脉搏、器官循环;延髓心血管中枢及其紧张性活动,心血管反射的中枢整合。

【重点和难点内容】

一、心脏泵血的过程和机制

心房或心室一次收缩和舒张构成一次心动周期。心室的舒缩活动是心脏泵血的动力。心室舒张时,室内压低于房内压,房室瓣开放,心房内的血液被抽吸进入心室,完成充血过程;心室收缩时,室内压升高超过动脉压,血液冲开动脉瓣而射入动脉,完成射血过程。衡量心脏泵血功能的最基本指标是心输出量。心室舒张末期容积、心肌收缩能力及动脉血压均能影响每搏输出量。心率在 40~180 次/分范围内,心输出量随心率增加而增加。心输出量随代谢需要而增加的能力称为心力贮备。

(一)心动周期

心脏一次收缩和舒张构成一个机械活动周期,称为心动周期,每分钟心动周期的个数为心率。

(二)心脏泵血过程

心脏是血液循环的动力装置,心脏收缩和舒张一次构成一个机械活动周期称为心动周期。以左心室为例,将心动周期中瓣膜开关、心室压力、心室容积、血流方向等变化归纳见表 6-1。

表 6-1 一个心动周期中各瓣膜开关、心室压力、心室容积、血流方向变化

心动周期时相		压力	瓣膜		血流方向	心室容积
		心房/心室/动脉	房室瓣(AV)	半月瓣(SV)		
	心房收缩期	$Pa>Pv<P_A$	开	关	心房→心室	增大
收缩期	等容收缩相	$Pa<Pv<P_A$	关	关	无	无变化
	快速射血相	$Pa<Pv>P_A$	关	开	心室→动脉	迅速缩小
	减慢射血相	$Pa<Pv<P_A$	关	开	心室→动脉	缓慢缩小
舒张期	等容舒张相	$Pa<Pv<P_A$	关	关	无	无变化
	快速充盈相	$Pa>Pv<P_A$	开	关	心房→心室	迅速增大
	减慢充盈相	$Pa>Pv<P_A$	开	关	心房→心室	缓慢增大

（三）心音

在心动周期中，心肌收缩、瓣膜开闭、涡流和血液撞击心室壁及大动脉壁引起的振动，可通过组织传递到胸壁，形成心音。第一心音与第二心音的异同归纳见表 6-2。

表 6-2 第一心音与第二心音的异同点

	标志	心音特点	主要形成原因
第一心音	心室收缩开始	音调低，历时较长	心室肌收缩，房室瓣关闭
第二心音	心室舒张开始	音调高，历时较短	半月瓣关闭振动，血流冲击动脉壁的振动

二、心脏泵血功能的评定

心脏的主要功能是泵血，一侧心室一次收缩射入动脉的血量称为每搏输出量，简称搏出量，相当于心室舒张末期容量与收缩末期容量之差。心室在每次射血时，并未将心室内充盈的血液全部射出。搏出量占心室舒张末期容积的百分比，称为射血分数。一侧心室每分钟射出血液量，称为每分输出量，也称为心输出量，它等于搏出量与心率的乘积。人体静息状态下的心输出量与体表面积成正比。以单位体表面积(m^2)计算的心输出量，称为心指数。心脏收缩射血所释放的机械能转化为压强能和血流的动能两部分。心室每搏动一次所做的功，称为每搏功。心室每分钟内收缩射血所做的功为每分功(minute work)。心脏泵血功能的评定指标及其相关定义等见表 6-3。

表 6-3 心脏泵血功能评定指标

指标	定义及测定原理	意义
每搏输出量(SV)	一侧心室一次收缩射入动脉的血量	反应心脏泵血效率的基本指标
射血分数(EF)	SV 占心舒末期容积% $EF=\frac{每搏输出量(SV)}{心室舒张末期容积}\times100\%$	较 SV 更准确

续表

指标	定义及测定原理	意义
每分输出量(MV)或心输出量(CO)	一侧心室每分钟射出的血量又叫心输出量 CO=SV × HR(心率)	较 SV 全面
每搏功(SW)	心室一次收缩所做的功。可转化为压强能和血流动能。每搏功=(射血期左心室内压-左心室舒张末期内压)×搏出量	能更全面评价心脏泵血功能
每分功(MW)	每分功=每搏功×心率	
心力储备	心输出量随机体新陈代谢需要而增加的能力,包括搏出量储备和心率储备两部分	反应心脏健康情况
心指数(CI)	以单位体表面积(m^2)计算的心输出量	反应不同身材个体的心功能

三、影响心输出量的因素

1. 每搏输出量

(1)前负荷:通过改变心肌细胞本身的初长度,引起收缩强度的改变,因此这种形式的调节称为异长自身调节。心脏自身调节的生理意义在于对搏出量进行精细调节。

(2)后负荷:后负荷的增加将使心肌收缩所遇到的阻力增大,心肌缩短程度减小,搏出量减少。搏出量降低会导致心室内剩余血量增加,通过自身调节机制使搏出量恢复;另一方面,搏出量降低可引起交感神经兴奋,使心肌收缩能力增强,进而促使搏出量的恢复。

(3)心肌收缩能力:神经、体液和药物等多种因素都可通过改变心肌收缩能力来调节心搏出量。这种调节是通过改变收缩能力而与初长度无关的内在功能变数来实现的,称为等长自身调节。

2. 心率 心率适宜时,心输出量最大;心率过快或过慢,心输出量都会减少。

四、心脏泵血功能的贮备

健康人的心输出量随机体代谢的需要而增加的能力称为心力贮备。心力贮备来自心率贮备、收缩期贮备和舒张期贮备。

五、心脏的生物电活动和生理特性

心肌细胞根据其动作电位 0 期去极化速度的快慢分为快、慢反应心肌细胞;根据动作电位 4 期有无自动去极化的特性分为自律、非自律细胞。

心房肌和心室肌属于非自律心肌细胞。其动作电位分为五期:0 期是由快 Na^+ 通道开放,大量 Na^+ 内流引起细胞快速去极化;1 期是由于一过性的 K^+ 外流导致细胞快速复极;2 期是慢 Ca^{2+} 内向离子流和 K^+ 外向离子流处于相对平衡状态所形成;3 期由大量 K^+ 外流达到静息电位水平;4 期为静息期。

浦肯野细胞属于快反应自律细胞,其 0~3 期同前,4 期自动去极达阈电位而产生动作电位。快反应自律细胞4期自动去极化的机制主要是由于逐渐增强的内向离子流(If)形成,其主要成分是Na^+内流。

窦房结等慢反应自律细胞的0期去极化是由Ca^{2+}内流引起,复极主要是K^+外流,没有明显的1、2期。4期自动去极化主要是由K^+外流进行性衰减而产生的。

心肌细胞的生理特性包括兴奋性、传导性、自律性和收缩性。兴奋性的高低取决于Na^+通道的性状、静息电位(或最大舒张电位)和阈电位之间的差值,差值越小,兴奋性越高。

Na^+通道具有激活、失活、备用三种功能状态。当通道完全失活时,细胞兴奋性丧失,对任何刺激不产生动作电位即为有效不应期。心肌兴奋性的特点是有效不应期特别长,致使心肌不发生完全强直收缩。

心脏的特殊传导组织绝大多数具有自律性,以窦房结的自律性最高,为心脏的正常起搏点。自律性的高低取决于4期自动去极化速度、最大复极电位和阈电位水平的差,两者差值小和(或)自动去极化速度快都能引起心肌自律性增高。

心脏的兴奋由窦房结起步,经心房、房室交界、房室束及其分支传到浦肯野纤维网,最后引起心室肌的兴奋和收缩。其中,房室交界是兴奋从心房传到心室之间的唯一通路,其兴奋传导速度最慢,形成房室延搁,保证房室交替兴奋收缩。影响心肌传导的因素除了和细胞的直径、闰盘的数量等结构因素有关外,动作电位0期去极化的速度和幅度以及邻近部位细胞膜的兴奋性是影响传导性的主要因素。

由于心肌与骨骼肌细胞结构和电生理特性不同,因此其收缩性也有自身的一些特点:心房和心室各自形成一个功能合胞体,呈现"全或无"的收缩;不发生强直性收缩,有利于心脏周期性的充盈和射血;心脏的收缩依赖于细胞外液的Ca^{2+}。

六、血管的分类及功能特点

1. **弹性贮器血管** 指主动脉和大动脉血管。其生理意义:使心脏的间断射血化为血管系统中连续的血流,并使血压在一个心动周期中的波动幅度减小。

2. **分配血管** 从弹性贮器血管以后至分支为小动脉前的动脉血管。其功能是将血液输送到各器官组织。

3. **阻力血管** 小动脉、微动脉和微静脉血管。小动脉和微动脉又称为毛细血管前阻力血管。微静脉又称毛细血管后阻力血管。

4. **交换血管** 指毛细血管。是血液与组织液之间进行物质交换的主要场所。

5. **容量血管** 指静脉。在血管系统中起着血液储存库的作用。

6. **毛细血管前括约肌** 真毛细血管起始部的平滑肌。决定某一时间内毛细血管开放数量。

7. **短路血管** 小动脉和小静脉之间直接联系的血管。功能上与体温调节有一定关系。

七、动脉血压

循环系统有足够的血液充盈是形成血压的前提,心脏射血和外周阻力的存在是产生动脉血压的主要原因;大动脉的弹性贮器作用可缓冲收缩压而维持舒张压。影响动脉血压的主要因素有每搏输出量、心率、外周阻力、大动脉血管壁弹性和循环血量与血管容积的比例。

静脉血压较低，胸腔内大静脉和右心房内的血压称为中心静脉压，它的高低取决于心室的射血能力和静脉回心血量之间的相互关系。影响静脉回心血量的因素有体循环平均压、心肌收缩力、体位、骨骼肌的挤压作用和呼吸运动。

（一）动脉血压

1. 概念 动脉血压是指血流对动脉管壁的侧压力。相关的概念有收缩压、舒张压、脉搏压（简称脉压）、平均动脉压。

2. 正常值及生理变异 我国健康青年人在安静状态时的收缩压为 100～120mmHg（13.3～16.0kPa），舒张压为 60～80mmHg（8.0～10.6kPa），脉搏压为 30～40mmHg（4.0～5.3kPa）。安静时收缩压高于 140mmHg（18.6kPa）或舒张压持续超过 90mmHg（12.0kPa），可认为是高血压。舒张压低于 60mmHg（8.0kPa）、收缩压低于 90mmHg（12.0kPa），则认为是低血压。

3. 形成原因 一个前提：有足够的血液充盈；两个主要因素：心室射血和外周阻力。

4. 影响动脉血压的因素 影响动脉血压的因素见表 6-4。

表 6-4 影响动脉血压的因素

影响因素	变化	收缩压	舒张压	脉搏压	总结
每搏输出量	增加	↑↑	↑	增大	收缩压的高低主要反映每搏量多少
	减少	↓↓	↓	减小	
外周阻力	增大	↑	↑↑	减小	舒张压的高低主要反映外周阻力大小
	减小	↓	↓↓	增大	
心率(40~180 次/分)	加快	↑	↑↑	减小	心率的快慢主要影响舒张压；心率过快或过慢，血压都将下降
	减慢	↓	↓↓	增大	
大动脉弹性	下降	↑	↓	增大	大动脉弹性下降致弹性贮器效应减弱
循环血量与血管容积的比例	变大	↑	↑		循环血量增加或血管容积减小
	减小	↓	↓		循环血量减少或血管容积增大

（二）动脉脉搏

在每个心动周期中，心室的收缩和舒张引起动脉内的压力发生周期性波动，这种周期性的压力变化可引起动脉血管发生搏动，称为动脉脉搏，简称脉搏。

1. 上升支 在心室快速射血期，动脉血压迅速上升，管壁突然扩张而形成上升支。

2. 下降支 包括有下降支的前段、降中峡、降中波等。动脉脉搏波下降支的形状可反映外周阻力的高低。

八、静脉血压和静脉回心血量

1. 静脉血压

(1)中心静脉压:指右心房和胸腔内大静脉的血压。中心静脉压的高低取决于心脏射血能力和静脉回心血量。临床上监护中心静脉压可作为控制补液速度和补液量的指标。

(2)外周静脉压:指各器官的静脉血压。

2. 重力对静脉压的影响 在平卧时,重力对静脉血压的影响不大;在直立时,重力对静脉血压的影响较大。

3. 影响静脉回流的因素 包括:①心脏泵血功能,②循环系统平均充盈压,③体位,④骨骼肌的挤压作用,⑤呼吸运动。

九、微循环

微循环是指微动脉和微静脉之间的血液循环。典型的微循环由微动脉、后微动脉、毛细血管前括约肌、真毛细血管、通血毛细血管、动-静脉吻合支和微静脉七个部分组成。其主要功能是完成血液与细胞间的物质交换,也影响体温和回心血量。

决定组织液生成的有效滤过压=(毛细血管血压+组织液胶体渗透压)-(血浆胶体渗透压+组织液静水压)

在毛细血管动脉端有效滤过压为正值而生成组织液,在静脉端为负值而使组织液回流。

(一)微循环的血流通路

1. 迂回通路 血液经微动脉→后微动脉→毛细血管前括约肌→真毛细血管网→微静脉。是血液与组织进行物质交换的主要部位。

2. 直捷通路 血液经微动脉→后微动脉→通血毛细血管→微静脉。其主要功能是使一部分血液能迅速通过微循环而进入静脉,以保证静脉回心血量。

3. 动-静脉短路 血液从微动脉经动-静脉吻合支直接回流到微静脉。与机体散热和体温调节功能有关。

(二)微循环的自身调节

受局部代谢产物的调节,交替开放。

十、心血管活动的神经调节

心血管活动最重要的反射性调节是颈动脉窦和主动脉弓的压力感受性反射,为负反馈调节过程,对维持动脉血压的相对稳定起重要作用。调节心血管活动的主要体液因素有血管紧张素、肾上腺素、去甲肾上腺素、血管升压素和血管内皮生成的血管活性物质等。代谢产物、组胺等主要调节局部血管的紧张性。

(一)心脏和血管的神经支配

1. 心脏的神经支配 支配心脏的传出神经为心交感神经和心迷走神经。两者之间的功能比较见表 6-5。

表 6-5 心交感神经和心迷走神经的功能比较

功能类别	心交感神经	心迷走神经
神经递质	甲肾上腺素(NE)	乙酰胆碱(Ach)
作用受体	β_1 肾上腺素能受体	M 受体
效应	正性变时、变力、变传导(心率加快,房室传导加快,心肌收缩力增强)	负性变时、变力、变传导(心率减慢,房室传导减慢,心肌收缩力减弱)
作用机制	激活腺苷酸环化酶,使胞内 cAMP 增多,通过激活蛋白激酶和细胞内蛋白质磷酸化过程,进而加强自律细胞 4 期 L 型钙电流和内向电流 I_f,增加房室交界慢反应细胞 L 型钙电流,激活肌质网上的 ryanodine 受体(RYR),促使肌钙蛋白对 Ca^{2+} 的释放和加速肌浆网对 Ca^{2+} 的摄取。	抑制腺苷酸环化酶的活性,使细胞内 cAMP 减少,PKA 活性降低,因而表现出与 β_1 受体激活后相反的效应(4 期的钙电流和内向 I_f 电流被抑制,房室交界处慢反应细胞除极时 0 期上升幅度减少,使肌浆网 Ca^{2+} 释放减少抑制 Ca^{2+} 通道,减少 Ca^{2+} 内流)

2. 血管的神经支配

(1)缩血管神经纤维:引起缩血管效应。

(2)舒血管神经纤维:包括交感舒血管神经纤维和副交感舒血管神经纤维,引起血管舒张效应。

(二)心血管中枢

与调节心血管活动有关的神经细胞群称心血管中枢。

1. 延髓心血管中枢 是调节心血管活动的最基本中枢。

2. 延髓以上的心血管中枢 在延髓以上的脑干以及下丘脑、小脑和大脑中,也都存在与心血管活动有关的神经元。起复杂的整合作用。

(三)心血管反射

1. 压力感受性反射 当动脉血压升高时,动脉管壁被扩张,颈动脉窦和主动脉弓压力感受器兴奋,分别经窦神经和迷走神经传入冲动至延髓孤束核后,再到延髓的心血管运动中枢,使心迷走紧张加强,心交感和交感缩血管紧张减弱,导致心率减慢、心输出量减少,血管舒张外周阻力下降,回心血量减少,血压下降;反之使血压上升。是一种负反馈调节机制。其生理意义在于对动脉血压进行快速调节,使动脉血压保持相对稳定。

2. 化学感受性反射 在正常情况下化学感受性反射的功能主要是调节呼吸运动,可间接地引起心率加快,心输出量增加,外周血管阻力增大,血压升高。在极端的情况下,可引起心率加快,心输出量增加,血液重新分配。其生理意义在于提高心输出量,增加外周阻力,使血液重新分配,保证心脑的血液供应,以维持其正常功能。

3. 其他心血管反射 包括心肺感受器、躯体感受器、内脏感受器。

十一、心血管活动的体液调节

(一)血管紧张素

血管紧张素Ⅱ是已知最强的缩血管活性物质之一。其生理作用有:①可使全身微动脉收缩,外周阻力增加;静脉血管收缩,回心血量增加,血压升高;②使肾上腺皮质球状带释放醛固酮,促进肾小管对 Na^+ 重吸收,保 Na^+、保水,增加细胞外液量;③使交感神经末梢释放去甲肾上腺素增多;④使交感缩血管中枢紧张性活动加强,外周血管阻力增大等途径升高血压。

(二)肾上腺素和去甲肾上腺素

肾上腺素可与 α 和 β 两类肾上腺素能受体结合,但对 β 受体的作用更强。主要起强心作用。去甲肾上腺素主要选择性地与 α 肾上腺素能受体结合,与 β 受体结合的能力较弱。主要起升高血压作用。

(三)血管升压素

血管升压素是已知最强的缩血管物质之一。生理剂量的血管升压素的主要作用是促进肾脏远曲小管和集合管对水的重吸收,使尿液浓缩、尿量减少。起调节机体水的平衡作用。当血浆中血管升压素浓度明显高于正常时,引起广泛的血管平滑肌收缩,外周阻力增加,血压显著上升。

(四)其他调节物质

其他调节物质有血管内皮细胞生成的血管活性物质、心房钠尿肽、激肽系统、气体信号分子、血管活性多肽。

十二、心血管系统康复治疗的生理学基础

(一)运动康复对冠心病的影响

1. 运动康复训练改善冠心病的危险因素。

2. 运动康复对心泵功能的影响

(1)运动可使心脏超微结构发生适应性改变,改善心肌能量代谢和收缩功能。

(2)运动可改善冠脉循环,为心泵功能的加强提供物质基础。

(3)运动可增加心力贮备。

(4)适当规律运动可改善心率变异性,预防心源性猝死。

3. 运动康复对血管功能的影响

(1)改善中枢神经系统对血管的调节。

(2)提高小血管的张力和弹性,清除血管壁脂质沉积,降低外周阻力,降低血管栓塞和猝死风险。

(3)改善内皮功能,促进血管新生和内皮修复,改善心肌缺血。

(二)运动康复对高血压的影响

1. 运动康复有助于降低高血压的危险因素。

2. 运动康复有助于调整血管运动中枢和自主神经的功能。

3. 运动康复有利于改善肌肉微循环,降低外周阻力。

4. 运动康复有助于降低血粘度,改善血液流变性。

5. 运动康复可调节体内细胞活性物质的相对平衡。

【习题】

一、名词解释

1. 血液循环

2. 心电图
3. 有效不应期
4. 期前收缩
5. 代偿间歇
6. 自动节律性
7. 窦性节律
8. 异位节律
9. 房-室延搁
10. 心动周期
11. 每搏输出量
12. 心输出量
13. 心指数
14. 射血分数
15. 每搏功
16. 心力贮备
17. 异长自身调节
18. 等长自身调节
19. 弹性贮器血管
20. 容量血管
21. 血压
22. 收缩压
23. 舒张压
24. 脉压
25. 平均动脉压
26. 动脉脉搏
27. 中心静脉压
28. 外周静脉压
29. 微循环

二、选择题

【A型题】

1. 心室肌动作电位与骨骼肌动作电位的主要区别是
   A. 前者去极化速度快　B. 前者有较大的幅度　C. 前者升降支对称
   D. 前者复极缓慢　E. 前者有超射现象
2. 离子跨膜流动的综合结果是心室肌细胞动作电位平台期,这些离子是
   A. Na^+内流,Cl^-内流　B. Na^+内流,K^+外流　C. Ca^{2+}内流,Cl^-内流
   D. Ca^{2+}内流,K^+外流　E. K^+外流,Cl^-内流
3. 心室肌细胞与浦肯野细胞动作电位的主要区别是
   A. 0期去极化的速度和幅度　B. 1期复极化的速度　C. 平台期复极化的机制
   D. 3期复极化的机制　E. 4期膜电位形成的机制

4. 快反应自律细胞4期自动除极主要是由于
   A. 递增性钠离子内流
   B. T型钙通道的激活和钙离子内流
   C. 持续的钾离子内流为背景
   D. 钾离子外流逐渐减少
   E. 氯离子内流逐渐减少
5. 关于正常心电图的描述,**错误**的是
   A. P波代表两心房去极化
   B. QRS波代表两心室去极化
   C. ST段很稳定,表明心室肌处于静息状态
   D. PR间期延长说明房室传导阻滞
   E. ST段表明心室各部分之间没有电位差存在
6. 心室肌细胞动作电位的平台期在时间上大约相当于心电图的
   A. P波
   B. QRS波群
   C. T波
   D. ST段
   E. QT间期
7. 心室肌有效不应期的长短主要取决于
   A. 动作电位0期去极的速度
   B. 动作电位2期的长短
   C. 动作电位3期的长短
   D. 阈电位水平的高低
   E. 钠-钾泵功能
8. 心室肌的有效不应期较长,一直持续到
   A. 收缩早期结束
   B. 收缩期末
   C. 舒张早期结束
   D. 舒张中期末
   E. 舒张期结束
9. 心肌细胞超常期内兴奋性高于正常,所以
   A. 兴奋传导速度高于正常
   B. 动作电位幅度大于正常
   C. 动作电位0期去极速率快于正常
   D. 刺激阈值低于正常
   E. 自动节律性高于正常
10. 窦房结能成为心脏正常起搏点的原因是
   A. 最大复极电位仅为-70mV
   B. 阈电位为-40mV
   C. 0期去极速度快
   D. 动作电位没有明显的平台期
   E. 4期去极速度快
11. 室性期前收缩之后出现代偿间期的原因是
   A. 窦房结的节律性兴奋延迟发放
   B. 窦房结的节律性兴奋少发放一次
   C. 窦房结的节律性兴奋传出速度大大减慢
   D. 室性期前收缩的有效不应期特别长
   E. 窦房结的一次节律性兴奋落在室性期前收缩的有效不应期内
12. 关于窦房结细胞动作电位的描述,**错误**的是
   A. 最大复极电位约-70mV
   B. 阈电位约-40mV
   C. 无明显的复极1期和平台期
   D. 除极幅度小于浦肯野细胞
   E. 0期除极速度比浦肯野细胞快
13. 心肌自律性高低主要取决于
   A. 0期除极的速度
   B. 阈电位水平
   C. 4期自动除极的速度

D. 动作电位的幅度　E. 最大复极电位水平

14. 心肌不会产生强直收缩,其原因是
A. 心肌是功能上的合胞体　B. 心肌有自动节律性
C. 心肌收缩时 Ca^{2+} 来自细胞外　D. 心肌有效不应期特别长
E. 心肌呈"全或无"收缩

15. 心肌细胞中,传导速度最慢的是
A. 心房肌　B. 房室交界区　C. 左、右束支
D. 浦肯野纤维　E. 心室肌

16. 房室延搁的生理意义是
A. 使心室肌不会产生完全强直收缩　B. 增强心室肌收缩力
C. 延长心室肌舒张期　D. 使心房、心室不会同步收缩
E. 增大心室肌动作电位

17. 心脏中传导速度最快的组织是
A. 窦房结　B. 心房优势传导通路　C. 房室交界
D. 心室肌　E. 浦肯野纤维

18. 在下述关于心肌传导性的描述中,错误的是
A. 心肌细胞直径细小,传导速度慢
B. 动作电位幅度大,传导速度快
C. 动作电位 0 期去极速率慢,传导速度慢
D. 邻近细胞阈电位水平下移,传导速度快
E. 心肌处在超常期内,传导速度快

19. 浦肯野细胞不具有的生理特性是
A. 兴奋性　B. 自律性　C. 传导性
D. 收缩性　E. 有效不应期长

20. 在一次心动周期中,左心室压力升高速度最快的是
A. 心房收缩期　B. 等容收缩期　C. 快速射血期
D. 减慢射血期　E. 心室收缩末期

21. 关于心动周期的论述,错误的是
A. 通常是指心室的活动周期而言　B. 持续的时间与心率有关
C. 舒张期大于收缩期　D. 房室有共同收缩的时期
E. 房室有共同舒张的时期

22. 每个心动周期由心房收缩挤入心室的血量可使心室的充盈量再增加
A. 5%~10%　B. 10%~15%　C. 10%~30%
D. 30%~40%　E. 40%~50%

23. 在等容收缩期
A. 房内压>室内压>主动脉压　B. 房内压<室内压>主动脉压
C. 房内压=室内压>主动脉压　D. 房内压<室内压<主动脉压
E. 房内压>室内压<主动脉压

24. 主动脉瓣关闭发生在
A. 等容收缩期开始时　B. 快速射血期开始时　C. 等容舒张期开始时

D. 快速充盈期开始时　E. 减慢充盈期开始时

25. 房室瓣开放发生在

A. 等容收缩期末　B. 心室射血期初　C. 等容舒张期初

D. 等容收缩期初　E. 等容舒张期末

26. 从动脉瓣关闭开始到下次动脉瓣开放的时间相当于心动周期的

A. 等容收缩期　B. 心室收缩期　C. 心室舒张期

D. 等容收缩期+心室射血期　E. 心室舒张期+等容收缩期

27. 在心动周期中,房室瓣关闭至房室瓣开放的时程相当于

A. 心房收缩期　B. 心室收缩期　C. 心室舒张期

D. 心室舒张期+等容收缩期　E. 心室收缩期+等容舒张期

28. 心动周期中,占时间最长的是

A. 心房收缩期　B. 等容收缩期　C. 等容舒张期

D. 射血期　E. 充盈期

29. 心动周期中左心室容积最大的时期是

A. 等容舒张期末　B. 快速充盈期末　C. 快速射血期末

D. 减慢充盈期末　E. 减慢射血期末

30. 心动周期中,心室血液的充盈主要取决于

A. 心房收缩的挤压作用　B. 胸内负压促进静脉血回流

C. 心室舒张时的“抽吸”作用　D. 骨骼肌活动的挤压作用

E. 静脉回流突然增多的作用

31. 在心肌的前负荷和收缩能力不变的情况下,增加后负荷可使

A. 等容收缩期延长　B. 射血期延长　C. 等容舒张期延长

D. 心室充盈期延长　E. 心率加快

32. 第一心音的产生主要是由于

A. 半月瓣关闭　B. 半月瓣开放　C. 房室瓣开放

D. 房室瓣关闭　E. 心室壁振动

33. 第二心音的产生主要是由于

A. 心室收缩时,血液冲击半月瓣引起的振动

B. 心室收缩时,动脉瓣突然开放时的振动

C. 心室舒张时,动脉管壁弹性回缩引起的振动

D. 心室舒张时,半月瓣迅速关闭时的振动

E. 心室收缩时,血液射入大动脉时冲击管壁的振动

34. 健康成年男性静息状态下,心输出量约为

A. 2.5~4L/min　B. 4.5~6L/min　C. 6~8.5L/min

D. 8.5~10L/min　E. 10.5~12L/min

35. 每搏输出量占某容积的百分数称为射血分数,该容积是

A. 回心血量　B. 等容舒张期容积　C. 心室舒张末期容积

D. 心室收缩末期容积　E. 快速射血期末容积

36. 与射血分数有关的因素是

A. 回心血量　B. 心输出量　C. 心率

D. 体表面积　　E. 心室舒张末期容积

37. 用于分析比较不同身材个体心功能的常用指标是

A. 每分输出量　　B. 心指数　　C. 射血分数

D. 心脏做功量　　E. 心力贮备

38. 心指数等于

A. 每搏输出量×体表面积　　B. 每搏输出量/体表面积

C. 心输出量×体表面积　　D. 心率×每搏输出量/体表面积

E. 心率×每搏输出量×体表面积

39. 有关心力贮备,错误的是

A. 也称泵功能贮备

B. 收缩期贮备大于舒张期贮备

C. 取决于心率贮备及搏出量贮备

D. 静息时心输出量相同的心脏的心力贮备也相同

E. 是指心输出量随机体代谢需要而增加的能力

40. 反映心脏健康程度的指标是

A. 每分输出量　　B. 心指数　　C. 射血分数

D. 心脏做功量　　E. 心力贮备

41. 有甲、乙两患者,甲患者左心室舒张末期容积为 140ml,收缩末期容积为 56ml;乙患者左室舒张末期容积为 160ml,收缩末期容积为 64ml,两患者的射血分数

A. 相等　　B. 甲患者高于乙患者　　C. 乙患者高于甲患者

D. 无法判断　　E. 均低于正常

42. 两患者均为青年男性,其中甲患者身高 1.5m、体重 50kg,体表面积 1.4m^2、安静时每分输出量 4.2L;乙患者身高 1.6m,体重 68kg、体表面积 1.7m^2、安静时每分输出量 5.1L。两患者的心指数

A. 甲患者优于乙患者　　B. 乙患者优于甲患者　　C. 相同

D. 均高于正常　　E. 均低于正常

43. 可以间接表示心室肌的前负荷的是

A. 收缩末期心室容积　　B. 舒张末期心室容积　　C. 快速射血期末心室容积

D. 等容舒张期心室容积　　E. 快速充盈期心室容积

44. 心室肌的后负荷是指

A. 大动脉血压　　B. 心房压　　C. 收缩末期心室内压

D. 舒张末期心室内压　　E. 快速充盈期心室内压

45. 正常人心率超过 180 次/分时,引起心输出量减少的主要原因是

A. 等容收缩期缩短　　B. 快速射血期缩短　　C. 减慢射血期缩短

D. 等容舒张期缩短　　E. 心室充盈期缩短

46. 异长自身调节是指心脏的搏出量取决于

A. 平均动脉压　　B. 心率贮备　　C. 心力贮备

D. 心室舒张末期容积　　E. 心室收缩末期容积

47. 关于异长自身调节的叙述,错误的是

A. 通过异长调节可使静脉回流量与搏出量重新平衡

B. 搏出量取决于心室舒张末期容积
C. 通过改变心肌兴奋-收缩偶联的过程来调节心脏泵血功能
D. 通过肌小节长度改变来调节心脏泵血功能
E. 可以防止心室舒张末期压力和容积发生过久和过度的改变

48. 心肌的等长自身调节来调节心脏的泵血功能是通过改变
A. 心肌初长度 B. 肌小节的初长度 C. 横桥联接的数目
D. 心肌收缩能力 E. 心室舒张末期容积

49. 关于各类血管特点的叙述,正确的是
A. 微动脉上的交感缩血管纤维的分布极少
B. 短路血管多见于皮肤和皮下组织
C. 微静脉口径不变时,微动脉舒张有利于组织液进入血液
D. 静脉的舒缩活动是促使静脉血回流入心脏的主要动力
E. 毛细血管分支多,总的截面积大,叫容量血管

50. 体循环平均充盈压的高低取决于
A. 动脉血压和外周阻力之间的相对关系
B. 心输出量和外周阻力之间的相互关系
C. 循环血量和血管系统容量之间的相对关系
D. 心输出量和动脉血压之间的相对关系
E. 回心血量和心脏射血能力之间的相对关系

51. 关于动脉血压的叙述,正确的是
A. 心室收缩时,血液对动脉管壁的侧压称为收缩压
B. 平均动脉压是收缩压和舒张压的平均值
C. 心室舒张时,血液对动脉管壁的侧压称为舒张压
D. 脉压是指收缩压与舒张压之差
E. 心率加快,血压可升高

52. 关于心室射血和动脉血压的描述,**错误**的是
A. 动脉血压的形成与心室射血和外周阻力两个因素都有关
B. 心室肌收缩时可释放两部分能量,即动能和势能
C. 在每个心动周期中,左心室内压与主动脉压的变化幅度相同
D. 一般情况下,左心室每次收缩时向主动脉内射出60~80ml血液
E. 左心室的射血是间断性的,而动脉血流是连续的

53. 主动脉在维持舒张压中起重要作用,主要是由于主动脉
A. 口径大 B. 可扩张性和弹性 C. 管壁厚
D. 血流速度快 E. 阻力小

54. 生理情况下影响收缩压的主要因素是
A. 心率的变化 B. 搏出量的变化 C. 外周阻力的变化
D. 循环血量的变化 E. 大动脉管壁弹性的变化

55. 影响正常舒张压的主要因素是
A. 循环血量 B. 心输出量 C. 阻力血管的口径
D. 血液黏滞度 E. 血管长度

56. 影响动脉血压的因素中，错误的是
A. 外周阻力增加，舒张压升高
B. 心率加快，脉压减小
C. 大动脉硬化，脉压减小
D. 搏出量增加，脉压增大
E. 回心血量增加，脉压增大
57. 在外周阻力增大时，动脉血压的变化是
A. 收缩压升高，舒张压降低
B. 收缩压降低，舒张压升高
C. 收缩压轻度升高，舒张压明显升高
D. 收缩压轻度降低，舒张压明显降低
E. 以上都不是
58. 主要反应外周阻力大小的是
A. 收缩压
B. 舒张压
C. 脉压
D. 中心静脉压
E. 体循环平均充盈压
59. 关于静脉血压的描述，错误的是
A. 站立时颅内静脉窦的压力低于大气压
B. 正常成人在立正状态下，足背静脉压和主动脉平均压几乎相等
C. 深吸气时中心静脉压升高
D. 中心静脉压的高低与心脏的射血能力有关
E. 足背静脉压在行走时比立正时低
60. 下肢肌肉运动时节律性地挤压下肢静脉，正确的作用是
A. 可驱使静脉内的血液向心脏和毛细血管两个方向流动
B. 是人在立位时下肢静脉血回流的唯一动力
C. 可减少动脉和静脉之间的压力差
D. 减慢了静脉回流
E. 加速了静脉回流
61. 关于静脉，错误的是
A. 受交感缩血管纤维支配
B. 管壁平滑肌在静脉被扩张时发生收缩
C. 容纳了全身血量的一半以上
D. 回心血量不受体位变化的影响
E. 回心血量取决于外周静脉压和中心静脉压之差
62. 患者的动脉血压降低、中心静脉压增高表示
A. 重度静脉回流障碍
B. 轻度静脉回流障碍
C. 有效循环血量减少
D. 左心功能不全
E. 全心功能不全
63. 关于中心静脉压的叙述，错误的是
A. 是指胸腔大静脉和右心房的血压
B. 心脏射血功能减弱时较低
C. 正常值为 0.4~1.2kPa（4~12cmH_2O）
D. 是反映心血管功能状态的一个指标
E. 外周静脉广泛收缩时升高
64. 心脏收缩力增强时，静脉回心血量增加，这是由于
A. 动脉血压升高
B. 血流速度加快
C. 心输出量增加
D. 舒张期室内压低
E. 静脉压增高
65. 真毛细血管不具有的是

A. 管壁很薄　B. 血流缓慢　C. 管壁的通透性大
D. 是物质交换的场所　E. 安静时大量开放

66. 关于微循环直捷通路的叙述,错误的是
A. 经常处于开放状态　B. 血流速度较快　C. 极少进行物质交换
D. 使一部分血液迅速回心　E. 在皮肤中较多见

67. 控制毛细血管前括约肌舒缩的因素主要是
A. 肌源性自身调节　B. 交感神经的紧张性
C. 副交感神经舒血管纤维活动　D. 局部组织代谢产物的浓度
E. 全身性体液调节

68. 毛细血管前阻力和毛细血管后阻力之比值减小时,则
A. 毛细血管平均压升高　B. 毛细血管平均压降低
C. 毛细血管平均压不变　D. 毛细血管的胶体渗透压增大
E. 毛细血管的胶体渗透压降低

69. 平时维持交感缩血管纤维紧张性活动的基本中枢位于
A. 大脑　B. 下丘脑　C. 中脑和脑桥
D. 延髓　E. 脊髓中间外侧柱

70. 关于交感神经对心脏的作用,错误的是
A. 末梢释放的递质是去甲肾上腺素　B. 使心室舒张末期容积减小
C. 使心率加快　D. 使心输出量增加
E. 使心收缩力加强

71. 体内大多数血管的神经支配属于
A. 只接受交感舒血管神经纤维的支配　B. 只接受交感缩血管神经纤维的支配
C. 接受交感神经与副交感神经双重支配　D. 只接受副交感神经纤维的支配
E. 接受肽能神经元的支配

72. 在器官的血管中,缩血管神经纤维分布密度最大的是
A. 骨骼肌　B. 心脏　C. 脑
D. 皮肤　E. 胃肠

73. 迷走神经末梢释放的乙酰胆碱可引起心率减慢是由于
A. 窦房结细胞对 K^+ 通透性降低　B. 窦房结细胞对 K^+ 通透性增加
C. 窦房结细胞对 Ca^{2+} 通透性增加　D. 窦房结细胞对 Na^+ 通透性增加
E. 窦房结细胞对 Cl^- 通透性增加

74. 关于儿茶酚胺对心肌的作用,错误的是
A. 使肌钙蛋白对 Ca^{2+} 的亲和力降低
B. 增加慢反应细胞 0 期 Ca^{2+} 内流
C. 减少自律细胞 4 期的递增性 Na^+ 内流
D. 缩短心肌不应期
E. 增加心肌收缩能力

75. 可使心输出量增加的是
A. 刺激心迷走神经传出纤维　B. 由平卧转为站立
C. 心率加快,超过 180 次/分　D. 心室舒张末期容积减少

E. 颈动脉窦内压降低

76. 引起心交感神经活动减弱的情况是

A. 动脉血压降低时 B. 肌肉运动时 C. 血容量减少时

D. 情绪激动时 E. 由直立变为平卧时

77. 关于压力感受性反射,**错误**的是

A. 也称为减压反射 B. 对波动性的血压改变敏感

C. 是一种负反馈调节机制 D. 在安静状态下不起作用

E. 可使突然升高的动脉血压回降

78. 当颈动脉窦压力感受器的传入冲动增多时,可引起

A. 心迷走神经传出冲动增加 B. 心交感神经传出冲动增加

C. 交感缩血管神经传出冲动增加 D. 心率加快

E. 动脉血压升高

79. 动物实验时,暂时夹闭双侧颈总动脉可使

A. 窦神经传入冲动增多 B. 颈动脉窦受刺激增多

C. 心迷走紧张增强 D. 缩血管紧张减弱

E. 血压升高

80. 颈动脉窦和主动脉弓的适宜刺激是

A. 高于 180mmHg 的动脉血压 B. 低于 60mmHg 的动脉血压

C. 生理范围内变动着的动脉血压 D. 血液中 O_2 与 CO_2 分压变化

E. 以上都不是

81. 正常情况下,压力感受性反射敏感性最高的颈动脉窦内压为

A. 4.00~6.67kPa(30~50mmHg) B. 9.33~12.0kPa(70~90mmHg)

C. 12.0~14.7kPa(90~110mmHg) D. 17.3~20.0kPa(130~150mmHg)

E. 22.7~25.3kPa(170~190mmHg)

82. 关于颈动脉体和主动脉体化学感受性反射的叙述,**错误**的是

A. 可间接引起心率减慢、心输出量减少

B. 反射增强时可引起呼吸加深加快

C. 对血液中 CO_2 分压、O_2 分压的改变敏感

D. 平时对心血管活动不起明显调节作用

E. 在低氧、窒息时可使心率加快,血压上升

83. 肾上腺素和去甲肾上腺素对心血管的效应是

A. 两者的升压效应相同

B. 两者引起的血管效应相同

C. 肾上腺素与 α 受体的亲和力大于对 β 受体的亲和力

D. 去甲肾上腺素对 β 受体的亲和力大于对 α 受体的亲和力

E. 去甲肾上腺素与 α 受体结合可使血管舒张

84. 升压作用最强的是

A. 血管紧张素Ⅰ B. 血管紧张素Ⅱ C. 肾上腺素

D. 去甲肾上腺素 E. 缓激肽

85. 肾上腺素**不具有**

A. 使心肌收缩力增强　B. 使心率加快　C. 使骨骼肌血管舒张
D. 使肝脏血管收缩　E. 使皮肤血管收缩

86. **不能**引起血管平滑肌舒张的是
A. 局部代谢产物　B. 缓激肽　C. 血管活性肠肽
D. 血管紧张素Ⅱ　E. 前列腺素 I_2

87. 衡量血管功能的指标常用
A. 心率　B. 外周阻力　C. 心输出量
D. 心电图　E. 血压

【B 型题】

（88~91 题共用备选答案）
A. Na^+ 内流　B. Ca^{2+} 内流　C. K^+ 外流
D. Cl^- 内流　E. Mg^{2+} 内流

88. 心室肌细胞 0 期除极是由于
89. 窦房结细胞 0 期除极是由于
90. 心室肌细胞 3 期复极是由于
91. 窦房结细胞 3 期复极是由于

（92~94 题共用备选答案）
A. P 波　B. QRS 波群　C. T 波
D. P-R 间期　E. ST 段

92. 可反映左右心房除极过程的是
93. 可反映左右心室除极过程的是
94. 可反映左右心室复极过程的是

（95~97 题共用备选答案）
A. 窦房结　B. 心房肌　C. 房室交界
D. 浦肯野纤维　E. 房室束

95. 自律性最高的部位是
96. 传导速度最快的部位是
97. 传导速度最慢的部位是

（98~100 题共用备选答案）
A. 等容收缩相　B. 等容舒张相　C. 快速充盈相
D. 减慢射血相　E. 快速射血相

98. 左心室内压上升速度最快是在
99. 左心室内压下降速度最快是在
100. 左心室容积下降速度最快是在

（101~104 题共用备选答案）
A. 收缩压　B. 舒张压　C. 脉压
D. 平均动脉压　E. 中心静脉压

101. 在一个心动周期中，动脉血压的最高值称为
102. 在一个心动周期中，动脉血压的平均值称为

103. 收缩压与舒张压之差称为
104. 右心房或胸腔大静脉内的血压称为

(105~107 题共用备选答案)

A. 心力贮备　B. 收缩期贮备　C. 舒张期贮备
D. 心率贮备　E. 神经调节

105. 心率增快使心输出量增大,动用了
106. 射血分数增大使心输出量增大,动用了
107. 静脉回心血量增大使心输出量增大,动用了

(108~110 题共用备选答案)

A. 弹性储器血管　B. 阻力血管　C. 交换血管
D. 容量血管　E. 短路血管

108. 主动脉属于
109. 小动脉属于
110. 毛细血管属于

(111~112 题共用备选答案)

A. 外周阻力　B. 每搏输出量　C. 心率
D. 大动脉管壁弹性　E. 心肌收缩力

111. 生理状态下,影响收缩压的主要是
112. 生理状态下,影响舒张压的主要是

(113~114 题共用备选答案)

A. 收缩压升高明显,脉压增大　B. 舒张压升高明显,脉压减小
C. 收缩压升高,舒张压下降　D. 收缩压下降,收缩压升高
E. 收缩压和舒张压等量升高,脉压变化不显著

113. 外周阻力和心率不变而搏出量增大时,动脉血压的变化主要是
114. 搏出量心率和不变而外周阻力增大时,动脉血压的变化主要是

(115~116 题共用备选答案)

A. α 肾上腺素受体　B. β 肾上腺素受体　C. M 胆碱受体
D. N 胆碱受体　E. 不确定

115. 心交感神经作用的心肌的受体是
116. 心迷走神经作用的心肌的受体是

(117~118 题共用备选答案)

A. 肾上腺素　B. 去甲肾上腺素　C. 乙酰胆碱
D. 5-羟色胺　E. 不确定

117. 交感缩血管纤维释放的递质是
118. 交感舒血管纤维释放的递质是

三、问答题

1. 在一个心动周期中,心脏的压力、容积、瓣膜开、关和血流方向有何变化?

2. 试述评价心脏功能的指标及其生理意义。
3. 试述影响心输出量的因素。
4. 心脏为何不会发生强直收缩,而始终保持着自动的、有序舒缩活动?
5. 简述心室肌动作电位的特点及形成机制。
6. 试述心肌细胞中的快反应细胞与慢反应细胞的区别。
7. 何为期前收缩和代偿间歇?代偿间歇是如何产生的?
8. 简述房-室延搁及其生理意义。
9. 什么是心电图?心电图各主要波所代表的意义是什么?
10. 决定和影响心肌兴奋性的因素主要有哪些?
11. 心肌细胞在一次兴奋后,兴奋性将如何变化?
12. 影响心肌自律性的因素有哪些?
13. 动脉血压是如何形成的?
14. 试述影响动脉血压的主要因素。
15. 影响静脉回心血量的因素主要有哪些?
16. 何谓微循环?有哪些血流通路?各有何意义?
17. 简述心迷走神经对心脏作用的原理。
18. 简述心交感神经对心脏作用的原理。
19. 正常情况下,动脉血压是如何维持相对稳定的?
20. 肾上腺素和去甲肾上腺素对心血管活动调节作用有何异同点?
21. 试述康复运动对心血管疾病的防治机制。

【参考答案】

一、名词解释

1. 血液循环:血液在心脏和血管组成的闭锁的连续回路系统中按一定方向周而复始地循环流动。

2. 心电图:将检测电极安置在人体的体表特定部位,可以记录到各种反映心脏电活动的图形,反映了心脏兴奋的产生、传导及恢复过程中的生物电变化。

3. 有效不应期:心肌细胞兴奋产生以后,从动作电位的去极化相到复极化相的-60mV,钠通道进入了激活和失活状态,心肌细胞不能再对任何刺激发生反应的时期。

4. 期前收缩:正常心脏按照窦房结的节律兴奋而搏动,但在某些情况下,如果心肌在有效不应期之后,下一次正常窦性冲动传来之前,受到额外刺激时,便可产生一次额外的收缩。

5. 代偿间歇:由于期前收缩也有它自己的有效不应期,所以紧接在期前收缩之后传来的窦性兴奋常常落在期前兴奋所引起的有效不应期内,因而不能引起心脏兴奋和收缩,必须等到下次窦房结的兴奋传来时,才能引起心房和心室的兴奋和收缩。因而在一次期前收缩之后往往出现一段较长的心室舒张期。

6. 自动节律性:组织细胞能在没有外来刺激的条件下,自动地发生节律性兴奋的特性。

7. 窦性节律:以窦房结为起搏点的心脏节律性活动。

8. 异位节律:以窦房结以外的部位为起搏点的心脏活动。

9. **房-室延搁**:兴奋通过房室交界时,传导速度较慢,延搁时间较长。

10. **心动周期**:心脏一次收缩和舒张,构成一个机械活动周期。

11. **每搏输出量**:一侧心室一次收缩时射入动脉的血液量。正常成年人安静状态下约为60~80ml。

12. **心输出量**:每分钟由一侧心室收缩射出的血液总量。它等于每搏输出量乘以心率。正常成人安静状态下约为4.5~6.0L/min。

13. **心指数**:以每平方米体表面积计算的心输出量。正常成人安静时约为3.0~3.5L/(min·m^2)。

14. **射血分数**:心搏出量占心室舒张末期容积的百分比。健康成年人约为55%~65%。

15. **每搏功**:心室每搏动一次所做的功。是射血时心室内压力与容积变化的乘积,即每搏功=(射血期左心室内压-左心室舒张末期内压)×搏出量。

16. **心力贮备**:心输出量随机体代谢需要而增加的能力。包括心率贮备和搏出量贮备。

17. **异长自身调节**:心脏前负荷对搏出量的调节,即通过改变心肌细胞本身的初长度,引起收缩强度的改变。

18. **等长自身调节**:心肌收缩能力对搏出量的调节。即心肌不依赖于前、后负荷而能改变其力学活动的一种内在特性,使心脏搏出量发生改变。

19. **弹性贮器血管**:主动脉、肺动脉主干及其发出的最大分支。这些血管管壁富含弹性纤维,有明显的扩张性和弹性。

20. **容量血管**:即静脉,在安静状态下,有60%~70%的循环血量容纳在静脉中,可起血液储存库的作用。

21. **血压**:血管内的血液对单位面积血管壁的侧压力,即压强。

22. **收缩压**:心室收缩时,动脉血压上升所达到的最高值。我国健康青年人在安静状态时的正常值为100~120mmHg(13.3~16.0kPa)。

23. **舒张压**:心室舒张时,动脉血压下降所达到的最低值。我国健康青年人在安静状态时的正常值为60~80mmHg(8.0~10.6kPa)。

24. **脉压**:收缩压与舒张压之差。我国健康青年人在安静状态时的正常值为30~40mmHg(4.0~5.3kPa)。

25. **平均动脉压**:在一个心动周期中,动脉血压的平均值约等于舒张压+1/3脉压。

26. **动脉脉搏**:在每个心动周期中,动脉内的压力发生周期性的波动,这种周期性的压力变化所引起动脉血管发生的搏动。

27. **中心静脉压**:是指胸腔内大静脉或右心房的压力。正常成人约为0.4~1.2kPa(4~12cmH_2O)。

28. **外周静脉压**:各器官的静脉血压。正常成人约为0.5~1.4kPa(5~14cmH_2O)。

29. **微循环**:是指微动脉和微静脉之间的血液循环。其基本功能是进行血液和组织液之间的物质交换。

二、选择题

【A型题】

1.D 2.D 3.E 4.A 5.C 6.D 7.B 8.C 9.D 10.E
11.E 12.E 13.C 14.D 15.B 16.D 17.E 18.E 19.D 20.B

21. D 22. C 23. D 24. C 25. E 26. E 27. E 28. E 29. D 30. C
31. A 32. D 33. D 34. B 35. C 36. E 37. B 38. D 39. D 40. E
41. A 42. C 43. B 44. A 45. E 46. D 47. C 48. D 49. B 50. C
51. D 52. C 53. B 54. B 55. C 56. C 57. C 58. B 59. C 60. E
61. D 62. E 63. B 64. D 65. E 66. E 67. D 68. A 69. D 70. B
71. B 72. D 73. B 74. C 75. E 76. E 77. D 78. A 79. E 80. C
81. C 82. A 83. C 84. B 85. D 86. D 87. B

【B 型题】

88. A 89. B 90. C 91. C 92. A 93. B 94. C 95. A 96. D
97. C 98. A 99. B 100. E 101. A 102. D 103. C 104. E 105. D
106. B 107. C 108. A 109. B 110. C 111. B 112. A 113. A 114. B
115. B 116. C 117. B 118. C

三、问答题

1. 在一个心动周期中,心脏的压力、容积、瓣膜开、关和血流方向有何变化?

答:以左心室为例:每个心动周期可分为若干时相。可以心房开始收缩作为描述一个心动周期的起点。

(1)心房收缩期:心房开始收缩之前,心脏正处于全心舒张期,心房压相对高于心室压,房室瓣处于开启状态,而心室内压远比主动脉压为低,故半月瓣处于关闭状态。心房收缩,使心室血液充盈量进一步增加,压力有所升高。

(2)心室收缩期:①等容收缩相:心房进入舒张期后不久,心室开始收缩,心室内压力开始升高,当室内压超过房内压时,房室瓣关闭。这时,室内压尚低于主动脉压,半月瓣仍然处于关闭状态,心室成为一个封闭腔,血液暂时停留在心室内,所以心室容积并不改变。②射血相:等容收缩相室内压大幅度升高超过主动脉压时,半月瓣开放,血液由左心室射入主动脉。

(3)心室舒张期:①等容舒张相:心室开始舒张后,室内压下降,主动脉内的血液逆流向心室,推动半月瓣关闭。这时室内压仍明显高于心房压,房室瓣依然处于关闭状态,心室又成封闭腔。②心室充盈相:当室内压降到低于心房压时,房室瓣开启,血液由心房流向心室,心室容积增大,此时心室内压仍低于主动脉压,半月瓣仍然处于关闭状态。

2. 试述评价心脏功能的指标及其生理意义。

答:评价心脏功能的指标一般有心脏的输出量、射血分数和心脏做功量。

(1)心脏的输出量:心脏输出的血液量,是衡量心脏功能的基本指标。①每搏输出量和每分输出量:一次心跳一侧心室射出的血液量,称每搏输出量。每分钟射出的血液量,称为每分输出量,简称心输出量。心输出量和机体新陈代谢水平相适应,可因性别、年龄及其他生理情况而不同,心输出量是以个体为单位计算的。身体矮小的人和高大的人,新陈代谢总量并不相等,因此用输出量的绝对值为指标进行不同个体之间心脏功能的比较是不全面的。②心指数:人体静息时心输出量,也和基础代谢率一样,并不与体重成正比,而是与体表面积成正比的。以每平方米体表面积计算的心输出量,称为心指数。是分析比较不同个体心脏功能时常用的评定指标。心指数随不同生理条件而不同,随年龄增长而逐渐下降。肌肉运动时,随运动强度的增加大致成比例地增高。妊娠、情绪激动和进食时,心指数均增高。

(2)射血分数:每搏输出量(或搏出量)占心室舒张末期容积的百分比,称为射血分数。当心脏在正常范围内工作时,搏出量始终与心室舒张末期容积相适应,即当心室舒张末期容积增加时,搏出量也相应增加,射血分数基本不变。但是,在心室异常扩大,心室功能减退的情况下,搏出量可能与正常人没有明显差别,但它并不与已经增大的舒张末期容积相适应,室内血液射出的比例明显下降。因此评定心脏泵血功能时,单纯用搏出量作指标而不考虑心室舒张末期容积,是不全面的。

(3)心脏做功量:心室一次收缩所做的功,称为每搏功,可以用搏出的血液所增加的动能和压强能来表示。用做功量来评价心脏泵血功能,其意义在于心脏收缩不仅仅是排出一定量的血液,而且这部分血液具有很高的压力以及很快的流速。作为评价心脏泵功能的指标,心脏做功量要比单纯的心输出量更为全面。

3. 试述影响心输出量的因素?

答:(1)搏出量的调节:搏出量的多少取决于心室肌收缩的强度和速度,心肌收缩愈强,速度愈快,射出的血量就愈多。①异长自身调节:正常情况下,心肌肌小节的初长度比最适初长度小,心室舒张末期的容积的增加,使初长度增加,进而使搏出量增加。异长调节的生理意义在于对搏出量进行精细调节。②等长自身调节:心肌收缩能力是指心肌不依赖于前、后负荷而能改变其力学活动的一种内在特性,它受到兴奋-收缩偶联各个环节因素的影响,如兴奋时胞浆内钙离子浓度,横桥活化的数量,ATP 酶的活性等。③后负荷对搏出量的影响:心室肌后负荷是指动脉血压而言。在心率、心肌初长度和收缩力不变的情况下,如动脉压增高,则等容收缩相延长而射血相缩短,同时心室肌缩短的程度和速度均减小,射血速度减慢,搏出量减少。另一方面,搏出量减少造成心室收缩末期容积增加,通过异长自身调节,使搏出量恢复正常。但后负荷持续过高,超过心肌代偿能力,搏出量将减少。

(2)心率:心率在每分钟 40~160 次范围内,心率增快,心输出量增多。心率超过每分钟 160 次时,心室充盈时间明显缩短,充盈量减少,心输出量亦开始下降。心率低于每分钟 40 次时,心舒期过长,心室充盈接近最大限度,再延长心舒时间,也不会增加心室充盈量,尽管每搏输出量增加,但由于心率过慢而心输出量减少。可见,心率最适宜时,心输出量最大,而过快或过慢时,心输出量都会减少。

4. 心脏为何不会发生强直收缩,而始终保持着自动的、有序舒缩活动?

答:心脏能自动地进行有节律的舒缩活动主要取决于心肌的电生理特性,即自动节律、传导性和兴奋性。

心肌能不依赖于神经和体液因素的控制,自动地按一定顺序发生兴奋。这是由于心肌组织中含有自律细胞,它们能在动作电位的 4 期自动去极化产生兴奋,即具有自律性,其中以窦房结的自律性最高,所以它是心脏的正常起搏点。它产生的兴奋主要通过特殊传导系统传到心房和心室,使心房和心室发生兴奋和收缩。在兴奋由心房传向心室的过程中,由于房室交界的传导速度很慢,形成了约 0.1 秒的房室延搁,从而使心房兴奋收缩超前于心室。心肌细胞在一次兴奋后,其兴奋性将发生周期性的变化,其特点是有效不应期特别长,它相当于整个收缩期和舒张早期。因此,心肌只在舒张早期之后,才有可能接受另一刺激产生兴奋和收缩,使心肌不会发生强直收缩。由于上述两个原因,使得心房和心室始终保持收缩与舒张的交替出现,从而保证了心脏充盈和射血活动的正常进行。

5. 简述心室肌动作电位的特点及形成机制。

答:心室肌动作电位分 0 期、1 期、2 期、3 期和 4 期共 5 个时期。

0 期,是指膜内电位由静息状态的-90mV 迅速上升到约+30mV,使极化状态消除并发生极化倒转,形成动作电位的开支。

1 期(快速复极初期):是指膜内电位由+30mV 迅速下降到 0mV 左右,0 期和 1 期的膜电位变化速度都很快,形成锋电位。

2 期(平台期):是指 1 期复极后,膜内电位下降速度大为减慢,基本上停滞于 0mV 左右,膜两侧呈等电位状态,又称缓慢复极化相。

3 期(快速复极末期):是指膜内电位由 0mV 左右较快地下降到-90mV。

4 期(静息期):是指膜复极完毕,膜内外离子分布恢复的时期。

各期的形成机制如下:

0 期:在外来刺激作用下,当去极化达到阈电位水平时,膜钠通道被激活而开放,Na^+迅速内流,进一步使膜去极化。

1 期:此时钠通道失活,K^+外流。

2 期:Ca^{2+}的内流与 K^+外流同时存在,相互抵消,膜电位基本保持在 0mV 附近。

3 期:平台期之后,钙通道失活,K^+继续外流。

4 期:复极后,细胞膜的离子主动转运能力加强,排出内流的 Na^+和 Ca^{2+},摄回外流的 K^+,使细胞内外离子浓度得以恢复。

6. 试述心肌细胞中的快反应细胞与慢反应细胞的区别。

答:(1)快反应细胞:包括心房和心室工作细胞,房室束及浦肯野纤维等。其动作电位的 0 期为快速 Na^+内流所引起,动作电位幅度及上升速度均较大,传播速度较快。心房及心室肌细胞 4 期稳定,不能发生自动去极化,故无自律性。房室束及浦肯野纤维 4 期不稳定,可自动缓慢去极化,有较低的自律性。

(2)慢反应细胞:包括窦房结、房室交界、房结区及结希区的细胞,0 期去极化为慢 Ca^{2+}内流所引起,其膜电位去极速度和动作电位的幅度均较小,故动作电位传导速度亦较缓慢。4 期不稳定,能发生自动去极化,故有自律性。

7. 何为期前收缩和代偿间歇?代偿间歇是如何产生的?

答:期前收缩后往往出现一个较长时间的舒张期,叫代偿间歇。代偿间歇形成机理为:由于期前兴奋也有它自己的有效不应期,因此,在紧接期前收缩之后的一次窦性起搏激动传到心室时,刚好落在期前兴奋的有效不应期内,结果不能使心室产生兴奋和收缩,出现了一次兴奋和收缩的“脱失”,必须等到下一次窦性搏动传到心室时,才能引起心室收缩。这样,在一次期前收缩之后可出现一段较长的心室舒张期。

8. 简述房-室延搁及其生理意义。

答:房室交界处兴奋传导速度较慢,使兴奋通过房室交界时,延搁的时间较长,称为房-室延搁。其生理意义是心房和心室不会同时兴奋,从而保证心房、心室顺序活动和心室有足够充盈血液的时间。

9. 什么是心电图?心电图各主要波所代表的意义是什么?

答:在整个心脏兴奋过程中,可以用仪器在人体表面的一定部位记录下来它的总的电位变化,并描绘出它的波形,称为心电图。心电图各波代表的意义如下:

P 波:两房去极化;QRS 波群:两室去极化;T 波:两室复极化;ST 段:心室复极化至缓慢复极之前的时期;PR 间期:心房去极化开始至心室去极化开始;QT 间期:心室去极化和复极化所需的时间。

10. 决定和影响心肌兴奋性的因素主要有哪些？

答：决定和影响心肌兴奋性的因素主要有：

(1)静息电位水平：静息电位绝对值增大，距阈电位的差距加大，引起兴奋所需的刺激阈值增大，兴奋性降低；反之，兴奋性增高。

(2)阈电位水平：阈电位上移，和静息电位间的差距增大，兴奋性降低；反之，兴奋性增高。

(3)离子通道的性状：离子通道的功能状态有激活、失活和备用三种状态。在离子通道处于激活和失活状态时，无论受到多么强大的刺激，通道都不能直接被再次激活产生动作电位，心肌细胞的兴奋性为零；因此，离子通道是否处于备用状态，是心肌细胞是否具有兴奋性的前提。

11. 心肌细胞在一次兴奋后，兴奋性将如何变化？

答：心肌细胞兴奋后，其兴奋性将发生一系列周期性变化。

(1)有效不应期：从去极相开始到复极达-55mV 的时期内，不论用多强的刺激，肌膜都不会发生任何程度的去极化，称绝对不应期；膜内电位由-55mV 恢复到-60mV 这一期间内，如给予足够强度的刺激，肌膜可产生局部反应，发生部分去极化，但不能引起扩布性兴奋。所以，心肌细胞一次兴奋后，由 0 期到 3 期膜内电位恢复到-60mV 的时期，不能再产生动作电位，称为有效不应期。

(2)相对不应期：从膜电位-60mV 复极至-80mV 的这段期间，施以高于正常阈值的强刺激，可以引起扩布性兴奋，说明心肌兴奋性较有效不应期有所恢复，但仍然低于正常。

(3)超常期：从膜内电位-80mV 复极至-90mV 的时期内，用低于正常阈值的刺激可使细胞兴奋，故兴奋性高于正常。

12. 影响心肌自律性的因素有哪些？

答：影响心肌自律性的因素主要有：

(1)最大复极电位水平：最大复极电位绝对值小，接近于阈电位，则在去极化过程中，达到阈电位所需时间短，因而自律性高；反之，最大复极电位绝对值大，则自律性低。

(2)阈电位水平：阈电位水平下移，由最大复极电位到达阈电位的距离减小，所需时间缩短，因而自律性升高；反之，阈电位水平上移，则自律性降低。

(3)4 期自动去极化速度：4 期自动去极化速度快，到达阈电位的时间缩短，则单位时间内爆发兴奋的次数多，即自律性高；反之，4 期自动去极化速度慢，到达阈电位的时间延长，单位时间内爆发的兴奋次数少，则自律性低。

13. 动脉血压是如何形成的？

答：充足的循环血量是形成动脉血压的前提条件。动脉血压形成的两个重要因素是心室射血和外周阻力。

(1)心室射血：心室射血释放的能量，一部分用于推动血液流动，大部分能量用于血管壁的扩张，即以势能形式暂时贮存。在心舒期，大动脉弹性回缩，又将一部分势能转变为动能，使血液在心舒期继续向前流动，从而使动脉血压在心舒期仍维持在一定水平。故大动脉管壁的弹性对血压具有缓冲作用。使收缩压不致过高，舒张压不致过低。

(2)外周阻力：如果仅有心室肌收缩，而不存在外周阻力，则心室收缩释放的能量将全部表现为动能，射出的血液将全部流至外周，因而不能使动脉压升高。在机体内，外周阻力来源于血液向前流动时血流与血管壁的摩擦和血液内部的摩擦。由于小动脉、微动脉处对血流有较高的阻力，因此在心缩期内仅 1/3 血液流至外周，约 2/3 被暂贮于主动脉和大动脉内，主动脉压也随之升高。心室舒张时,被扩张的大动脉弹性回缩,由于外周阻力的存在,大动脉的血液部分向外周方向流动,部分仍留在大动脉内,使主动脉压在舒张期仍能维持在较高的水平。

14. 试述影响动脉血压的主要因素。

答:影响动脉血压的主要因素如下。

(1)每搏输出量:在外周阻力和心率的变化不大时,每搏输出量增大,收缩压升高大于舒张压升高,脉压增大。反之,每搏输出量减少,主要使收缩压降低,脉压减小。

(2)心率:心率增加时,舒张压升高大于收缩压升高,脉压减小。反之,心率减慢时,舒张压降低大于收缩压降低,脉压增大。

(3)外周阻力:外周阻力加大时,舒张压升高大于收缩压升高,脉压减小。反之,外周阻力减小时,舒张压的降低大于收缩压降低,脉压加大。

(4)大动脉弹性:它主要起缓冲血压作用,当大动脉硬化时,弹性贮器作用减弱,收缩压升高而舒张压降低,脉压增大。

(5)循环血量和血管系统容量的比例:比值增大,回心血量增加,血压升高;比值减小,回心血量减少,血压升高。如失血,循环血量减少、血管容量改变不大,则体循环平均压下降,比值减小,动脉血压下降。

15. 影响静脉回心血量的因素主要有哪些?

答:影响静脉回心血量的因素主要如下。

(1)体循环平均充盈压:心血管系统内血液充盈程度愈高,静脉回心血量愈多。

(2)心脏收缩力量:心脏收缩力量增强,心脏排空较完全,心舒期室内压较低,对心房和大静脉中血液抽吸力量增大,静脉回心血量增多。

(3)体位改变:从卧位转变为直立位时,低垂部位的静脉跨壁压增大,静脉扩张,容量增大,故回心血量减少。

(4)骨骼肌的挤压作用:肌肉收缩时挤压静脉而使血流加快,加之静脉瓣的作用,使血液只能向心脏方向流动。骨骼肌和静脉瓣一起对静脉回流起着"泵"的作用。

(5)呼吸运动:吸气时,胸膜腔内压降低,胸腔内大静脉和右心房更加扩张,有利于外周静脉血向心脏回流。呼气时,胸膜腔内压增大,静脉回心血量减少。

16. 何谓微循环?有哪些血流通路?各有何意义?

答:微循环是微动脉和微静脉之间的血液循环。它的血流通路及意义如下。

(1)直捷通路:血液从微动脉、后微动脉、通血毛细血管进入微静脉。此通路经常处于开放状态,血流较快,几乎不进行物质交换。其意义是使一部分血液能迅速通过微循环进入静脉,保证回心血量。

(2)动-静脉短路:血液从微动脉经动-静脉吻合支直接进入微静脉。此通路管壁较厚、血流迅速,不进行物质交换。皮肤中分布较多,在体温调节中发挥作用。

(3)迂回通路:血液从微动脉经后微动脉、毛细血管前括约肌和真毛细血管,然后汇集入微静脉。此通路血流缓慢,是血液和组织液之间进行物质交换的场所。

17. 简述心迷走神经对心脏作用的原理。

答:心迷走神经兴奋时,其节后纤维末梢释放递质乙酰胆碱(ACh),与心肌细胞膜上M受体结合,抑制腺苷酸环化酶的活性,使细胞内cAMP减少,肌浆网释放Ca^{2+}减少;还通过Gk蛋白激活细胞膜上钾通道,普遍提高细胞膜对K^+的通透性,促使K^+外流,产生负性变时、变力、变传导效应,具体表现如下。

(1)静息时 K^+外流增多,使静息电位负值加大,与阈电位差距加大,心肌兴奋性降低。

(2)K^+外流增多,窦房结 P 细胞最大舒张电位绝对值增大,与阈电位差距加大;4 期内向电流 If 受到抑制,自动除极速率减慢。上述两种原因使自律性降低,心率减慢。

(3)复极过程中 K^+外流增多,使复极化加速,动作电位时程缩短,有效不应期缩短。

(4)ACh 一方面使肌浆网 Ca^{2+}释放减少,另一方面通过直接和间接作用(激活 NO 合成酶,使胞内 cGMP 增多),抑制 Ca^{2+}通道,减少 Ca^{2+}内流;加上动脉电位时程缩短,使胞浆内 Ca^{2+}浓度下降,心房肌收缩力减小。

(5)由于胞内 Ca^{2+}减少,使房室交界处慢反应细胞除极时 0 期上升幅度减少,速率变慢,故房室传导速度减慢。

18. 简述心交感神经对心脏作用的原理。

答:心交感神经兴奋时,其节后神经纤维末梢释放去甲肾上腺素(NE),与心肌细胞膜上 β 肾素能受体结合,从而激活腺苷酸环化酶,使胞内 cAMP 增多,通过激活蛋白激酶和细胞内蛋白质磷酸化过程,产生正性变时、变力、变传导效应。具体如下。

(1)加强自律细胞 4 期内向电流 I_f,使自动除极速率加快,窦房结自律性增高,心率加快。

(2)增加房室交界慢反应细胞 Ca^{2+}通道开放概率和 Ca^{2+}内流,使其 0 期上升幅度增大,除极加快,房室传导时间缩短。

(3)NE 一方面增加 Ca^{2+}的内流以及加速肌浆网 Ca^{2+}的释放,使胞浆 Ca^{2+}浓度增加,心肌纤维收缩更趋同步化,促使心肌收缩有力和心缩期缩短;另一方面又促使肌钙蛋白对 Ca^{2+}的释放和加速肌浆网对 Ca^{2+}的摄取,使心肌舒张完全。

19. 正常情况下,动脉血压是如何维持相对稳定的?

答:主要是通过颈动脉窦和主动脉弓压力感受性反射。当动脉血压升高时,动脉管壁被扩张,颈动脉窦和主动脉弓压力感受器兴奋,分别经窦神经和迷走神经传入冲动至延髓孤束核后,再到延髓的心血管运动中枢,使心迷走紧张加强,心交感和交感缩血管紧张减弱,导致心率减慢、心输出量减少,血管舒张外周阻力下降,回心血量减少,血压下降;反之使血压上升。是一种负反馈调节机制。在安静状态下经常起作用,其生理意义在于使动脉血压保持相对稳定。

20. 肾上腺素和去甲肾上腺素对心血管活动调节作用有何异同点?

答:相同点:均主要来自肾上腺髓质。肾上腺素和去甲肾上腺素均通过 α、β 受体发挥作用。

肾上腺素和去甲肾上腺素作用的不同主要由于它们对 α、β 受体亲和力的差异。

(1)肾上腺素的作用:与 α、β 受体亲和力均较强。

1)其与心肌 β_1 受体相结合,引起显著正性变力变时变传导,使心跳加快心输出量增加。

2)其对于血管的作用则取决于血管 α、β_2 受体的分布密度。对以 α 受体为主的皮肤、肾脏、胃肠道可引起显著收缩,对以 β_2 受体占优势的肝脏、骨骼肌血管小剂量引起血管扩张,只在大剂量才引起收缩。

(2)去甲肾上腺素的作用:其主要与 α 受体及心肌 β_1 受体结合,而与血管 β_2 受体亲和力低,结合少。血液中去甲肾上腺素升高时,几乎所有血管均收缩,动脉血压显著升高,而动脉血压升高可引起减压反射增强,反射性使心率减慢,掩盖了其对心脏的直接作用。

21. 试述康复运动对心血管疾病的防治机制

答:康复运动对心血管疾病的防治机制主要有以下几个方面:

1. 降低心血管疾病的危险因素,比如肥胖、高血压、糖尿病、脂质代谢异常、血管功能紊乱等。运动康复可改善脂质代谢异常,降低血压,改善胰岛素抵抗等,降低冠心病的发生率。

2. 对心泵功能的影响

(1)长期适当运动锻炼可使心肌超微结构发生适应性改变,改善心肌能量代谢和增加心力储备。

(2)运动可增加心肌的毛细血管密度,促进侧支循环生成,改善冠脉循环,为心泵功能的加强提供物质基础。同时可改善肌肉微循环,降低外周阻力。

(3)有氧运动训练使冠心病患者产生缺血预适应,提高心肌对缺氧的耐受力,降低心肌损害和潜在的致命性心律失常风险。

(4)长期参加运动锻炼可使动脉压力感受器重新调制,副交感神经活性增强,安静时心率减慢,使得心率贮备增加,增强了心力贮备;心率减慢使心脏舒张期延长,有利于心肌的血液灌注。运动后心率变异性改善,有助于减少冠心病患者心律失常性猝死的发生。

3. 对血管的影响

(1)经常进行体育锻炼,不仅可使中枢神经系统对血液循环器官的调节功能得到改善,减弱小动脉血管的紧张程度,降低血流的外周阻力。

(2)有助于清除血管壁上的脂类沉积物,延缓动脉硬化,消除动脉硬化斑块,降低血栓栓塞和猝死风险,并可提高小动脉血管的张力和弹性,从而使血压下降。

(3)长期适当运动还可提高老年人的纤溶活性,降低血浆纤维蛋白原水平和血小板聚集性,使不稳定性心绞痛和急性心梗的发生率明显减少。

(4)适当规律有氧运动可改善血管内皮细胞的功能,增加 NO 合成、释放和活性;通过促进内皮祖细胞和间充质干细胞动员,促进血管新生和内皮修复,改善心肌缺血及冠心病患者的预后。

(李鹏云)

第七章 呼吸

【学习目标】

1. **掌握** 肺通气的动力和阻力;胸膜腔内压的形成及意义;肺表面活性物质;肺换气的过程及影响因素;通气/血流比值;氧解离曲线的特点;化学感受性反射对呼吸运动的调节;常用的呼吸康复手段。

2. **熟悉** 影响气道阻力的因素;肺容积和肺容量;肺泡通气量;气体交换的原理;CO_2 的运输;呼吸中枢。

3. **了解** 呼吸的概念;呼吸膜;血红蛋白与 O_2 结合的特征;呼吸节律的产生原理等内容。

【重点和难点内容】

一、肺通气

(一)肺通气的原理

肺通气是指肺与外界环境之间的气体交换过程。

1. 肺通气的动力

(1)呼吸运动:指呼吸肌的收缩和舒张所引起的胸廓节律性扩大和缩小,包括吸气和呼气两部分。平静呼吸时,吸气运动是主动过程,呼气运动是被动过程。呼吸运动是实现肺通气的原动力。

(2)肺泡内的压力:也称为肺内压。在呼吸运动过程中,肺内压呈周期性变化。肺内压和大气压之间的压力差,是推动气体进出肺的直接动力。

(3)胸膜腔内压:是指胸膜腔内的压力。在平静呼吸过程中,胸膜腔内压始终低于大气压,若视大气压为0,则胸膜腔内压为负压。其中胸膜腔的密闭和浆液的吸附作用,是形成胸内负压的必要条件;肺弹性回缩力是形成胸内负压的根本原因。胸内负压有利于肺的扩张和静脉血、淋巴液的回流。

2. 肺通气的阻力 气体在进出肺的过程中,会遇到各种阻止其流动的力,统称为肺通气的阻力,包括弹性阻力和非弹性阻力。

(1)弹性阻力:是指弹性组织对抗外力作用所引起的变形的力。肺和胸廓都属于弹性组织,均存在弹性阻力,两者的弹性阻力之和构成呼吸总弹性阻力。顺应性是指弹性组织在外力作用下的可扩张性,容易扩张则顺应性大,弹性阻力小;不易扩张则顺应性小,弹性阻力大。

(2)弹性阻力的来源:肺的弹性阻力来自两个方面,肺泡表面张力所形成的回缩力和肺组织自身的弹性回缩力,其中肺泡表面张力是形成肺弹性阻力的重要成分。肺表面活性物质主要成分是二棕榈酰卵磷脂,由肺泡Ⅱ型细胞合成并释放,具有降低肺泡表面张力的作用,具有重要的生理意义,包括降低吸气阻力,减少吸气做功;维持大小肺泡的稳定性;防止肺水肿发生。

(3)胸廓的弹性阻力:来自胸廓的弹性组织。胸廓处于自然位置时,肺容量为肺总量的67%,胸廓无变形,弹性阻力为零。当肺容量小于肺总量的67%,胸廓被牵引向内而缩小,表现出向外的弹性阻力,成为吸气的动力,呼气的阻力;当肺容量大于肺总量的67%,胸廓被牵引向外而扩大,表现出向内的弹性阻力,成为吸气的阻力,呼气的动力。

(4)非弹性阻力:包括惯性阻力、黏滞阻力和气道阻力。其中气道阻力占非弹性阻力中的80%~90%,受气流速度、气流形式和气道管径大小的影响。

(二)肺通气功能的评价

1. 肺容积 肺内气体的容积称为肺容积。四种基本肺容积全部相加等于肺总量。

(1)潮气量:每次吸入或呼出的气体量称为潮气量。正常成年人平静呼吸时潮气量为400~600ml。

(2)补吸气量或吸气贮备量:平静吸气末,再尽力吸气所能吸入的气体量为补吸气量。正常成年人约为1500~2000ml。

(3)补呼气量或呼气贮备量:平静呼气末,再尽力呼气所能呼出的气体量为补呼气量。正常成年人约为900~1200ml。

(4)余气量:用力呼气后留在肺内不能再呼出的气体量为余气量。正常成年人约为1000~1500ml。

2. 肺容量 肺容积中两项或两项以上的联合气体量称为肺容量。

(1)深吸气量:从平静呼气末做最大吸气时所能吸入的气体量为深吸气量,它是潮气量和补吸气量之和。

(2)功能余气量:平静呼气末尚存留于肺内的气体量称为功能余气量,它是余气量和补呼气量之和。正常成年人约为2000~2500ml。

(3)肺活量、用力肺活量和用力呼气量:尽力吸气后,从肺内呼出的最大气量称为肺活量;用力肺活量(forced vital capacity,FVC)是指尽力最大吸气后,尽力尽快呼气所能呼出的最大气量;在尽力最大吸气后再尽力尽快呼气,计算在第1、2、3秒末呼出的气体量占用力肺活量的百分比,称为用力呼气量,也称时间肺活量。

(4)肺总量:肺所能容纳的最大气体量为肺总量,它是肺活量和余气量之和。

3. 肺通气量和肺泡通气量

(1)肺通气量:是指每分钟吸入或呼出的气体总量,为潮气量和呼吸频率的乘积。

(2)无效腔和肺泡通气量:解剖无效腔是指无气体交换功能的呼吸道。其容积约为150ml。未能与血液进行气体交换的肺泡容量称为肺泡无效腔。两者合称为生理无效腔。由于无效腔的存在,真正有效的气体交换量应以肺泡通气量为准。肺泡通气量是指每分钟吸入肺泡的新鲜空气量,计算公式为:肺泡通气量=(潮气量-无效腔气量)×呼吸频率,它是反映肺通气效率的重要指标。

二、肺换气和组织换气

1. 气体交换是通过扩散来实现 气体扩散是指气体分子由分压高处向分压低处移动。气体扩散速率受气体的分压差、气体的分子量和溶解度、扩散面积和距离以及温度影响。

2. 肺换气 肺泡与肺毛细血管之间的气体交换为肺换气。

除上述因素外,呼吸膜的厚度、面积和通气/血流比值也是影响肺换气的关键因素。通气/血流比值是指每分钟肺泡通气量和每分钟肺血流量之间的比值。正常成年人安静时,经肺换气后静脉血可全部动脉化,通气/血流比值约为0.84。此时肺换气效率最高。

3. 组织换气 毛细血管血液与组织细胞之间的气体交换为组织换气。

组织换气的机制和影响因素与肺换气相似,不同的是气体交换发生于液相之间,且细胞内氧化代谢的强度和组织血流量会影响到扩散膜两侧 O_2 和 CO_2 的分压差。

三、气体在血液中的运输

血液运输 O_2 和 CO_2 的形式有物理溶解和化学结合两种,其中以化学结合为主要形式。

(一)氧的运输

1. 血红蛋白(Hb) 是红细胞内的色蛋白,其分子结构使之成为有效的运 O_2 工具。其与 O_2 结合迅速而可逆,不需酶的催化,属于氧合作用,1分子Hb可以结合4分子 O_2。在100ml血液中,Hb所能结合的最大 O_2 量称为Hb氧容量,而IIb实际结合的 O_2 量称为Hb氧含量,Hb氧含量与氧容量的百分比称为Hb氧饱和度。

2. 氧解离曲线 血液氧分压(PO_2)和Hb氧饱和度关系的曲线,称为氧解离曲线。氧解离曲线近似S型变化。

(1)氧解离曲线的上段:是指 PO_2 在60~100mmHg之间,表示Hb与 O_2 结合的部分。该段曲线较为平坦,表明在这段范围内 PO_2 的变化对Hb氧饱和度影响不大。

(2)氧解离曲线的中段:是指 PO_2 在40~60mmHg之间,表示 HbO_2 释放 O_2 的部分。该段曲线较陡,其意义在于保证机体在安静状态下组织代谢的需氧量。

(3)氧解离曲线的下段:是指 PO_2 在15~40mmHg之间,也是 HbO_2 与 O_2 解离的部分。该段曲线坡度最陡,反映血液中 O_2 的储备,满足组织活动增强时的需氧量。

3. 影响氧解离曲线的因素 多种因素可以影响到Hb与 O_2 的结合或解离,改变Hb对 O_2 的亲和力,使氧解离曲线的位置发生偏移。Hb对 O_2 的亲和力通常用 P_{50} 表示。

(1)pH和二氧化碳分压的影响:当血液pH降低或二氧化碳分压(PCO_2)升高时,Hb与 O_2 的亲和力降低,P_{50} 增大,氧解离曲线右移;反之,曲线左移。pH和 PCO_2 对Hb氧亲和力的这种影响称为波尔效应。

(2)温度的影响:温度升高可降低Hb与 O_2 的亲和力,氧解离曲线右移;反之,曲线左移。

(3)2,3-二磷酸甘油酸:2,3-DPG浓度升高,Hb与 O_2 亲和力降低,氧解离曲线右移;反之,曲线左移。

(4)Hb自身性质的影响。

(二)二氧化碳的运输

1. 碳酸氢盐是 CO_2 的主要运输方式 从组织扩散入血的 CO_2 在血浆中和 H_2O 结合生成

H_2CO_3,H_2CO_3 又解离成 HCO_3^- 和 H^+。该反应极为迅速、可逆,需碳酸酐酶催化。

2. 氨基甲酰血红蛋白 进入红细胞的 CO_2,一部分可直接与 Hb 的氨基结合生成氨基甲酰血红蛋白。该反应迅速、可逆,而且无需酶的催化,影响该反应的主要因素是氧合作用。

3. CO_2 解离曲线 是表示血液中 CO_2 含量与 PCO_2 关系的曲线。血液 CO_2 含量随 PCO_2 上升而增加。两者之间接近线性关系,无饱和点。

4. 影响 CO_2 运输的因素 O_2 与 Hb 结合促使 CO_2 的释放,而去氧的 Hb 则容易与 CO_2 结合,这一现象称为何尔登效应。

四、呼吸运动的调节

(一)呼吸中枢与呼吸节律的形成

1. 呼吸中枢 在中枢神经系统,产生和调节呼吸运动的神经细胞群称为呼吸中枢。呼吸中枢分布于大脑皮层、间脑、脑桥、延髓和脊髓等部位,但各部位在呼吸节律的产生和调节中所起的作用不同。

(1)脊髓:是联系脑和呼吸肌的中继站,以及在某些呼吸反射活动的初级整合中可能具有一定作用。

(2)呼吸节律产生于低位脑干,脑桥上部有抑制吸气活动的呼吸调整中枢,同时来自肺部的迷走神经传入冲动也有抑制吸气活动的作用;在延髓内,有喘息中枢,产生最基本的呼吸节律。

(3)大脑皮层:在一定程度上能够随意控制低位中枢呼吸神经元的活动,以保证与呼吸相关活动的完成。

2. 呼吸节律的形成

(1)神经元网络学说:该学说认为,在延髓内存在中枢吸气活动发生器和吸气切断机制作用的神经元。两者共同配合形成节律性的呼吸运动。

(2)起步细胞学说:该学说认为,在延髓内存在呼吸节律起步样活动神经元,正常的呼吸节律就是由呼吸节律起步神经元的兴奋引起的。

(二)呼吸运动的反射性调节

1. 化学感受性呼吸反射 动脉血液、组织液或脑脊液中的 O_2、CO_2 和 H^+对呼吸运动的调节是一种反射性活动,称为化学感受性反射。

(1)化学感受器:包括外周化学感受器和中枢化学感受器。外周化学感受器位于颈动脉体和主动脉体,其适宜刺激是动脉血液中 PO_2 降低、PCO_2 和 H^+浓度。中枢化学感受器位于延髓腹外侧浅表,其适宜刺激是 CO_2 和 H^+,但 CO_2 对中枢化学感受器的刺激并不是 CO_2 本身,而是由 CO_2 所引起的 H^+的增加。

(2)CO_2:是调节呼吸运动最重要的生理性化学因素。吸入气中 CO_2 含量增加时,呼吸加深加快,肺通气量增加。CO_2 刺激呼吸运动是通过中枢化学感受器和外周化学感受器两条途径实现的,其中中枢化学感受器约占总效应的 80%。

(3)H^+浓度:动脉血中 H^+浓度增加可使呼吸运动加深加快,肺通气量增加;H^+浓度降低,呼吸运动则受到抑制。H^+对呼吸运动的调节也是通过外周化学感受器和中枢化学感受器两条途径实现的。但由于血液中 H^+不易通过血-脑屏障,动脉血中的 H^+主要通过刺激外周化学感受器而起作用,而脑脊液中的 H^+才是中枢化学感受器最有效的刺激物。

(4)吸入气 PO_2 降低时,呼吸加深、加快,肺通气量增加。低氧对呼吸运动的刺激作用是完全通过刺激外周化学感受器实现的。低氧对呼吸中枢具有直接抑制作用。

(5)CO_2、H^+ 和低氧在呼吸运动调节中的相互作用:当一种因素改变而对另外两种因素不加控制时,CO_2 对呼吸的刺激作用最强,且比其单因素作用时更明显;H^+ 的作用次之;低氧的作用最弱。

2. 机械感受性呼吸反射

(1)由肺扩张或肺萎陷引起的吸气抑制或吸气兴奋的反射称为肺牵张反射或黑-伯反射。包括肺扩张时抑制吸气活动的肺扩张反射和肺萎陷时增强吸气活动或促进呼气转换为吸气的肺萎陷反射。

(2)呼吸肌本体感受性反射。

3. 防御性呼吸反射 当呼吸道黏膜受到机械或化学刺激时,引起的以清除激惹物为目的的反射性呼吸变化,称为防御性呼吸反射,包括咳嗽反射和喷嚏反射。

五、呼吸功能康复的生理学基础

(一)常用的呼吸康复手段对呼吸功能的影响

1. 呼吸训练对呼吸功能的影响 呼吸训练是通过进行高效率的呼吸法,强化呼吸肌,改善呼吸协调性,以减轻呼吸困难、缓解胸部紧张、提高通气功能的方法。常见的呼吸训练方法有缩唇呼吸、腹式呼吸和局部呼吸。

2. 运动疗法对呼吸功能的影响

(1)运动促进呼吸加深加快,肺通气量增加。

(2)运动时氧利用率的变化:安静时氧利用率为 26%,剧烈活动时氧利用可以达到 77%,比安静时高出约 3 倍。

(3)心肺功能运动试验:是采用呼吸代谢的方法在负荷递增的运动中进行人体心肺功能的测试,它反映人体的最大有氧代谢能力和心肺储备能力,特别强调心肺联合功能测定。该试验能为临床提供疾病诊断和康复的依据。其评价内容包括摄氧量,代谢当量,氧脉搏,无氧阈和肺部气体交换等。

(4)运动疗法在呼吸康复中的作用包括提高机体有氧代谢和增强呼吸储备功能。

3. 氧气治疗对呼吸功能的影响

(1)氧气治疗可以改善呼吸功能。

(2)氧气治疗与 CO_2 潴留:对于呼吸衰竭患者,无限制的或者高浓度的吸氧会发生呼吸抑制,导致 CO_2 潴留。

(二)慢性阻塞性肺疾病康复的生理学基础

1. 慢性阻塞性肺疾病(COPD)病理生理学基础 COPD 以肺部对有害气体或有害颗粒的异常炎症反应为重要特征,以气道、肺实质和肺血管的慢性炎症变化为其主要病理基础。

2. COPD 呼吸康复措施

(1)常用的训练方法:针对 COPD 患者呼吸训练的方法有腹式呼吸和缩唇呼吸两种。腹式呼吸的目的是要患者尽量用膈肌吸气,增加膈肌做功效率,减少肋间肌和呼吸肌的无效劳动,降低呼吸功;缩唇呼吸主要目的是防止小气道陷闭,增加肺泡气排出,减少残气量,以吸入更多新鲜空气。

(2)运动训练的目的:是增加患者的肌肉体积和血红蛋白含量,提高患者肌力,改善心肺耐力和肌肉耐力。

(3)COPD 患者伴有低氧血症时宜给予氧气治疗,为防止 CO_2 潴留要采取低流量给氧的方法。

(4)COPD 患者营养状况和气道阻塞程度成正相关,长期营养不良易造成反复气道感染,加重肺功能恶化,故给予合理的营养支持治疗对于 COPD 患者非常重要。

(5)在呼吸康复过程中,需要对患者进行心理测评,制定心理治疗方案,增强康复治疗信心。

(6)对 COPD 患者健康教育旨在纠正其不良的生活模式和卫生行为,加强其对疾病发生发展规律地认识。

(三)支气管哮喘康复的生理学基础

1. 支气管哮喘病理生理学基础 哮喘主要表现在非特异性气道炎症和在气道炎症基础上的气道高反应性,引起阻塞性通气功能障碍,康复治疗宜在疾病缓解期或药物配合下进行,急性发作期不适合运动康复。

2. 常见的支气管哮喘呼吸康复措施包括呼吸训练、运动训练和心理干预。

【习题】

一、名词解释

1. 呼吸运动
2. 肺通气
3. 肺表面活性物质
4. 潮气量
5. 时间肺活量
6. 肺泡通气量
7. 通气/血流比值
8. 血氧饱和度
9. 氧解离曲线
10. 肺牵张反射
11. 摄氧量
12. 氧脉搏
13. 无氧阈

二、选择题

【A 型题】

1. 机体与外界环境之间的气体交换称为

A. 呼吸　　B. 外呼吸　　C. 内呼吸
D. 肺通气　　E. 肺换气

2. 内呼吸是指

A. 肺泡和肺毛细血管血液之间的气体交换

B. 组织细胞和组织毛细血管血液之间的气体交换
C. 细胞器之间的气体交换
D. 肺泡内的气体交换过程
E. 组织细胞间的气体交换过程

3. 呼吸道口径增大的情况是
A. 交感神经兴奋 B. 副交感神经兴奋 C. 组织胺释放
D. 5-羟色胺释放 E. 乙酰胆碱释放

4. 实现肺泡与肺泡毛细血管之间气体交换的部位是
A. 肺泡膜 B. 呼吸膜
C. 肺泡膜与血管内皮细胞 D. 肺泡膜、血管内皮细胞和基膜
E. 肺泡表面活性物质

5. 引起肺泡回缩的主要原因是
A. 支气管平滑肌收缩 B. 胸膜腔内压的变化 C. 肺内压的变化
D. 大气压 E. 肺泡表面张力

6. 肺泡表面活性物质减少将导致
A. 肺泡表面张力降低 B. 肺顺应性增大 C. 肺难于扩张
D. 肺的弹性阻力减小 E. 吸气做功减少

7. 肺通气的原动力来自
A. 肺的弹性回缩 B. 呼吸肌的舒缩 C. 气体的分压差
D. 肺内压的变化 E. 胸膜腔内压的周期性变化

8. 气体进出肺泡腔的直接动力是
A. 肺的弹性回缩 B. 肺内压与大气压之间的压力差
C. 气体的分压差 D. 肺内压与胸膜腔内压之差
E. 胸内压的变化

9. 平静呼吸时对呼吸气量影响较大的呼吸肌是
A. 膈肌 B. 肋间外肌 C. 肋间内肌
D. 腹肌 E. 胸锁乳突肌

10. 平静呼吸时,吸气末与呼气末的肺内压
A. 等于大气压 B. 高于大气压 C. 低于大气压
D. 等于胸膜腔内压 E. 低于胸膜腔内压

11. 平静呼吸时,吸气末与呼气末的胸膜腔内压
A. 等于大气压 B. 高于大气压 C. 低于大气压
D. 等于肺内压 E. 高于肺内压

12. 维持胸内负压的必要条件是
A. 吸气肌收缩 B. 呼气肌收缩 C. 胸膜腔密闭
D. 肺内压低于大气压 E. 胸廓扩张

13. 胸内负压形成的主要原因是
A. 吸气肌收缩 B. 呼气肌收缩 C. 无效腔的存在
D. 肺回缩力 E. 气道阻力

14. 肺的弹性回缩力见于

A. 吸气初　　B. 呼气初　　C. 吸气末
D. 呼气末　　E. 以上都存在

15. 胸廓处于自然位置时,肺容量相当于肺总量的
A. 37%　　B. 47%　　C. 57%
D. 67%　　E. 80%

16. 有关肺顺应性的叙述,**错误**的是
A. 表示在外力作用下肺的可扩张性
B. 容易扩张的肺顺应性大
C. 可用单位压力所引起的容积变化来衡量
D. 其大小与肺的表面张力有关
E. 与肺弹性阻力成正变关系

17. 影响气道阻力最重要的因素是
A. 气流速度　　B. 气流形式　　C. 呼吸时相
D. 呼吸道口径　　E. 呼吸道长度

18. 正常人潮气量平均约为
A. 90ml　　B. 150ml　　C. 200ml
D. 300ml　　E. 500ml

19. 肺气肿患者的肺弹性回缩力降低,导致气体量增加的是
A. 功能余气量　　B. 潮气量　　C. 肺活量
D. 用力肺活量　　E. 补吸气量

20. 肺总量等于
A. 潮气量+肺活量　　B. 潮气量+功能余气量　　C. 肺活量+功能余气量
D. 肺活量+余气量　　E. 补吸气量+补呼气量

21. 对肺泡气体分压起缓冲作用的是
A. 潮气量　　B. 补吸气量　　C. 补呼气量
D. 功能余气量　　E. 余气量

22. 关于肺活量的叙述,**错误**的是
A. 尽力吸气后,再尽力呼气所呼出的气量
B. 为深吸气量和补呼气量之和
C. 其值有较大的个体差异
D. 其大小与呼吸肌发达程度有关
E. 是反映肺通气功能较完善的指标

23. 正常成人时间肺活量第一秒末的值应为
A. 70%　　B. 78%　　C. 83%
D. 90%　　E. 99%

24. 若呼吸频率从 12 次/分增至 24 次/分,潮气量从 500ml 减至 250ml 时,可使
A. 肺通气量增加　　B. 肺通气量减少　　C. 肺泡通气量增加
D. 肺泡通气量减少　　E. 肺通气量和肺泡通气量均减少

25. 浅而快的呼吸可使肺泡通气量下降的原因是
A. 胸内负压的影响　　B. 肺内压的变化　　C. 解剖无效腔的存在

D. 肺泡无效腔的存在　E. 化学感受器的存在

26. 从气体交换角度看,肺的有效通气量是
A. 肺通气量　B. 肺泡通气量　C. 肺活量
D. 最大随意通气量　E. 肺总容量

27. 气体交换的动力是
A. 肺内压与大气压之差　B. 大气压与胸膜腔内压之差
C. 肺内压与胸膜腔内压之差　D. 呼吸肌的舒缩
E. 气体的分压差

28. CO_2 通过呼吸膜扩散的速度比 O_2 快的主要原因是
A. CO_2 容易通过呼吸膜　B. CO_2 通过呼吸膜是主动转运过程
C. 呼吸膜两侧 CO_2 的压力梯度大　D. CO_2 在血中的溶解度比 O_2 大
E. CO_2 的分子量比 O_2 大

29. 氧分压由高至低的顺序通常是
A. 肺泡气>动脉血>组织细胞>静脉血　B. 肺泡气>动脉血>静脉血>组织细胞
C. 动脉血>肺泡气>组织细胞>静脉血　D. 动脉血>组织细胞>肺泡气>静脉血
E. 动脉血>肺泡气>静脉血>组织细胞

30. 关于通气/血流比值的叙述,错误的是
A. 正常为 0.84　B. 比值增大或减小都降低肺换气效率
C. 比值增大表明解剖无效腔增大　D. 比值减小犹如发生了动-静脉短路
E. 是衡量肺换气功能的有效指标

31. 某人每分通气量 7.5L/min,呼吸频率 20 次/分,无效腔容量 125ml,心排血量 5L/min,他的肺通气/血流比值应是
A. 0.4　B. 0.6　C. 0.8
D. 1.0　E. 1.2

32. 关于氧离曲线的叙述,正确的是
A. 是血液 PO_2 和血红蛋白含量的关系曲线
B. 是血液 PO_2 和血红蛋白氧饱和度之间的关系曲线
C. 是血液氧含量和氧容量之间的关系曲线
D. 血红蛋白含量和血氧饱和度之间的关系曲线
E. 氧离曲线近似直角双曲线

33. 呼吸的基本节律产生于
A. 脊髓　B. 延髓　C. 脑桥
D. 间脑　E. 大脑皮质

34. 低氧对呼吸中枢的兴奋作用起作用的途径是
A. 延髓呼吸中枢　B. 脑桥呼吸中枢　C. 颈动脉体和主动脉体
D. 颈动脉窦和主动脉弓　E. 中枢化学感受器

35. 中枢化学感受器最敏感的刺激物是
A. 脑脊液中的 H^+　B. 动脉血中的 H^+　C. 脑脊液中的 CO_2
D. 动脉血中的 CO_2　E. 脑脊液中的 O_2

36. 某新生儿出生后不久出现进行性呼吸困难缺氧。诊断为新生儿呼吸窘迫综合征,其起病

的主要原因是

A. 肺表面活性物质缺乏　B. 支气管痉挛　C. 肺纤维增生

D. 呼吸中枢发育不全　E. 气道阻塞

37. 女,21 岁,午后发热伴胸闷、气短 1 周入院。胸部 X 线片示左侧大量胸腔积液。其气短的最主要原因是

A. 阻塞性通气功能障碍　B. 肺组织弥散功能障碍

C. 限制性通气功能障碍　D. 通气/血流比例失调

E. 动静脉分流

38. 男,65 岁,有 45 年吸烟史,主诉气促,门诊诊断为肺气肿。该患者的肺部出现了

A. 功能残气量减少　B. 肺顺应性增加　C. 胸廓顺应性降低

D. 残气量减少　E. 肺表面活性物质减少

39. 男,30 岁,农民,晨起发现昏迷伴口唇樱桃红色。该患者可能的诊断是

A. 严重贫血　B. 药物中毒　C. 酒精中毒

D. CO 中毒　E. 亚硝酸盐中毒

40. 男,56 岁,因"肺部感染、休克"入监护室治疗。血气分析示该患者存在"代谢性酸中毒,Ⅱ型呼吸衰竭",为保证患者的组织氧供,此时不宜快速纠正酸中毒,其主要原因在于酸中毒时

A. 组织氧摄取能力增加　B. 血红蛋白结合氧增加　C. 肺可获得更多的氧

D. 组织氧耗量减少　E. 氧解离曲线右移

【B 型题】

(41~43 题共用备选答案)

A. 外呼吸　B. 肺通气　C. 肺换气

D. 血液气体运输　E. 内呼吸

41. 肺与外环境之间的气体交换称为

42. 肺泡与肺毛细血管血液之间的气体交换称为

43. 组织细胞与毛细血管血液之间的气体交换称为

(44~45 题共用备选答案)

A. 腹肌舒缩　B. 膈肌舒缩　C. 肋间内肌舒缩

D. 肋间外肌舒缩　E. 斜角肌舒缩

44. 腹式呼吸的产生是由于

45. 胸式呼吸的产生是由于

(46~48 题共用备选答案)

A. 潮气量　B. 补吸气量　C. 补呼气量

D. 功能余气量　E. 余气量

46. 正常呼气末,肺内的气量是

47. 用力呼气后,肺内的气量是

48. 肺活量减去深吸气量等于

(49~51 题共用备选答案)

A. 最大通气量　B. 肺活量　C. 时间肺活量

D. 功能余气量　　E. 通气/血流比值

49. 评定肺通气功能的较好指标是
50. 反映肺通气功能潜力大小的指标是
51. 评定肺换气效率的较好指标是

（52~54 题共用备选答案）

A. 血浆中溶解的氧量　　B. Hb 能结合 O_2 的最大量

C. Hb 实际结合的氧量　　D. 氧扩散的总量

E. 血液氧含量占氧容量的百分比

52. 血液氧容量是指
53. 血液氧含量是指
54. 血液氧饱和度是指

（55~57 题共用备选答案）

A. 变快　　B. 变慢　　C. 基本不变

D. 停止　　E. 不规则

55. 将动物的延髓和脊髓之间切断,呼吸
56. 将动物的中脑和脑桥之间切断,呼吸
57. 将脑桥和延髓之间横切,呼吸节律

（58~61 题共用备选答案）

A. 肺牵张反射　　B. 呼吸肌本体感受性反射　　C. 咳嗽反射

D. 喷嚏反射　　E. 化学感受性反射

58. 血液中 PO_2、PCO_2 以及 H^+浓度改变时引起
59. 当激惹物作用于鼻黏膜感受器时引起
60. 呼吸道阻力加大时引起
61. 当肺内气量达到一定容积时引起

三、问答题

1. 简述呼吸的三个环节。
2. 简述表面活性物质的作用。
3. 简述呼吸过程中肺内压的变化。
4. 简述胸内负压形成的原因与生理意义。
5. 为什么在一定范围内深而慢的呼吸比浅而快的呼吸效果更好?
6. 简述影响肺换气的因素。
7. 为什么通气/血流比值增大或减小都会使肺换气效率降低?
8. 试述氧离曲线的特征及生理意义。
9. 氧离曲线受哪些因素的影响?
10. 简述血液中 CO_2 增多、缺 O_2 和 H^+增高对呼吸的影响及作用途径。
11. 切断家兔双侧迷走神经,呼吸运动有何变化? 为什么?

【参考答案】

一、名词解释

1. **呼吸运动**:由呼吸肌收缩和舒张所造成的胸廓的节律性扩大或缩小。

2. **肺通气**:肺与外界环境之间的气体交换过程。

3. **肺表面活性物质**:存在于肺泡液-气界面,由肺泡Ⅱ型细胞合成并释放,具有降低肺泡表面张力作用的物质。

4. **潮气量**:平静呼吸时,每次吸入或呼出的气量。

5. **时间肺活量**:在尽力最大吸气后再尽力尽快呼气,计算在第1、2、3秒末呼出的气体量占用力肺活量的百分比。

6. **肺泡通气量**:每分钟吸入肺泡的新鲜空气量。

7. **通气/血流比值**:每分肺泡通气量和每分肺血流量的比值。

8. **血氧饱和度**:血氧含量与血氧容量的百分比。

9. **氧解离曲线**:表示血中 PO_2 和血氧饱和度之间的关系曲线。

10. **肺牵张反射**:由肺扩张或肺缩小引起的吸气抑制或兴奋的反射。

11. **摄氧量**:经肺泡与肺血流摄取的氧量称为摄氧量。

12. **氧脉搏**:心脏每次搏动输出的血量所摄取的氧量。

13. **无氧阈**:运动时有氧供能尚未需要无氧代谢补充供能时的最大摄氧量。

二、选择题

【A 型题】

1. A	2. B	3. A	4. B	5. E	6. C	7. B	8. B	9. A	10. A
11. C	12. C	13. D	14. E	15. D	16. E	17. D	18. E	19. A	20. D
21. D	22. E	23. C	24. D	25. C	26. B	27. E	28. D	29. B	30. C
31. D	32. B	33. B	34. C	35. A	36. A	37. C	38. B	39. D	40. E

【B 型题】

41. B	42. C	43. E	44. B	45. D	46. D	47. E	48. C	49. C	50. A
51. E	52. B	53. C	54. E	55. D	56. C	57. E	58. E	59. D	60. B
61. A									

三、问答题

1. **简述呼吸的三个环节。**

答:(1)外呼吸:肺毛细血管血液与外界环境之间的气体交换,包括肺通气和肺换气。(2)血液的气体运输:由循环血液将 O_2 从肺运输到组织以及将 CO_2 从组织运输到肺的过程。(3)内呼吸或组织呼吸:指毛细血管血液与组织、细胞之间的气体交换过程。

2. **简述表面活性物质的作用。**

答:(1)减小肺泡表面张力;(2)维持大小肺泡的稳定性;(3)防止肺水肿。

3. 简述呼吸过程中肺内压的变化。

答：平静吸气时，吸气肌收缩使胸廓扩大，肺容积增大，肺内压暂时低于大气压，气体进入肺，到吸气末，肺内压升至和大气压相等，气流停止。平静呼气时，吸气肌舒张，胸廓缩小，肺容积减小，肺内压高于大气压，气体由肺内呼出，到呼气末，肺内压又降至和大气压相等，气流停止。

4. 简述胸内负压形成的原因与生理意义。

答：形成原因：①胸膜腔的密闭和浆液的吸附作用；②肺弹性回缩力。生理意义：①有利于肺的扩张；②有利于胸腔内静脉血和淋巴液的回流。

5. 为什么在一定范围内深而慢的呼吸比浅而快的呼吸效果更好？

答：由于无效腔的存在，真正有效的通气是肺泡通气量。深而慢的呼吸能增大肺泡通气量，浅而快的呼吸则减小肺泡通气量。

6. 简述影响肺换气的因素。

答：①气体的分压差；②气体的扩散系数；③呼吸膜的厚度；④呼吸膜的面积；⑤通气/血流比值。

7. 为什么通气/血流比值增大或减小都会使肺换气效率降低？

答：通气/血流比值增大意味着通气过剩，血流不足，致使肺泡无效腔增大；通气/血流比值减小，意味着通气不足，血流过剩，部分血流流经通气不良的肺泡，静脉血得不到充分更新，犹如发生了功能性动-静脉短路。

8. 试述氧离曲线的特征及生理意义。

答：氧离曲线近似“S”，其生理意义是：①曲线上段平坦，PO_2 的变化对 Hb 氧饱和度影响不大。保证机体肺换气。②曲线中段较陡，其意义在于保证安静状态下组织代谢的需氧量。③曲线下段最陡，其意义在于满足组织活动增强时的需氧量。

9. 氧离曲线受哪些因素的影响？

答：①当血液 pH 降低或 PCO_2 升高时，Hb 与 O_2 的亲和力降低，氧解离曲线右移。反之，曲线左移；②温度升高可降低 Hb 与 O_2 的亲和力，氧解离曲线右移。反之，曲线左移；③2,3-DPG 浓度升高，Hb 与 O_2 亲和力降低，氧解离曲线右移。反之，曲线左移；④Hb 自身性质的影响。

10. 简述血液中 CO_2 增多、缺 O_2 和 H^+增高对呼吸的影响及作用途径。

答：①吸入气中 CO_2 含量增加时，呼吸加深加快，肺通气量增加。通过中枢化学感受器和外周化学感受器两条途径实现，其中中枢化学感受器约占总效应的 80%。②动脉血中 H^+浓度增加，可使呼吸运动加深加快，肺通气量增加。通过外周化学感受器和中枢化学感受器两条途径实现的。但由于血液中 H^+不易通过血-脑屏障，动脉血中的 H^+ 主要通过刺激外周化学感受器而起作用。③吸入气中 PO_2 降低时，呼吸加深、加快，肺通气量增加。通过刺激外周化学感受器实现的，低氧对呼吸中枢具有直接抑制作用。

11. 切断家兔双侧迷走神经，呼吸运动有何变化？为什么？

答：呼吸变深变慢。家兔肺牵张反射较敏感，正常呼吸受肺牵张反射调节，阻止吸气活动延长，加速呼吸频率。切断双侧迷走神经后，中断了肺牵张反射的传入通路，呼吸变深变慢。

（焦海霞）

第八章
消化和吸收

【学习目标】

1. **掌握** 消化和吸收的概念；胃的运动形式及其意义；胃液的主要成分、作用以及消化期胃液分泌的调节；胰液的主要成分、作用及分泌的调节；胆汁的主要成分、作用及胆盐的肠-肝循环；营养物质的吸收；康复措施促进消化系统功能改善的生理学原理。

2. **熟悉** 消化道平滑肌的一般生理特性；胃肠激素；胃的排空；小肠运动的形式和意义；小肠液的分泌和作用；消化道的神经支配及其作用。

3. **了解** 口腔内消化；大肠的吸收。

【重点和难点内容】

一、消化系统功能活动的基本原理

（一）消化和吸收的概念及消化道平滑肌的特点

消化是食物在消化道内被分解为小分子物质的过程。食物经过消化后，透过消化道的黏膜进入血液和淋巴循环的过程，称为吸收。消化和吸收是两个相辅相成、紧密联系的过程。不能被消化和吸收的食物残渣，最后以粪便的形式排出体外。

1. 消化道平滑肌的一般特性 消化道平滑肌的一般生理特性包括自律性（频率慢、节律不规则）、兴奋性（低）、收缩性（收缩舒张过程慢）、伸展性、紧张性收缩（经常微弱的收缩状态）、对牵张等刺激敏感、对电刺激不敏感。

2. 消化道平滑肌的电生理特性 消化道平滑肌电活动也有自己的特点，而且形式要比骨骼肌复杂得多，其电生理变化大致可分为三种，即静息膜电位、慢波电位和动作电位。

（二）消化腺的分泌功能

消化液主要由有机物、离子和水组成。消化液的主要功能为：①稀释食物，使之与血浆的渗透压相等，以利于吸收；②改变消化腔内的 pH，使之适应消化酶活性的需要；③水解复杂的食物成分，使之便于吸收；④通过分泌黏液、抗体和大量液体，保护消化道黏膜，防止理化性损伤。

（三）消化道的内分泌功能

1. 胃肠内分泌细胞的形态及分布 从胃到大肠的黏膜层内存在 40 多种内分泌细胞。由于胃肠黏膜的面积巨大，胃肠内分泌细胞的总数很大，大大地超过了体内所有内分泌腺的总和。因此，消化道已不仅仅是人体内的消化器官，它也是体内最大最复杂的内分泌器官。

2. 胃肠激素的作用

3. 脑-肠肽的概念　近年来的研究证实，一些产生胃肠道的肽，也存在于中枢神经系统中；而原来认为只存在于中枢神经系统的神经肽，也在消化道中发现。这些双重分布的肽被统称为脑-肠肽。

（四）消化道的神经支配及作用

1. 内在神经系统

2. 外来神经系统　在正常情况下，各级神经中枢通过支配胃肠的交感神经和副交感神经，对壁内神经丛的活动进行调节。一般说来，副交感神经兴奋时可引起胃肠运动加强，括约肌舒张，腺细胞分泌增加。交感神经兴奋时，其作用与副交感神经的作用相反，即上述活动抑制，但对唾液腺可引起少量分泌。

二、口腔内消化

（一）唾液及其分泌

人的口腔内有三对大的唾液腺：腮腺、颌下腺和舌下腺，还有无数散在的小唾液腺。唾液就是由这些大小唾液腺分泌的混合液。

1. 唾液的性质和成分

2. 唾液的作用

3. 唾液分泌的调节

（二）咀嚼和吞咽

1. 咀嚼　咀嚼是由各咀嚼肌有顺序地收缩所组成的复杂的反射性动作。

2. 吞咽　吞咽是一种复杂的反射性动作，它使食团从口腔进入胃。根据食团在吞咽时所经过的部位，可将吞咽动作分为三期：第一期：由口腔到咽；第二期：由咽到食管上端；第三期：沿食管下行至胃。

三、胃内的消化

胃在消化道中是最膨大的部分，具有暂时贮存食物的功能。成人胃的容量约1~2升，食物在胃内还将受到胃液的化学性消化和胃壁肌肉运动的机械性消化。

（一）胃液及其分泌

1. 胃液的性质、成分和作用　包括①盐酸；②胃蛋白酶原；③黏液和碳酸氢盐以及黏膜屏障；④内因子。

2. 胃液分泌的调节　胃液分泌受许多因素的影响，其中有的起兴奋性作用，有的则起抑制性作用。进食是胃液分泌的自然刺激物，它通过神经和体液因素调节胃液的分泌。①刺激胃酸分泌的内源性物质；②消化期的胃液分泌；③胃液分泌的抑制性调节。

（二）胃的运动

1. 胃的容受性舒张

2. 胃的蠕动

3. 胃的排空及其控制　食物由胃排入十二指肠的过程称为胃的排空。

四、小肠内消化

食糜由胃进入十二指肠后，即开始了小肠内的消化。小肠内消化是整个消化过程中最重要的阶段。

(一)胰液的分泌

胰腺是兼有外分泌和内分泌功能的腺体。

1. 胰液的成分和作用 胰液是无色无嗅的碱性液体,pH 约为 7.8~8.4,渗透压约与血浆相等。

2. 胰液分泌的调节 在非消化期,胰液几乎是不分泌或很少分泌的。进食开始后,胰液分泌即开始。所以,食物是兴奋胰腺的自然因素。进食时胰液受神经和体液双重控制,但以体液调节为主。

(二)胆汁的分泌与排出

胆汁是由肝细胞不断生成的,生成后从肝管流出,经胆总管而至十二指肠,或由肝管转入胆囊而存贮于胆囊,当消化时再由胆囊排出至十二指肠。胆汁和胰液、肠液一起,对小肠内的食糜进行化学性消化。

1. 胆汁的性质和成分

2. 胆汁的作用 胆汁对于脂肪的消化和吸收具有重要意义。

3. 胆汁分泌和排出的调节

(三)小肠液的分泌

1. 小肠液的性质、成分和作用

2. 小肠液分泌的调节

(四)小肠的运动

小肠的运动功能是靠肠壁的两层平滑肌完成的。

1. 小肠的运动形式

2. 回盲括约肌的功能

五、大肠的功能

(一)大肠液的分泌及大肠内细菌的活动

1. 大肠液的分泌

2. 大肠内细菌的活动

(二)大肠的运动和排便

1. 大肠运动的形式

2. 排便

六、吸收

(一)吸收的部位和途径

1. 吸收的部位

2. 吸收的途径

(二)主要物质在小肠内的吸收

1. 水分的吸收

2. 无机盐的吸收

3. 糖的吸收

4. 蛋白质的吸收

5. **脂肪的吸收**

（三）**大肠的吸收功能**

每日进入大肠的小肠内容物约有 1000~1500ml，其中水和电解质大部分被大肠吸收，仅约 100ml 液体和少量 Na^+、Cl^-随粪便排出。

七、促进消化系统功能康复的生理学基础

消化系统疾病是一组常见病，多发病，包括慢性胃炎、便秘、消化道出血、功能性胃肠病等。在综合治疗的基础上，积极进行康复治疗和健康教育，能改善消化系统疾病患者的生理功能、心理功能、社会功能、提高患者的生活质量，早日回归社会。

1. **慢性胃炎康复的生理学基础**
2. **便秘康复的生理学基础**
3. **功能性胃肠病康复的生理学基础**
4. **消化性溃疡康复的生理学基础**
5. **消化道出血康复的生理学基础**
6. **肝硬化康复的生理学基础**

【习题】

一、名词解释

1. 促胃液素
2. 促胰液素
3. 消化期胃液分泌
4. 内在神经丛（壁内神经丛）
5. 胃排空
6. 消化
7. 机械性消化
8. 化学性消化
9. 胃黏液-碳酸氢盐屏障
10. 基本电节律
11. 胃的容受性舒张
12. 分节运动
13. 胃肠激素
14. 吸收
15. 胆盐的肠-肝循环

二、选择题

【A 型题】

1. 消化道平滑肌的紧张性和自动节律性主要依赖的是

A. 交感神经的支配
B. 副交感神经的支配
C. 壁内神经丛的作用
D. 平滑肌本身的特性
E. 食物消化产物的刺激作用

2. 对脂肪、蛋白质消化作用最强的消化液是
A. 唾液
B. 胃液
C. 胆汁
D. 胰液
E. 小肠液

3. 胆汁的主要作用是
A. 激活胰蛋白酶原
B. 促进淀粉水解
C. 促进脂肪的消化和吸收
D. 中和胃液
E. 杀灭细菌

4. 胆汁中参与消化作用的主要成分是
A. 胆色素
B. 胆酸盐
C. 胆固醇
D. 脂肪酸
E. 卵磷脂

5. 缩胆囊素引起胰腺分泌的特点是
A. 酶多,碳酸氢钠与水较少
B. 酶少,碳酸氢钠与水多
C. 酶、碳酸氢钠与水同样多
D. 酶与碳酸氢钠均多,水少
E. 以上均不是

6. 下列关于大肠功能的叙述,**错误**的是
A. 储存食物残渣,形成粪便
B. 大肠有保护黏膜、润滑粪便的作用
C. 大肠内的细菌可合成 B 族维生素和维生素 K
D. 进食后往往可发生集团蠕动
E. 大肠液中的消化酶对消化起重要作用

7. 消化道平滑肌的基本电节律的起源是
A. 环行肌层
B. 斜行肌层
C. Cajal 间质细胞
D. 黏膜层
E. 浆膜层

8. 胃肠平滑肌基本电节律的产生可能原因是
A. Ca^{2+}跨膜扩散
B. K^+跨膜扩散
C. Cl^-跨膜扩散
D. Na^+跨膜扩散
E. 钠泵活动的周期性变化

9. 下列关于消化道平滑肌的基本电节律的论述,正确的是
A. 在胃肠不收缩的情况下,记录不到基本电节律
B. 基本电节律产生后可以直接引起平滑肌收缩
C. 基本电节律起源于环形肌层
D. 基本电节律的产生是神经源性的
E. 动作电位一般是在基本电节律的基础上产生

10. 胃肠道平滑肌的节律性收缩频率主要决定于
A. 动作电位的幅度
B. 动作电位的频率
C. 慢波的幅度
D. 慢波的频率

E. 平滑肌本身的节律

11. 与消化道平滑肌静息电位形成有关的离子是

A. K^+、Cl^-、Na^+　　B. Na+　　C. Cl^-

D. Mg^{2+}　　E. Ca^{2+}

12. 消化道平滑肌细胞的动作电位产生的主要离子基础是

A. K^+内流　　B. Na^+内流　　C. Ca^{2+}内流

D. Ca^{2+}与K^+内流　　E. K^+与Na^+内流

13. 消化腺细胞分泌消化液的形式是

A. 单纯扩散　　B. 主动转运　　C. 易化扩散

D. 出胞作用　　E. 以上都不是

14. 对唾液淀粉酶的消化活动最适宜的 pH 是

A. 2.0~3.0　　B. 4.0~5.0　　C. 6.0~7.0

D. 8.0~9.0　　E. 12.0~13.0

15. 下列关于唾液的生理作用,错误的是

A. 唾液可湿润与溶解食物,使食物易于吞咽,并引起味觉

B. 唾液可清除口腔中的残余食物

C. 唾液可冲淡、中和、清除进入口腔的有害物质

D. 唾液可使蛋白质初步分解

E. 唾液可使淀粉分解为麦芽糖

16. 刺激支配唾液腺的副交感神经,可引起唾液分泌

A. 量少、固体成分少的唾液　　B. 量多、固体成分少的唾液

C. 量少、固体成分多的唾液　　D. 量多、固体成分多的唾液

E. 唾液量不变

17. 胃蛋白酶原转变为胃蛋白酶的激活物是

A. Cl^-　　B. Na^+　　C. K^+

D. HCl　　E. 内因子

18. 下列关于胃酸生理作用的叙述,错误的是

A. 能激活胃蛋白酶原,提供胃蛋白酶所需的酸性环境

B. 可使食物中的蛋白质变性而易于分解

C. 可杀死随食物进入胃内的细菌

D. 可促进维生素 B_{12}的吸收

E. 盐酸进入小肠后,可促进胰液、肠液、胆汁的分泌

19. 关于胃液分泌的描述,错误的是

A. 壁细胞分泌盐酸　　B. 主细胞分泌胃蛋白酶

C. 黏液细胞分泌糖蛋白　　D. 幽门腺分泌黏液

E. 内因子由壁细胞分泌

20. 下列各因素中,不能引起促胃液素分泌的是

A. 刺激迷走神经　　B. 扩张刺激幽门部黏膜

C. 肉汤灌注幽门部黏膜　　D. 盐酸灌注幽门部黏膜

E. 食物刺激小肠上端黏膜

21. 下列关于促胃液素对胃作用的描述,错误的是
A. 刺激壁细胞分泌大量盐酸
B. 促进胃腺黏液细胞分泌大量黏液
C. 对主细胞分泌胃蛋白酶原有轻度刺激作用
D. 促进胃的运动
E. 促进胃黏膜生长

22. 下列因素中不能刺激胃酸分泌的是
A. 促胰液素　B. 酒精　C. 咖啡因
D. 糖皮质激素　E. 低血糖

23. 胃的容受性舒张实现的途径是
A. 交感神经　B. 迷走神经　C. 壁内神经丛
D. 抑胃肽　E. 促胰液素

24. 刺激肠壁肌间神经丛,不能加强
A. 肠壁的紧张性收缩　B. 节律性收缩的强度
C. 节律性收缩的频率　D. 兴奋波沿肠壁的传导速度
E. 肠内皮细胞的更新率

25. 不属于胃排空速度影响因素的是
A. 胃内容物中的碳水化合物　B. G 细胞分泌的促胃液素
C. 十二指肠的扩张刺激　D. 十二指肠内容物的渗透压
E. 进入十二指肠的食糜的酸度

26. 胰蛋白酶原活化的最主要的物质是
A. 盐酸　B. 肠激活酶　C. 胰蛋白酶原本身
D. 组织液　E. 糜蛋白酶

27. 引起促胰液素释放的因素由强到弱的排列顺序为
A. 蛋白质分解产物、脂肪酸、盐酸　B. 脂肪酸、蛋白质分解产物、盐酸
C. 盐酸、蛋白质分解产物、脂肪酸　D. 盐酸、脂肪酸、蛋白质分解产物
E. 蛋白质分解产物、盐酸、脂肪酸

28. 下列关于胰液分泌调节的描述,错误的是
A. 食物是兴奋胰液分泌的自然因素
B. 在非消化期,胰液基本上不分泌
C. 胰腺分泌受神经与体液调节的双重控制,而以神经调节为主
D. 迷走神经兴奋,促胰液素分泌
E. 体液因素主要是促胰液素和胆囊收缩素

29. 迷走神经兴奋引起的胰液分泌特点是
A. 水分少,碳酸氢盐和酶含量丰富　B. 水分和碳酸氢盐的含量少,酶含量丰富
C. 水分多,碳酸氢盐和酶含量也丰富　D. 水分少,碳酸氢盐和酶含量也少
E. 水分和碳酸氢盐的含量多,酶含量少

30. 促胰液素能促进胰腺分泌
A. 大量水分和碳酸氢盐,而酶含量很少　B. 少量水分和碳酸氢盐,酶的含量也很少
C. 少量水分和碳酸氢盐,酶的含量很丰富　D. 大量水分,而碳酸氢盐和酶的含量很少

E. 大量的碳酸氢盐,水分和酶含量也丰富

31. 下列关于胆汁的生理作用的描述,**错误**的是

A. 胆盐、胆固醇、卵磷脂都可乳化脂肪
B. 胆汁可与脂肪酸结合,促进脂肪酸的吸收
C. 胆汁可促进脂溶性维生素的吸收
D. 胆汁的消化酶可促进脂肪的消化
E. 胆汁在十二指肠可中和一部分胃酸

32. 引起胆囊收缩的一个重要体液因素是

A. 促胃液素
B. 促胰液素
C. 缩胆囊素
D. 胆盐
E. 盐酸

33. 胃肠内容物通过消化道时,停留时间最长的部位是

A. 胃
B. 空肠
C. 回肠
D. 结肠
E. 直肠

34. 胃运动的起点是

A. 胃大弯中部
B. 胃大弯上部
C. 胃底部
D. 胃幽门部
E. 胃小弯

35. 糖、脂肪及蛋白质在胃排空的速度由快至慢的排列顺序是

A. 糖类、蛋白质、脂肪
B. 蛋白质、脂肪、糖类
C. 脂肪、糖类、蛋白质
D. 蛋白质、糖类、脂肪
E. 糖类、脂肪、蛋白质

36. 水分及营养物质吸收的主要部位是

A. 十二指肠
B. 胃
C. 小肠
D. 大肠
E. 食管及胃

37. 三大营养物质的消化产物大部分被吸收的部位是

A. 十二指肠
B. 空肠及回肠
C. 十二指肠及空肠
D. 十二指肠及回肠
E. 回肠

38. 肠胃反射的作用是

A. 促进胃排空、抑制胃酸分泌
B. 抑制胃排空、促进胃酸分泌
C. 促进胃排空、促进胃酸分泌
D. 抑制胃排空、抑制胃酸分泌
E. 以上都不是

39. 不是消化道内分泌细胞分泌的物质是

A. 生长抑素
B. 生长激素
C. 胰高血糖素
D. 胰多肽
E. P 物质

40. 排便反射的初级中枢位于

A. 脊髓腰骶段
B. 脊髓胸段
C. 延髓
D. 脑桥
E. 大脑皮质

41. 大肠内的细菌可利用肠内物质合成的维生素是

A. 维生素 A
B. 维生素 D
C. 维生素 E
D. 维生素 K
E. 叶酸

42. 主动吸收胆盐和维生素 B_{12}的部位是

A. 十二指肠
B. 空肠
C. 回肠

D. 结肠上端　　E. 结肠下端

43. 小肠对糖的选择性吸收,表现在各种单糖吸收速度不同,吸收最快的是
A. 果糖　　B. 甘露醇　　C. 半乳糖
D. 木糖　　E. 核糖

44. 严重腹泻可导致
A. 代谢性酸中毒　　B. 代谢性碱中毒　　C. 呼吸性酸中毒
D. 呼吸性碱中毒　　E. 混合性碱中毒

45. 酸性食糜进入小肠引起大量胰液分泌的主要机制是
A. 小肠黏膜释放促胃液素　　B. 小肠黏膜释放促胰液素
C. 小肠黏膜释放缩胆囊素　　D. 迷走神经兴奋
E. 交感神经兴奋

46. 水分在小肠的吸收机制是
A. 渗透和滤过　　B. 主动转运　　C. 入胞作用
D. 单纯扩散　　E. 易化扩散

47. 氨基酸和葡萄糖在小肠的吸收机制是
A. 渗透和滤过　　B. 主动转运　　C. 入胞作用
D. 单纯扩散　　E. 易化扩散

48. 水溶性维生素的吸收机制是
A. 渗透和滤过　　B. 主动转运　　C. 入胞作用
D. 单纯扩散　　E. 易化扩散

49. 胆盐在回肠的吸收机制是
A. 渗透和滤过　　B. 主动转运　　C. 入胞作用
D. 单纯扩散　　E. 易化扩散

50. 分泌促胃液素的细胞是
A. D 细胞　　B. G 细胞　　C. S 细胞
D. L 细胞　　E. 嗜铬细胞

51. 分泌促胰液素的细胞是
A. D 细胞　　B. G 细胞　　C. S 细胞
D. L 细胞　　E. 嗜铬细胞

52. 分泌内因子的细胞是
A. 主细胞　　B. 壁细胞　　C. 黏液细胞
D. 胃幽门黏膜 G 细胞　　E. 胃黏膜表面上皮细胞

53. 分泌盐酸的细胞是
A. 主细胞　　B. 壁细胞　　C. 黏液细胞
D. 胃幽门黏膜 G 细胞　　E. 胃黏膜表面上皮细胞

54. 形成胃黏膜屏障的细胞是
A. 主细胞　　B. 壁细胞　　C. 黏液细胞
D. 胃幽门黏膜 G 细胞　　E. 胃黏膜表面上皮细胞

55. 分泌胃蛋白酶原的细胞是
A. 主细胞　　B. 壁细胞　　C. 黏液细胞

D. 胃幽门黏膜 G 细胞　　E. 胃黏膜表面上皮细胞

56. 头期胃液分泌的特点是
A. 胃液的酸度含量较高而酶含量较低　　B. 胃液的酸度低而酶含量也低
C. 胃液的酸度含量较高而酶含量更高　　D. 胃液酶含量较高而酸度更高
E. 胃液的酶含量较高而酸度较低

57. 胃期胃液分泌的特点是
A. 胃液的酸度含量较高而酶含量较低　　B. 胃液的酸度低而酶含量也低
C. 胃液的酸度含量较高而酶含量更高　　D. 胃液的酶含量较高而酸度更高
E. 胃液的酶含量较高而酸度较低

58. 与促胃液素的关系是竞争性的激素是
A. 缩胆囊素　　B. 抑胃肽　　C. 胃动素
D. 促胰液素　　E. 胰多肽

59. 促进胰腺外分泌组织生长的激素是
A. 缩胆囊素　　B. 抑胃肽　　C. 胃动素
D. 促胰液素　　E. 胰多肽

60. 促进胃运动的激素是
A. 缩胆囊素　　B. 抑胃肽　　C. 胃动素
D. 促胰液素　　E. 胰多肽

61. 促进稀的碱性胆汁分泌的激素是
A. 缩胆囊素　　B. 抑胃肽　　C. 胃动素
D. 促胰液素　　E. 胰多肽

62. 刺激胰岛素分泌的激素是
A. 缩胆囊素　　B. 抑胃肽　　C. 胃动素
D. 促胰液素　　E. 以上都是

63. 进食引起的唾液分泌属于
A. 神经调节　　B. 体液调节　　C. 神经和体液双重调节
D. 正反馈调节　　E. 负反馈调节

64. 进食引起的胃液分泌属于
A. 神经调节　　B. 体液调节　　C. 神经和体液双重调节
D. 正反馈调节　　E. 负反馈调节

65. 进食引起的胰液和胆汁分泌属于
A. 神经调节　　B. 体液调节　　C. 神经和体液双重调节
D. 正反馈调节　　E. 负反馈调节

66. 唾液的成分除了大量的水和无机盐外，还有
A. 唾液淀粉酶　　B. 黏蛋白　　C. 溶菌酶
D. 尿素和尿酸　　E. 以上都是

67. 分泌缩胆囊素的细胞是
A. 幽门、十二指肠黏膜的 G 细胞　　B. 小肠黏膜的 S 细胞
C. 小肠黏膜的 M 细胞　　D. 胃腺的壁细胞
E. 主细胞

68. 下列关于胃排空的描述,正确的是
A. 扩张胃可抑制排空
B. 胃内压不是胃排空的动力
C. 胃排空的调节无激素参与
D. 胃排空速度与胃内容物的体积有关
E. 以上都不是
69. 胃黏膜屏障的作用一般是指
A. 防止 H^+ 由胃腔侵入黏膜
B. 防止胃蛋白酶消化胃黏膜
C. 防止 Ca^{2+} 从黏膜向胃肠弥散
D. 防止 Cl^- 由胃腔侵入黏膜
E. 以上都不是
70. 引起促胰液素分泌的最强因素是
A. 蛋白质分解产物
B. 盐酸
C. 脂酸钠
D. 脂肪
E. 糖类
71. 引起缩胆囊素分泌的最强因素是
A. 蛋白质分解产物
B. 盐酸
C. 脂酸钠
D. 脂肪
E. 糖类
72. 使促胃液素分泌的主要因素是
A. 蛋白质分解产物
B. 盐酸
C. 脂酸钠
D. 脂肪
E. 糖类
73. 使抑胃肽分泌的主要因素是
A. 蛋白质分解产物
B. 胆汁
C. 脂酸钠
D. 酸或脂肪
E. 糖类
74. 促胃液素的主要作用是
A. 促进胃酸分泌
B. 刺激胰液中碳酸氢盐分泌
C. 促进胰液中胰酶分泌
D. 促进胆汁分泌
E. 促进胃蛋白酶分泌
75. 缩胆囊素的作用是
A. 促进胃酸分泌
B. 刺激胰液中碳酸氢盐分泌
C. 促进胰液中胰酶分泌
D. 促进胆汁分泌
E. 促进胃蛋白酶分泌
76. 促胰液素的主要作用是
A. 促进胃酸分泌
B. 刺激胰液中碳酸氢盐分泌
C. 促进胰液中胰酶分泌
D. 促进胆汁分泌
E. 促进胃蛋白酶分泌
77. 唾液分泌的初级中枢位于
A. 腰骶部脊髓
B. 延髓
C. 脑桥
D. 下丘脑
E. 大脑皮层
78. 呕吐中枢位于
A. 腰骶部脊髓
B. 延髓
C. 脑桥
D. 下丘脑
E. 大脑皮层
79. 排便反射的高级中枢位于
A. 腰骶部脊髓
B. 延髓
C. 脑桥

D. 下丘脑　　E. 大脑皮层

80. 对唾液淀粉酶有激活作用的是

A. H^+　　B. Cl^-　　C. K^+

D. Na^+　　E. Ca^{2+}

81. 进食动作不能引起

A. 促胃液素分泌　　B. 唾液分泌

C. 胃液、胰液和胆汁分泌　　D. 胃容受性舒张

E. 胃运动增强

82. 下列关于胃排空的叙述，错误的是

A. 胃内食糜由胃排入十二指肠的过程称为胃排空

B. 胃排空是连续进行的

C. 胃排空决定于幽门两侧的压力差

D. 胃排空受十二指肠内容物 pH 值的影响

E. 混合食物需 4~6 小时方可完全排空

83. 在消化道中，不参与蛋白质消化的酶是

A. 胃蛋白酶　　B. 胰蛋白酶　　C. 二肽酶

D. 羧基肽酶　　E. 肠致活酶

84. 下列关于胆囊收缩的描述，错误的是

A. 对缩胆囊素起反应　　B. 胆囊收缩时（奥迪氏）括约肌舒张

C. 富含脂肪的食物刺激胆囊收缩　　D. 阿托品不抑制胆囊收缩

E. 阿托品抑制胆囊收缩

85. 下列肝脏功能中，最重要的是

A. 代谢　　B. 消化　　C. 解毒

D. 免疫　　E. 排泄

86. 下述消化液中最重要的一种是

A. 胃液　　B. 胰液　　C. 小肠液

D. 唾液　　E. 胆汁

87. 不能引起唾液分泌的因素是

A. 副交感神经兴奋　　B. 交感神经兴奋　　C. 食物的形状

D. 食物的气味　　E. 阿托品

88. 不属于胆汁成分的物质是

A. 胆色素　　B. 胆酸盐　　C. 脂肪酶

D. 胆固醇　　E. 电解质

89. 支配消化道的交感神经末梢释放的神经递质是

A. 乙酰胆碱　　B. 去甲肾上腺素　　C. 多巴胺

D. 肾上腺素　　E. γ-氨基丁酸

90. 不是消化道功能的是

A. 消化功能　　B. 吸收功能　　C. 非内分泌功能

D. 免疫功能　　E. 水平衡功能

91. 消化液的主要功能不包括

A. 稀释食物
B. 改变消化腔的 pH
C. 有助于胃肠的蠕动
D. 水解繁杂的食物成分,使之易吸收
E. 分泌黏液、抗体、大量液体,保护消化道黏膜

92. 机体内最大最复杂的内分泌器官是
A. 甲状腺
B. 脑垂体
C. 下丘脑
D. 性腺
E. 消化道

93. 刺激交感神经对胃肠道的影响是
A. 胃肠运动增强,分泌抑制
B. 胃肠运动增强,分泌增强
C. 胃肠运动抑制,分泌抑制
D. 胃肠运动抑制,分泌增强
E. 胃肠运动增强,分泌无明显变化

94. 影响钙吸收的主要因素是
A. 维生素 A
B. 维生素 B
C. 维生素 C
D. 维生素 D
E. 维生素 E

95. 必须与胃内分泌的内因子结合成一个大分子复合物的维生素是
A. 维生素 B_1
B. 维生素 B_{12}
C. 维生素 B_6
D. 维生素 D
E. 维生素 E

【B 型题】

(96~99 题共用备选答案)
A. 主细胞
B. 壁细胞
C. 黏液细胞
D. 胃幽门部 G 细胞
E. 胃黏膜表面上皮细胞

96. 分泌胃液中的内因子的细胞是
97. 分泌胃液中的盐酸的细胞是
98. 分泌促胃液素的细胞是
99. 分泌胃蛋白酶原的细胞是

(100~101 题共用备选答案)
A. 促胃液素
B. 促胰液素
C. 缩胆囊素
D. 血管活性肠肽
E. 生长抑素

100. 能够刺激胃酸大量分泌的激素是
101. 能使胰腺分泌大量水和碳酸氢盐的激素是

(102~104 题共用备选答案)
A. 胃
B. 十二指肠
C. 空肠
D. 回肠
E. 结肠

102. 食物中的钙被主动吸收的主要部位是
103. 主动吸收胆盐的部位是
104. 主动吸收食物中维生素 B_{12}的部位是

(105~106 题共用备选答案)
A. 胆固醇
B. 胆色素
C. 胆盐
D. 脂肪酸
E. 脂肪酶

105. 胆汁中参与脂肪消化的主要成分是

106. 胆汁中不含有的物质是

（107~109 题共用备选答案）

A. 胃蛋白酶　　B. 淀粉酶　　C. 胰脂肪酶
D. 辅脂酶　　E. 胰蛋白酶

107. 分解淀粉为麦芽糖的是
108. 发挥作用的最适 pH 为 2 的是
109. 激活糜蛋白酶原的是

三、问答题

1. 简述小肠是消化吸收的主要部位的原因。
2. 简述胃内盐酸的生理功能。
3. 促胃液素的主要生理作用有哪些？
4. 简述小肠分节运动的作用。
5. 胃运动的基本形式有哪些？
6. 刺激小肠运动的化学物质有哪些？
7. 简述幽门括约肌的作用。
8. 简述消化期抑制胃液分泌的主要因素。
9. 调节胰液分泌的神经和体液因素有哪些？
10. 哪些激素可影响胃运动？
11. 调节胆汁分泌的神经体液因素有哪些？
12. 试述消化道平滑肌的电生理特性。
13. 试述胃酸分泌的机制。
14. 胃液有哪些主要成分？各有何作用？
15. 试述胃排空的过程及机制。
16. 试述胰液的主要成分及其作用。
17. 试述胆汁的成分及其在消化中的作用。
18. 试述排便反射的过程。
19. 试述糖、蛋白质和脂肪的消化吸收过程。
20. 消化道的神经支配及其作用如何？
21. 试述慢性胃炎康复的生理学基础及康复措施。

【参考答案】

一、名词解释

1. **促胃液素**：是由幽门部和十二指肠黏膜的 G 细胞分泌的一种作用较广泛的胃肠激素。主要作用是促进胃液分泌、促进胃肠的运动和消化道黏膜的生长。

2. **促胰液素**：是由小肠黏膜 S 细胞分泌的一种 27 个氨基酸多肽。主要作用是促进胰液和胆汁的分泌，引起促胰液素释放的主要因素是盐酸作用于小肠上部（阈值 pH 4.5）。

3. **消化期胃液分泌**：消化期胃液分泌分为三个时期，即头期、胃期和肠期。三个时期只是人为分割,其实其分泌几乎同时开始,都受神经和体液双重调节。

4. **内在神经丛(壁内神经丛)**:内在神经丛也称壁内神经丛,它由位于纵行肌和环行肌间的肌间神经丛(欧氏神经丛)和位于黏膜层与环行肌之间的黏膜下神经丛(麦氏神经丛)组成。神经丛包括神经节和无数神经纤维,后者包括进入壁内的外来神经(自主性神经)及来自肠壁或黏膜的感受器传入纤维。内在神经丛的节细胞与神经纤维相互连接构成突触联系,形成一个完整的局部反应系统,可单独完成局部反射。正常时受自主性神经的调制。

5. **胃排空**:胃内食团消化成食糜后,随着胃的运动,食糜分批地通过幽门排入十二指肠,这一过程叫做胃的排空。

6. **消化**:食物经过消化系统的作用,其中的营养成分变成比较简单的物质的过程,这一过程叫做消化。它包括机械性消化和化学性消化。

7. **机械性消化**:通过咀嚼、吞咽、胃肠运动等形式,使大块食物变为小块,并充分混合消化液,使之沿消化管后移的过程叫做机械消化。

8. **化学性消化**:化学消化是指消化腺所分泌的酶对食物中的营养物质进行化学分解的过程。

9. **胃黏液-碳酸氢盐屏障**:覆盖在胃粘膜表面的黏液与胃黏膜分泌的 HCO_3^- 结合在一起形成的凝胶层,称为"黏液-碳酸氢盐屏障。"其作用是①滑润;②保护黏膜免受机械损伤;③降低胃液酸度,使胃黏膜表面呈中性或偏碱性,防止胃酸及胃蛋白酶对胃黏膜的侵蚀。这是保护胃黏膜的第一道防线。

10. **基本电节律**:胃肠平滑肌的静息电位不稳定,能够自动缓慢而有节律地去极化,出现慢的节律性电位变化,叫做基本电节律(慢波)。

11. **胃的容受性舒张**:当咀嚼和吞咽时,食物对口、咽及食管等处感受器的刺激,可通过迷走神经反射性地引起胃底和胃体肌肉舒张,胃容积扩大。该运动形式称为胃容受性舒张。

12. **分节运动**:主要是指由肠壁环行肌的收缩和舒张所形成。即在一段小肠壁上,许多点同时出现环行肌收缩,将食糜分成若干不全断的节段。随后原来收缩处舒张,原来舒张处收缩,使食糜又形成许多新的节段。

13. **胃肠激素**:由胃肠道黏膜内散在的多种内分泌细胞所分泌的肽类激素统称为胃肠激素。

14. **吸收**:吸收是指各种食物的消化产物以及水分和盐类等物质通过消化管黏膜的上皮细胞,进入血液或淋巴的过程。

15. **胆盐的肠-肝循环**:胆汁中的胆盐或胆汁酸被排至小肠后,绝大部分(95%)仍可由小肠黏膜(主要在回肠末端)吸收入血,通过门静脉再回到肝脏内组成胆汁。这一过程称为胆盐的肠-肝循环。

二、选择题

【A 型题】

1. D	2. D	3. C	4. B	5. A	6. E	7. C	8. E	9. B	10. D
11. A	12. C	13. D	14. C	15. D	16. B	17. D	18. D	19. B	20. D
21. B	22. A	23. B	24. E	25. A	26. B	27. C	28. C	29. B	30. A

31. D 32. C 33. D 34. B 35. A 36. C 37. C 38. D 39. B 40. A
41. D 42. C 43. C 44. A 45. B 46. A 47. B 48. E 49. B 50. B
51. C 52. B 53. B 54. E 55. A 56. C 57. D 58. A 59. A 60. C
61. D 62. E 63. A 64. C 65. C 66. E 67. C 68. D 69. A 70. B
71. A 72. A 73. D 74. A 75. C 76. B 77. B 78. B 79. E 80. B
81. E 82. B 83. E 84. D 85. A 86. B 87. E 88. C 89. B 90. C
91. C 92. E 93. C 94. D 95. B

【B型题】

96. B 97. B 98. D 99. A 100. A 101. B 102. B 103. D 104. D
105. C 106. E 107. B 108. A 109. E

三、问答题

1. 简述小肠是消化吸收的主要部位的原因。

答:小肠是消化和吸收的主要部位,这是因为:

(1)小肠内集中了许多重要的消化液和消化酶,如胰液、胆汁、小肠液等。其中的各种消化酶,对食物的各种成分都能进行彻底的消化。在小肠内经过充分消化后,变为可吸收的小分子物质。

(2)小肠具有较大的吸收面积,且小肠黏膜上有环状皱褶,皱褶上又有大量的绒毛,这些结构可使小肠面积增加数百倍,很适合于营养物的吸收。

(3)食物在小肠内停留时间较长,可作充分的消化和吸收。

2. 简述胃内盐酸的生理功能。

答:胃内盐酸的生理功能主要有以下几点:

(1)使胃蛋白酶原转变为有活性的胃蛋白酶。

(2)促进蛋白质的膨胀变性,加速胃蛋白酶对蛋白质的水解。

(3)使胃内维持适当的酸性环境,以利胃蛋白酶的活性。

(4)能杀灭细菌或抑制细菌生长。

(5)盐酸进入小肠后,可促进胰液和胆汁的分泌。

3. 促胃液素的主要生理作用有哪些?

答:促胃液素由幽门部和十二指肠的“G”细胞分泌,其生理作用有:

(1)刺激壁细胞分泌盐酸。

(2)促进主细胞分泌胃蛋白酶原。

(3)加强胃肠运动,刺激胰液和胆汁的分泌。

(4)促进胃肠道黏膜生长,并刺激胰岛素分泌。

4. 简述小肠分节运动的作用。

答:小肠的分节运动由肠壁环行肌的收缩和舒张所形成。其作用主要有:

(1)使食糜与消化液充分混合,便于化学消化。

(2)使食糜与肠壁紧密接触,有利于营养物质的吸收。

(3)挤压肠壁有助于血液和淋巴的回流。

5. 胃运动的基本形式有哪些?

答:胃运动的基本形式有:

(1)紧张性收缩:胃壁平滑肌和消化道其他部分的平滑肌一样,经常保持着一定程度的持续收缩状态。

(2)容受性舒张:当咀嚼和吞咽时,食物刺激咽和食管等处的感受器,通过迷走神经反射性地引起胃底和胃体的肌肉舒张,以利容受和储存入胃的食物。

(3)蠕动:胃壁肌肉呈波浪形向前推进的舒缩运动。

6. 刺激小肠运动的化学物质有哪些?

答:促进小肠运动的化学物质有乙酰胆碱、5-羟色胺、促胃液素、缩胆囊素、胃动素和P物质等。其中以P物质和5-羟色胺等作用最强。

7. 简述幽门括约肌的作用。

答:幽门括约肌的作用主要是:

(1)限制食糜进入十二指肠:胃收缩间期幽门关闭,使食糜不能进入十二指肠,在胃内进行充分的机械消化和化学消化。

(2)防止十二指肠内容物逆流入胃:幽门关闭时可防止肠内容物返流入胃,以减少胆汁等物质对胃黏膜的刺激和损伤。

8. 简述消化期抑制胃液分泌的主要因素。

答:消化期抑制胃液分泌的主要因素有:

(1)盐酸:盐酸是胃腺活动的产物,但它对胃腺的活动又具有抑制作用,因此是胃酸分泌的一种负反馈的调节机制。

(2)脂肪:脂肪及其消化产物进入十二指肠后(而不是在胃内),可刺激小肠黏膜产生抑制胃腺分泌和胃运动的激素,如抑胃肽等。

(3)十二指肠内的高渗溶液:十二指肠内的高渗溶液可激活小肠内渗透压感受器,通过肠-胃反射抑制胃液分泌,同时也刺激小肠黏膜产生抑制胃腺分泌的激素。

9. 调节胰液分泌的神经和体液因素有哪些?

答:胰液分泌受神经和体液的双重调节,但以体液调节为主。

(1)神经调节:食物刺激通过条件反射和非条件反射引起胰液分泌增多。反射的传出神经是迷走神经和交感神经(内脏大神经)。

(2)体液调节:①促胰液素主要作用于胰腺小导管细胞,使其分泌大量水和碳酸氢盐,而酶含量极少;②缩胆囊素可使胰腺分泌含酶多而碳酸氢盐和水极少的胰液;③促胃液素,可使胰腺对酶的分泌作用加强。

10. 哪些激素可影响胃运动?

答:影响胃运动的激素主要有:

(1)促胃液素:它可促进胃腺胃酸分泌,促进胃运动和胃黏膜生长。

(2)胃动素:可促进胃运动及调节胃运动方式。

(3)促胰液素:可抑制胃的运动和胃液分泌。

(4)抑胃肽:抑制胃运动和胃腺分泌。此外,缩胆囊素和生长抑素等亦可抑制胃运动及其分泌。

11. 调节胆汁分泌的神经体液因素有哪些?

肝细胞分泌胆汁是一个连续的过程,其分泌受神经和体液的双重调节。

(1)神经调节:进食动作或食物对胃和小肠的刺激,均可通过神经反射引起肝脏胆汁分泌的少量增加。反射的传出途径是迷走神经。

(2)体液调节:①促胃液素:可通过血液循环直接作用于肝细胞,引起胆汁分泌,亦可通过胃酸和促胰液素间接作用于肝细胞;②促胰液素:有一定刺激肝胆汁分泌的作用,主要是HCO_3^-增加;③缩胆囊素:主要是引起胆囊收缩,促进胆汁排放;④胆盐:排入小肠的胆盐可吸收回血,转送到肝(即胆盐的肠肝循环),促进肝胆汁的分泌。

12. 试述消化道平滑肌的电生理特性。

答:消化道平滑肌电生理特性:

(1)静息电位:平滑肌细胞膜静息电位值为-55~-60mV。其产生主要决定于K^+外流,但Na^+、Ca^{2+}及钠泵对此也有影响。

(2)基本电节律:在静息状态下,用微电极可在消化道记录出一种自发的、缓慢而有节律的去极化波,称为基本电节律或慢波。波幅为5~15mV,持续时间为1~4秒,频率为3~12次/分,它与细胞生电钠泵活动的周期性有关。

(3)动作电位:当慢波电位超过一定临界值时,就可触发一个或多个动作电位,随后引起肌肉收缩。动作电位产生与Na^+无关,Ca^{2+}内流是主要的离子基础。慢波频率影响收缩频率,动作电位数目决定收缩幅度。因此,慢波电位是平滑肌的起步电位,是平滑肌收缩节律的控制波。

13. 试述胃酸分泌的机制。

答:盐酸的分泌是H^+和Cl^-在壁细胞内中形成HCl,随后进入胃腔的。H^+来源于壁细胞内物质氧化代谢所产生的水,水解离为H^+和OH^-,H^+借小管膜上H^+泵的作用,主动地将H^+转运入小管内。Cl^-来自血浆,一部分顺浓度差弥散,一部分则靠载体转运入细胞内,再通过小管膜上Cl^-泵的作用将Cl^-逆浓度和电位差排入小管内。至于水解生成的OH^-则和H_2CO_3解离出来的H^+结合而中和,使细胞的pH不致因OH^-的蓄积而升高。H_2CO_3解离生成的HCO_3^-则被分泌入血液。

14. 胃液有哪些主要成分?各有何作用?

答:胃液除水以外,主要含有盐酸、胃蛋白酶原、黏液、内因子等。

(1)盐酸:又称胃酸,由壁细胞分泌。生理作用是:①杀死随食物进入胃的细菌;②激活胃蛋白酶原为胃蛋白酶;③提供胃蛋白酶作用所需的酸性环境;④盐酸进入小肠引起促胰液素释放,后者可促进胰液、胆汁和小肠液的分泌;⑤盐酸在小肠上段造成酸性环境有助于小肠吸收铁和钙;⑥使蛋白质变性,易于分解。

(2)胃蛋白酶原:由主细胞合成。在盐酸和已激活的胃蛋白酶作用下,转变为有活性的胃蛋白酶。胃蛋白酶在强酸环境下水解蛋白质为脲或胨,产生的多肽或氨基酸较少。

(3)黏液:由黏膜表面上皮细胞、黏液颈细胞、贲门腺和幽门腺共同分泌,主要成分为糖蛋白。它与胃黏膜分泌的HCO_3^-构成"黏液-碳酸氢盐屏障",使胃黏膜表面处于中性或偏碱性状态,有效地防止胃酸和胃蛋白酶对黏膜的侵蚀。

(4)内因子:是由壁细胞分泌的一种糖蛋白,可与维生素B_{12}结合成为不透析的复合物,使其不被水解破坏。当复合物运行至回肠后便与黏膜受体结合,从而促进维生素B_{12}吸收。

15. 试述胃排空的过程及机制。

答:食物由胃排入十二指肠的过程称为胃的排空。胃的间断性排空发生的机制与以下两方面因素的相互作用有关:

(1)胃内因素促进排空:促进胃收缩的因素有二:①胃内食物量:胃内大量食物的机械扩张刺激可通过迷走神经反射或壁内神经丛反射加强胃运动。食物由胃的排空速率与存留在胃内食物量的平方根成正比。②胃泌素作用:食物的扩张刺激和蛋白质分解产物等化学成分可刺激胃窦黏膜释放促胃液素。促胃液素对胃运动有中等强度刺激作用,它提高幽门泵的活动,并使幽门舒张,促进胃的排空。

(2)十二指肠因素抑制排空:抑制排空的因素是:①肠-胃反射:食物进入十二指肠后,机械扩张刺激、盐酸、脂肪及高张溶液刺激了肠壁上的机械和化学感受器,引起肠胃反射抑制胃运动;②十二指肠激素抑制排空:盐酸和脂肪可刺激小肠释放促胰液素、抑胃肽和胆囊收缩素(它们统称为肠抑胃素),均可抑制胃排空。

随着盐酸在小肠内被中和,以及脂肪等食物的消化物被吸收,上述对胃排空的抑制性影响逐渐消失,胃运动便逐渐增强。如此反复,形成胃排空的间断性。

16. 试述胰液的主要成分及其作用。

答:胰液是无色和无臭的碱性液体,含有大量的无机盐和有机物。

(1)无机成分:碳酸氢盐含量最高,它由胰腺小管细胞分泌。HCO_3^- 的作用是:①中和进入十二指肠的盐酸,使肠黏膜免受强酸侵蚀;②提供小肠多种消化酶作用的最适 pH 环境。此外,有 Cl^-、Na^+、K^+和 Ca^{2+}等。

(2)有机成分:有机物主要是由多种消化酶组成的蛋白质。消化酶及其作用是:①胰淀粉酶:为 α-淀粉酶,使淀粉水解为麦芽糖及葡萄糖。②胰脂肪酶:可以分解甘油三酯为脂肪酸、甘油一酯和甘油。③胰蛋白酶和糜蛋白酶:两者均以无活性的酶原形式存在于胰液中。肠致活酶(肠激酶)、酸、胰蛋白酶本身及组织液可激活胰蛋白酶原成为胰蛋白酶;胰蛋白酶可激活糜蛋白酶原成为糜蛋白酶。两者单独作用时均可将蛋白质水解成为际和胨。共同作用时,可消化蛋白质为多肽和氨基酸。

此外,还有羧基肽酶、核糖核酸酶和脱氧核糖核酸酶等,可水解核糖核酸和脱氧核糖核酸为单核苷酸。

17. 试述胆汁的成分及其在消化中的作用。

答:胆汁由肝细胞生成,在胆囊内贮存。胆汁中除水分外,还有胆色素、胆盐、胆固醇、卵磷脂以及血浆中所有的无机盐,胆汁中没有消化酶。其生理作用主要是:①乳化脂肪:胆汁中有胆盐、胆固醇和卵磷脂可作为乳化剂,将脂肪乳化为微滴,增加胰脂肪酶的作用面积,促进脂肪的消化;②促进脂肪的吸收:胆汁达一定浓度后便聚合成微胶粒,与脂肪分解产物形成水溶性复合物。胆盐便作为运载工具,促使不溶于水的脂肪分解产物被小肠黏膜吸收;③通过促进脂肪水解产物的吸收,促进脂溶性维生素 A、维生素 D、维生素 E、维生素 K 的吸收;④胆汁在十二指肠内可中和一部分胃酸。它还可作为促进胆汁自身分泌的体液因素。胆汁中不含任何消化酶,不能直接分解营养物质。

18. 试述排便反射的过程。

答:粪便不断地在结肠内形成,当结肠和直肠内粪便不多时,肠壁舒张,肛门括约肌收缩,粪便就在这里潴留。当粪便积聚到一定量时,对这里的肠壁感受器产生压力刺激,通过传入神经(盆神经)传到腰骶部脊髓排便中枢,排便中枢有兴奋经传入纤维传到大脑,产生排便欲。如果条件不允许,大脑发生冲动,抑制脊髓排便中枢,经过交感神经和阴部神经,使结肠和直肠继续舒张,肛门括约肌收缩加强,防止排便,但这个作用只是暂时的,如果粪便积聚再多些,仍要引起排便。如果条件允许,中枢兴奋,一方面通过盆神经引起结肠和直肠收缩,肛门内括约肌弛缓,另一方面支配肛门外括约肌的阴部神经被抑制,肛门外括约肌弛缓,于是引起排便。

19. 试述糖、蛋白质和脂肪的消化吸收过程。

答：三大营养物质的消化吸收过程简述如下：

（1）糖类：食物经口腔的唾液淀粉酶作用后，其中部分淀粉被分解为麦芽糖，进入胃以后，在胃内容物未明显酸化前唾液淀粉酶可继续起作用。随着胃排空，食糜入小肠，其中未被消化吸收的淀粉和糖类，经胰淀粉酶和肠淀粉酶的共同作用，分解为麦芽糖和少量葡萄糖，麦芽糖经肠麦芽糖酶的作用分解为葡萄糖。而食物中的乳糖、蔗糖则在乳糖酶和蔗糖酶作用下，分解为果糖、半乳糖和葡萄糖。这些单糖最终在小肠被吸收。

（2）脂肪：口腔对脂肪的消化作用比胃消化脂肪的作用弱。脂肪的消化吸收主要在小肠。脂肪在小肠中经胆盐乳化和胰、肠脂肪酶作用而分解为甘油和脂肪酸；磷脂经相应的酶分解。最后的分解产物均由小肠吸收。

（3）蛋白质：口腔对蛋白质无消化作用。食物进入胃之后，在胃蛋白酶的作用下分解为际和胨，而进一步的消化则在小肠进行。食糜进入小肠后，未消化的蛋白质经胰蛋白酶和糜蛋白酶的作用分解为多肽和胨。胨经胰蛋白酶和糜蛋白酶的作用，转变为多肽和氨基酸，多肽在肽类消化酶和肽酶作用下转变为二肽和氨基酸，二肽在肠二肽酶作用下继续分解为氨基酸。氨基酸则经过小肠上皮吸收入血。

20. 消化道的神经支配及其作用如何？

答：除口、咽及食管上段的肌肉和肛门外括约肌接受躯体神经支配外，消化道其余部分均受自主性神经的支配。另外，在食管中段到肛门之间的绝大部分消化管壁内还布有内在神经丛。

（1）自主性神经传出纤维：①交感神经自脊髓发出后，经换元，节后纤维分布到胃、小肠和结肠各部，末梢释放去甲肾上腺素，引起胃肠运动和分泌的抑制。②副交感神经的传出纤维走行于迷走神经和盆神经中。迷走神经和盆神经都是节前纤维，在内在神经丛换元，发出短的节后纤维。其末梢释放递质乙酰胆碱，对胃肠运动及分泌起兴奋作用。但迷走神经中有一小部分纤维是抑制性的，末梢释放递质是某些肽类物质。

（2）自主性神经的传入纤维：感觉传入纤维混入支配胃肠道的交感神经和迷走神经中，它们参与消化道的反射活动。

（3）内在神经丛：也称壁内神经丛，分布在食管中段到肛门之间的绝大部分的消化管壁内。它由肌间神经丛和黏膜下神经丛组成，包括神经节和无数神经纤维，这些纤维有的来自交感或副交感神经的节后纤维，有的来自肠壁或黏膜上感受器的传入纤维。内在神经丛的节细胞和神经纤维形成突触联系，从而构成一个完整的局部反应系统，可单独完成局部反射。

21. 试述慢性胃炎康复的生理学基础及康复措施。

答：慢性胃炎康复的生理学基础：慢性胃炎是由各种病因引起的胃黏膜慢性炎症。根据病理组织学改变和病变部位，结合可能病因，将慢性胃炎分成浅表性、萎缩性和特殊类型三大类。慢性浅表性胃炎是指不伴有胃黏膜萎缩性改变、胃黏膜层可见以淋巴细胞核浆细胞为主的慢性炎症。慢性萎缩性胃炎是指胃黏膜已发生了萎缩性改变的慢性胃炎，常伴有肠上皮化生。慢性萎缩性胃炎又可再分为多灶萎缩性胃炎和自身免疫性胃炎两大类。特殊类型胃炎种类很多，由不同病因所致，临床上较少见。慢性胃炎的病因及发病机制尚未完全阐明，一般认为与物理因素、化学因素、生物因素、免疫因素和老年患者胃黏膜营养因子缺乏，或胃黏膜感觉神经等有关。

慢性胃炎的康复措施：对无症状或症状轻微的慢性胃炎患者，有时可不用药物治疗。只给予物理因子治疗和饮食调节即可治愈。慢性胃炎中最需要药物治疗的是伴有恶性贫血的胃炎，需要补充维生素 B_{12}。康复治疗目标为消除幽门螺杆菌、改善胃的分泌功能，改善胃动力，提高劳动力，提高生活质量。在综合治疗的基础上，积极进行康复治疗。康复治疗方法主要包括物理治疗、心理治疗及健康教育等。

（李利生 朱进霞）

第九章
能量代谢与体温调节

【学习目标】

1. **掌握** 基础代谢及基础代谢率的概念；能量代谢的影响因素；肥胖症、糖尿病、代谢综合征三种能量代谢疾病康复的生理学基础及康复措施。

2. **熟悉** 习服的概念、冷习服及热习服的概念；体壳体温和体核体温的概念，体温的正常变动；机体的产热过程和部位特点；辐射、传导、对流、蒸发散热过程、影响因素及特点。

3. **了解** 机体能量的主要来源和特点，机体能量的利用；能量代谢测定的原理，能量代谢测定的直接和间接方法及其原理，人体能量消耗测定的意义；体温的调节。

【重点和难点内容】

一、能量代谢

（一）机体能量的来源和利用

1. 机体能量的来源

（1）糖是机体的主要供能物质：糖是机体的重要能量来源。我国人民所摄取食物中的营养素，以糖所占的比重最大，占70%左右。

（2）脂肪是机体的重要储存和供能物质：在正常情况下，人体所消耗的能源物质中有30%~40%来自体内的脂肪。一般情况下，脂肪作为能源物质，也包括从食物中摄取的糖所转化成的脂肪；在短期饥饿情况下，则主要由体内的脂肪提供能量。

（3）蛋白质在特殊情况下参与体内供能：蛋白质由氨基酸构成，在机体蛋白质代谢中，也主要是利用氨基酸进行合成和分解代谢。当机体处于饥饿状态时，糖的贮备迅速减少，而脂肪和蛋白质则作为长期能量消耗时的能源。

2. 能量的利用 能源物质在体内氧化时所释放的能量约50%直接转变为热能，用于维持体温，并向外界散发。其余的以自由能的形式转移并贮存于ATP等高能化合物的高能磷酸键中。

（二）基础代谢

基础代谢是指基础状态下的能量代谢。基础代谢率则是指在基础状态下单位时间内的能量代谢。所谓基础状态，是指人体处在清醒、安静、不受肌肉活动、精神紧张、食物及环境温度等因素影响的状态。

基础代谢率以每小时/每平方米体表面积的产热量为单位，通常以$kJ/(m^2 \cdot h)$来表示（临床常用百分数表示，一般不超出±15%为正常）。实际测定结果表明，基础代谢率随性别、年龄等不同而有生理变化。

（三）能量代谢的测定

1. 能量代谢测定的原理 测定在一定时间内机体所消耗的食物，或者测定机体所产生的热量与所做的外功，可测算出整个机体的能量代谢率（单位时间内所消耗的能量）。

2. 能量代谢测定的方法

（1）直接测热法：直接测热法是直接测定整个机体在单位时间内向外界环境发散的总热量。此总热量就是能量代谢率。

（2）间接测热法：间接测热法是测定单位时间内的相关参数而推算各种能源物质的消耗量和产热量。这些参数包括食物的热价、氧热价及呼吸商等。

食物的热价是指将1g食物氧化（或在体外燃烧）时所释放出来的能量。食物的氧热价指某种食物氧化时消耗1L氧所产生的热量。一定时间内机体的CO_2产量与耗氧量的比值称为呼吸商。一般情况下，摄取混合食物时，呼吸商常在0.85左右。

3. 人体能量消耗测定的意义

（1）临床诊断：基础代谢率的测定是临床诊断甲状腺疾病的重要辅助方法。

（2）安静时能量代谢的评定：对于健身运动处方的制定具有重要意义。

（3）评定运动强度：由于运动强度的激烈程度与能耗量成正相关，因此可用能耗量作为参数来划分运动强度，制定训练计划。

（四）能量代谢的影响因素

1. 肌肉活动 肌肉活动对能量代谢的影响最为显著。

2. 精神活动 在精神处于紧张状态，产热量可以显著增加。

3. 食物的特殊动力作用 在安静状态下摄入食物后，人体释放的热量比摄入的食物本身氧化后所产生的热量要多。食物特殊动力作用的机制尚未完全了解。

4. 环境温度 人（裸体或穿着薄衣）安静时的能量代谢，在20~30℃的环境中最为稳定。

5. 其他因素 年龄、性别、睡眠、激素（生长素、甲状腺激素、肾上腺素等）也影响能量代谢。

二、体温及其调节

人和高等动物机体都具有一定的温度，这就是体温。体温是机体进行新陈代谢和正常生命活动的必要条件。

（一）体温

1. 体壳体温和体核体温 人体的外周组织即表层，包括皮肤、皮下组织和肌肉等的温度称为体壳体温。体壳温度不稳定，波动比较大。四肢末梢皮肤温最低，越近躯干、头部，皮肤温越高。

机体深部（心、肺、脑和腹腔内脏等处）的温度称为体核体度。体核温度比体壳温度高，且比较稳定，各部位之间的差异也较小。在安静时，肝代谢最活跃，温度最高；其次，是心脏和消化腺。在运动时则骨骼肌的温度最高。

2. 体温的正常变动 在正常情况下，体温可因一些内在因素而发生波动，但波动幅度一般不超过1℃。这些因素包括：昼夜节律、性别、年龄、运动。此外，情绪激动、精神紧张、进食等情况对体温都会有影响。

（二）机体的产热和散热

机体在体温调节机制的调控下，使产热过程和散热过程处于平衡，即体热平衡，维持正常的体温。

1. 产热过程 机体的总产热量主要包括基础代谢，食物特殊动力作用和肌肉活动所产生的热量。骨骼肌的产热量则变化很大，在安静时产热量较小，运动时产热量可明显增加。

人在寒冷环境中主要依靠寒战来增加产热量。机体受寒冷刺激时，通常在发生寒战之前，首先出现温度刺激性肌紧张或称寒战前肌紧张，此时代谢率就有所增加。

2. 散热过程 人体的主要散热部位是皮肤。当环境温度低于体温时，大部分的体热通过皮肤的辐射、传导和对流散热。一部分热量通过皮肤汗液蒸发来散发，呼吸、排尿和排粪也可散失小部分热量。

（1）辐射、传导和对流散热：辐射散热是机体以热射线的形式将热量传给外界较冷物质的一种散热形式。传导散热是机体的热量直接传给同它接触的较冷物体的一种散热方式。对流散热是指通过气体或液体交换热量的一种方式。

辐射、传导和对流散失的热量取决于皮肤和环境之间的温度差，温度差越大，散热量越多，温度差越小，散热量越少。

（2）蒸发散热：人体蒸发有两种形式：即不感蒸发和发汗。人体即使处在低温中，没有汗液分泌时，皮肤和呼吸道都不断有水分渗出而被蒸发掉，这种水分蒸发称为不感蒸发。汗腺分泌汗液的活动称为发汗。发汗是可以意识到的有明显的汗液分泌，因此，汗液的蒸发又称为可感蒸发。

发汗是反射活动。在温热环境下引起全身各部位的小汗腺分泌汗液称为温热性发汗。发汗速度受环境温度和湿度影响。环境温度越高，发汗速度越快。

（三）体温调节

恒温动物包括人，有完善的体温调节机制。在外界环境温度改变时，通过调节产热过程和散热过程，维持体温相对稳定。体温调节是生物自动控制系统的实例。下丘脑体温调节中枢，包括调定点神经元在内，属于控制系统。

1. 温度感受器 对温度敏感的感受器称为温度感受器，温度感受器分为外周温度感受器和中枢温度感受器。

外周温度感受器在人体皮肤、黏膜和内脏中，分为冷觉感受器和温觉感受器，它们都是游离神经末梢。中枢温度感受器在脊髓、延髓、脑干网状结构及下丘脑中。

2. 体温调节中枢 调定点学说认为，体温的调节类似于恒温器的调节，PO/AH 中有个调定点规定数值（如 37℃）。如果偏离此规定数值，则由反馈系统将偏离信息输送到控制系统，然后经过对受控系统的调整来维持体温的恒定。通常认为，PO/AH 中的温度敏感神经元可能在体温调节中起着调定点的作用。

（四）温度习服

1. 习服的概念 习服是指机体为能适应新环境（如高温，低氧，失重，高压等）生存而产生的一系列适应性改变。

2. 冷习服 是指在人体通过较长期暴露于冷环境，经过自身各系统生理生化的调节，对冷环境产生适应的过程。

3. 热习服 即机体在长期反复的热作用下，可出现一系列的适应性反应。

三、能量代谢疾病康复的生理学基础

（一）肥胖症康复的生理学基础

1. 肥胖症康复的生理学基础 肥胖症是由遗传和环境因素共同作用引起的体重增加、脂肪集聚过多所致的慢性代谢性疾病，是引起高血压、冠心病、2 型糖尿病、血脂异常等的重要诱因和共同的病理基础。

2. 肥胖症的康复措施 肥胖症的治疗方法很多，但不论肥胖程度的轻重，饮食控制和运动疗法是治疗肥胖症的最重要、最基本的两项措施。

（二）糖尿病康复的生理学基础

1. 糖尿病的生理学基础 糖尿病是一组常见的以血浆葡萄糖水平增高为特征的代谢内分泌疾病。是由于绝对或相对胰岛素分泌不足和胰高血糖素活性增高所引起的代谢紊乱。

2. 糖尿病的康复措施 临床通常采用综合治疗方案，包括饮食疗法、运动疗法、药物治疗、糖尿病教育和血糖监测。其中起直接作用的是饮食疗法、运动疗法和药物治疗三方面，而糖尿病教育和血糖监测则是保证这三种治疗方法正确发挥作用的必要手段。

（三）代谢综合征的生理学原理和康复措施

1. 代谢综合征的生理学基础 代谢综合征是一组以肥胖、高血糖（糖尿病或糖节受损）、血脂异常[高 TG 血症（或）低 HDL-C 血症]以及高血压等聚集发病、严重影响机体健康的临床综合征，是一组在代谢上相互关联的危险因素的组合。其共同病理机制均为胰岛素抵抗。

2. 代谢综合征康复措施 代谢综合征治疗的基本策略是：以改善胰岛素抵抗为基础，对心血管危险因素进行综合防治，包括生活方式干预、饮食控制和运动治疗，无效时考虑药物治疗。饮食控制和运动疗法作为长期干预的基础措施。

【习题】

一、名词解释

1. 能量代谢
2. 基础代谢率
3. 食物的热价
4. 食物的氧热价
5. 呼吸商
6. 食物的特殊动力作用
7. 体壳体温
8. 体核温度
9. 不感蒸发
10. 习服

二、选择题

【A 型题】

1. 在体内，主要用于供能的营养物质是

A. 糖与脂肪　B. 糖与蛋白质　C. 脂肪与蛋白质
D. 脂肪与核酸　E. 蛋白质与核酸

2. 从机体能量代谢的整个过程来看,其关键的环节是
A. 糖酵解　B. 糖类有氧氧化　C. 糖异生
D. ATP 的合成与分解　E. 以上都不是

3. 基础代谢率的最适计算单位是
A. 千焦耳/(平方米·小时)　B. 千焦耳/(公斤·小时)
C. 千焦耳/(平方米·分钟)　D. 千焦耳/(公斤·分钟)
E. 以上都不对

4. 人群中基础代谢率最高的是
A. 老年人　B. 成年男子　C. 幼儿
D. 儿童　E. 优秀运动员

5. 对能量代谢影响最为显著的是
A. 环境温度升高　B. 环境温度降低　C. 精神活动
D. 肌肉活动　E. 食物的特殊动力作用

6. 临床上测定基础代谢率,主要用以判断功能状态的组织器官是
A. 甲状腺　B. 肾上腺　C. 脑
D. 心　E. 肌肉

7. 氧热价最高的营养物质是
A. 脂肪　B. 蛋白质　C. 糖类
D. 糖类和脂肪　E. 以上都不是

8. 呼吸商是指机体在同一时间内
A. ATP 合成与释放的比值　B. 通气量与二氧化碳生成量的比值
C. 二氧化碳产量与耗氧量的比值　D. 耗氧量与二氧化碳产量的比值
E. ATP 合成与 ATP 生成量的比值

9. 呼吸商接近 1 时,主要供能物质是
A. 糖类　B. 脂肪　C. 蛋白质
D. 糖类和脂肪　E. 以上都不是

10. 脂肪在氧化时比同量的糖类
A. 耗氧量少,能量放出少　B. 耗氧量多,能量放出多
C. 耗氧量少,能量放出多　D. 耗氧量多,能量放出少
E. 以上都不对

11. 一般情况下,对于食用混合膳食者,呼吸商是
A. 0.70　B. 0.78　C. 0.80
D. 0.85　E. 1.15

12. 直接测热法是测定机体在一定时间内
A. 发散的热量　B. 消耗的氧量
C. 产生二氧化碳的量　D. 消耗能量物质的量
E. 吸收的热量

13. 应用间接测热法测定能量代谢时,需测定受试者的

A. 耗氧量和 CO_2 产生量
B. 消耗能量物质的量
C. 食物的热价和氧热价
D. 食物的热价和呼吸商
E. 食物中的三大营养物质比例

14. 正常人的腋窝温、口腔温和直肠温按温度由高至低排列顺序为
A. 腋窝温,口腔温,直肠温
B. 口腔温,直肠温,腋窝温
C. 直肠温,腋窝温,口腔温
D. 直肠温,口腔温,腋窝温
E. 腋窝温,直肠温,口腔温

15. 人体在运动或劳动状态下的主要产热器官是
A. 脑
B. 心
C. 肝
D. 骨骼肌
E. 皮肤

16. 要实现循环系统对体温的调节需要通过改变
A. 皮肤血流量
B. 血液温度
C. 心输出量
D. 血流速度
E. 皮肤温度

17. 体温调节中枢的调定点位于
A. 脊髓
B. 延髓
C. 脑干网状结构
D. 视前区-下丘脑前部
E. 小脑

18. 酒精擦浴降温可增加皮肤的
A. 传导散热
B. 对流散热
C. 辐射散热
D. 蒸发散热
E. 被动散热

19. 影响体温发生生理性变动的因素**错误**的是
A. 环境温度
B. 测量时间
C. 性别
D. 体重
E. 年龄

20. 在环境温度低于 20℃时,人体散热的方式**错误**的是
A. 辐射
B. 传导
C. 对流
D. 不感蒸发
E. 汗液蒸发

21. 既是重要的储能物质又是直接供能物质的是
A. 肝糖原
B. ATP
C. 脂肪酸
D. 磷酸肌酸
E. 葡萄糖

22. 要达到**不属于**病态,基础代谢率的实测值与正常平均值需相差
A. ±0%~20%
B. ±10%~15%
C. ±20%~25%
D. ±20%~30%
E. ±30%

23. 能量代谢最稳定的环境是
A. 0~10℃
B. 10~20℃
C. 20~30℃
D. 30~40℃
E. 40~50℃

24. 蛋白质物理热价大于生物热价的原因是
A. 蛋白质在体内消化吸收不完全
B. 氨基酸在体内转化为糖
C. 氨基酸在体内合成组织蛋白
D. 蛋白质在体内没有完全氧化
E. 大量蛋白质以氨基酸形式从尿中排出

25. 在寒冷环境中,**不会**出现
A. 甲状腺激素分泌增加
B. 皮肤血管舒张,血流量增加

C. 寒战　　D. 组织代谢提高,产热量增加

E. 肾上腺素和去甲肾上腺素释放增加

【B 型题】

(26~29 题共用备选答案)

A. 辐射　　B. 对流　　C. 传导

D. 发汗　　E. 肺呼吸

26. 受风速影响最大的散热方式是

27. 环境温度等于或高于皮肤温度时的散热方式是

28. 冰帽降温的主要机制是增加

29. 机体在安静状态下的主要散热方式是

(30~35 题共用备选答案)

A. 辐射散热　　B. 传导散热　　C. 对流散热

D. 不感蒸发　　E. 发汗

30. 体热以热射线的形式传给外界较冷物质是

31. 通过气体或液体来交换热量称为

32. 通过呼吸道呼出水分是

33. 机体深部的热量传到体表主要是通过

34. 穿棉衣抵御寒风主要是通过降低

35. 皮肤涂油脂保暖主要是降低

三、问答题

1. 简述机体能量的来源和利用。

2. 测定耗氧量和二氧化碳产量的方法有几种? 每种方法的测定原理是什么?

3. 影响能量代谢的主要因素有哪些?

4. 机体在安静和运动时的主要产热器官是哪些? 机体在寒冷环境中,主要通过什么形式产热?

5. 影响散热过程的因素有哪些?

6. 试述肥胖症的康复措施。

【参考答案】

一、名词解释

1. **能量代谢**:生物体内物质代谢过程中伴随发生的能量的释放、转移、储存和利用。

2. **基础代谢率**:在基础状态下单位时间内的能量代谢。所谓基础状态,是指人体处在清醒、安静、不受肌肉活动、精神紧张、食物及环境温度等因素影响的状态。

3. **食物的热价**:将 1g 食物氧化(或在体外燃烧)时所释放出来的能量。食物的热价可分为物理热价和生物热价。

4. **食物的氧热价**:某种食物氧化时消耗 1L 氧所产生的热量。氧热价能反映出某种物质氧化时耗氧量和产热量之间的关系。

5. **呼吸商**:机体依靠呼吸功能从外界摄取氧,以供各种营养物质氧化分解的需要,同时也将代谢终产物 CO_2 呼出体外,一定时间内机体的 CO_2 产量与耗氧量的比值。

6. **食物的特殊动力作用**:进食食物后,食物能使机体产生“额外”热量的现象。

7. **体壳体温**:人体的外周组织即表层,包括皮肤、皮下组织和肌肉等的温度。

8. **体核温度**:机体深部(心、肺、脑和腹腔内脏等处)的温度。

9. **不感蒸发**:人体即使处在低温中,没有汗液分泌时,皮肤和呼吸道都不断有水分渗出而被蒸发掉。

10. **习服**:机体为能适应新环境(如高温,低氧,失重,高压等)生存而产生的一系列适应性改变。

二、选择题

【A 型题】

1. A　2. D　3. A　4. E　5. D　6. A　7. C　8. C　9. A　10. B
11. D　12. A　13. A　14. D　15. D　16. A　17. D　18. D　19. D　20. E
21. B　22. B　23. C　24. D　25. B

【B 型题】

26. B　27. D　28. C　29. A　30. A　31. C　32. D　33. B　34. C　35. B

三、问答题

1. 简述机体能量的来源和利用。

答:(1)能量的来源:机体从外界摄取的营养物质包括糖、脂肪、蛋白质、水、无机盐、维生素以及膳食纤维七大类物质。其中,糖、脂肪和蛋白质是机体的主要能量来源。糖是机体的主要供能物质,我国人民所摄取食物中的营养素,以糖所占的比重最大,占 70%左右。脂肪是机体的重要储存和供能物质,人体所消耗的能源物质中有 30%~40%来自体内的脂肪。蛋白质在特殊情况下参与体内供能,当机体处于饥饿状态时,糖的贮备迅速减少,而脂肪和蛋白质则作为长期能量消耗时的能源。

(2)能量的利用:能源物质在体内氧化时所释放的能量约 50%直接转变为热能,用于维持体温,并向外界散发。其余的以自由能的形式转移并贮存于 ATP 等高能化合物的高能磷酸键中。当能量过剩时,可通过 ATP 将高能磷酸键转移给肌酸,肌酸和磷酸合成磷酸肌酸(CP)而贮存起来;当 ATP 分解释放能量时,CP 又将高能磷酸键转移给 ADP 而生成 ATP,以补充组织细胞 ATP 的消耗,从而满足机体在应急生理活动中对能量的需求。ATP 所释放的能量主要为机体合成代谢以及各种生理活动所需要,如细胞生长过程中各种物质的合成、肌肉收缩、神经传导、细胞膜对各种物质的主动转运(消化道的吸收、肾小管的重吸收和分泌、离子浓度梯度的维持等)、腺体分泌等。其他用于进行各种功能活动所做的功最终都转化为热能。热能是最低形式的能量,主要用于维持体温,而不能转化为其他形式的能,因此不能用来做功。用于维持体温的这部分体热最终由体表散发到外界环境中去;此外,还有小部分体热则通过呼出气、排泄物等被带出体外。人体摄入的能量和消耗的能量之间,需要维持能量平衡。

2. 测定耗氧量和二氧化碳产量的方法有几种?每种方法的测定原理是什么?

答:测定耗氧量和 CO_2 产量的方法有闭合式测定法、开放式测定法和双标水法三种。

(1)闭合式测定法:在动物实验中,将受试动物置于一个密闭的能吸热的装置中。通过气泵,不断将定量的氧气送入装置。动物不断地摄取氧,可根据装置中氧量的减少计算出该动物在单位时间内的耗氧量。动物呼出的 CO_2 则由装在气体回路中的 CO_2 吸收剂吸收。然后根据实验前后 CO_2 吸收剂的重量差,算出单位时间内的 CO_2 产量。由耗氧量和 CO_2 产量算出呼吸商。临床上为了简便,通常使用肺量计来测量耗氧量。该装置的气体容器中送入氧气,受试者通过呼吸口将氧气吸入呼吸器官。

(2)开放式测定法(气体分析法):它是在机体呼吸空气的条件下测定耗氧量和 CO_2 产量的方法,所以称为开放法。其原理是,采集受试者一定时间内的呼出气,测定呼出气量并分析呼出气中氧和 CO_2 的容积百分比。由于吸入气就是空气,所以其中 O_2 和 CO_2 的容积百分比不必另测。根据吸入气和呼出气中氧和 CO_2 的容积百分比的差数,可算出该时间内的耗 O_2 和 CO_2 排出量。气体分析方法很多,最简便而又广泛应用的方法,是将受试者在一定时间内呼出气采集于气袋中,通过气量计测定呼气量,然后用气体分析器分析呼出气的组成成分,进而计算耗氧量和 CO_2 产量,并算出呼吸商。

(3)双标水法:这项技术在20世纪40年代就已发布,但到80年代才开始用于人体能量消耗测试,它利用双标水来监控人体每日正常生活中的能量消耗。受试者摄入一定数量的经双重同位素标记的双标水($^2H_2{}^{18}O$),重氢(^2H)扩散到全身的水中,而氧-18(^{18}O)则扩散到全身的水和重碳酸盐储存处(身体代谢的 CO_2 大部分储存于此)。这两种同位素从身体排泄的速度可以从尿液、唾液和血液样本中分析得出。此转化速度可以计算出 CO_2 产生量,然后再通过能量测量公式计算出能量消耗量。因为同位素的转化速度相当慢,能量测量需要持续几周的时间,这种方法不太适用一次性运动的能量消耗的测量。不过由于其相当准确(超过98%)及低风险性,用来测量每天的能量消耗较为实用。

3. 影响能量代谢的主要因素有哪些?

答:影响能量代谢的主要因素有肌肉活动、精神活动、食物的特殊动力作用和环境温度等。

(1)肌肉活动:肌肉活动对能量代谢的影响最为显著。机体任何轻微的活动都可提高代谢率。人在运动或劳动时耗氧量显著增加,因为肌肉活动需要补给能量,而能量则来自大量营养物质的氧化,导致机体耗氧量的增加。机体耗氧量的增加与肌肉活动的强度呈正比关系,耗氧量最多可达安静时的10~20倍。

(2)精神活动:人在平静地思考问题时,能量代谢受到的影响并不大,产热量增加一般不超过4%。但在精神处于紧张状态,如烦恼、恐惧或强烈情绪激动时,由于随之出现的无意识的肌紧张以及刺激代谢的激素释放增多等原因,产热量可以显著增加。因此,在测定基础代谢率时,受试者必须摒除精神紧张的影响。

(3)食物特殊动力作用:在安静状态下摄入食物后,人体释放的热量比摄入的食物本身氧化后所产生的热量要多。这种额外增加的热量不能被利用来做功,只能用于维持体温。因此,为了补充体内额外的热量消耗,机体必须多进食一些食物补充这份多消耗的能量。

(4)环境温度:人(裸体或穿着薄衣)安静时的能量代谢,在20~30℃的环境中最为稳定。实验证明,当环境温度低于20℃时,代谢率开始有所增加,在10℃以下,代谢率显著增加。环境温度低时代谢率增加,主要是由于寒冷刺激反射地引起寒战以及肌肉紧张所致。环境温度高时代谢率也会逐渐增加,这可能是因为体内化学过程的反应速度有所增加的缘故。

(5)其他因素:除上述因素之外,年龄、性别、睡眠、激素(生长素、甲状腺激素、肾上腺素等)也影响能量代谢。另外,机体处于烧伤、感染、创伤等应激状态下时能量消耗增高。

4. 机体在安静和运动时的主要产热器官是哪些？机体在寒冷环境中，主要通过什么形式产热？

答：机体的总产热量主要包括基础代谢，食物特殊动力作用和肌肉活动所产生的热量。人体主要产热器官是肝脏（安静状态）和骨骼肌（运动状态）。肝脏是代谢旺盛的器官，在安静时产热量很大；在运动时产热量有所增加，但变化不是很大。骨骼肌在安静时产热量很小；运动时则产热量很大，其变化很大，剧烈运动时，其产热量可比安静时增加10~20倍。

人在寒冷环境中主要依靠寒战来增加产热量。寒战是骨骼肌发生不随意的节律性收缩的表现，其节律为9~11次/分。寒战的特点是屈肌和伸肌同时收缩，所以基本上不做功，但产热量很高，发生寒战时，代谢率可增加4~5倍。机体受寒冷刺激时，通常在发生寒战之前，首先出现温度刺激性肌紧张或称寒战前肌紧张，此时代谢率就有所增加。以后由于寒冷刺激的持续作用，便在温度刺激性肌紧张的基础上出现肌肉寒战，产热量大大增加，这样就维持了在寒冷环境中的体热平衡。内分泌激素也可影响产热，肾上腺素和去甲肾上腺素可使产热量迅速增加，但维持时间短；甲状腺激素则使产热缓慢增加，但维持时间长。

5. 影响散热过程的因素有哪些？

答：人体的主要散热部位是皮肤。当环境温度低于体温时，大部分的体热通过皮肤的辐射、传导和对流散热。一部分热量通过皮肤汗液蒸发来散发，呼吸、排尿和排粪也可散失小部分热量。影响散热过程的因素有：

（1）辐射散热：这是机体以热射线的形式将热量传给外界较冷物质一种散热形式。以此种方式散发的热量，在机体安静状态下所占比例较大（约占全部散热量的60%左右）。辐射散热量同皮肤与环境间的温度差以及机体有效辐射面积等因素有关。皮肤温度稍有变动，辐射散热量就会有很大变化。四肢表面积比较大，因此在辐射散热中有重要作用。气温与皮肤的温差越大，或是机体有效辐射面积越大，辐射的散热量就越多。

（2）传导散热：这是机体的热量直接传给同它接触的较冷物体的一种散热方式。机体深部的热量以传导方式传到机体表面的皮肤，再由后者直接传给同它相接触的物体，如床或衣服等。但由于此等物质是热的不良导体，所以体热因传导而散失的量不大。另外，人体脂肪的导热度也低，肥胖者皮下脂肪较多，女性一般皮下脂肪也较多，所以，他们由深部向表层传导的散热量要少些。皮肤涂油脂类物质，也可以起减少散热的作用。水的导热度较大，根据这个道理可利用冰囊、冰帽给高热病人降温。

（3）对流散热：这是指通过气体或液体交换热量的一种方式。人体周围总是绕有一薄层同皮肤接触的空气，人体的热量传给这一层空气，由于空气不断流动（对流），便将体热发散到空间。对流是传导散热的一种特殊形式。通过对流所散失的热量的多少，受风速影响极大。风速越大，对流散热量也越多，相反，风速越小，对流散热量也越少。

辐射、传导和对流散失的热量取决于皮肤和环境之间的温度差，温度差越大，散热量越多，温度差越小，散热量越少。皮肤温度为皮肤血流量所控制。皮肤血液循环的特点决定了皮肤的血流量可以在很大范围内变动。机体的体温调节机制通过交感神经系统控制着皮肤血管的口径。增减皮肤血流量以改变皮肤温度，从而使散热量符合于当时条件下体热平衡的要求。

（4）蒸发散热：当环境温度升高时，皮肤和环境之间的温度差变小，辐射、传导和对流的散热量减小，而蒸发的散热作用则增强；当环境温度等于或高于皮肤温度时，辐射、传导和对流的散热方式就不起作用,此时蒸发就成为机体唯一的散热方式。

人体蒸发有两种形式:即不感蒸发和发汗。人体即使处在低温中,没有汗液分泌时,皮肤和呼吸道都不断有水分渗出而被蒸发掉,这种水分蒸发称为不感蒸发,其中皮肤的水分蒸发又称为不显汗,即这种水分蒸发不为人们所觉察,并与汗腺的活动有关。在室温 30℃以下时,不感蒸发的水分相当恒定。不感蒸发是一种很有效的散热途径。汗腺分泌汗液的活动称为发汗。发汗是可以意识到的有明显的汗液分泌,因此,汗液的蒸发又称为可感蒸发。人在安静状态下,当环境温度达 30℃左右时便开始发汗。如果空气湿度大,而且着衣较多时,气温达 25℃便可引起人体发汗。人进行劳动或运动时,气温虽在 20℃以下,亦可出现发汗,而且汗量往往较多。发汗速度受环境温度和湿度影响。环境温度越高,发汗速度越快。湿度大,汗液不易被蒸发,体热因而不易散失。劳动强度也影响发汗速度。劳动强度大,产热量越多,发汗量越多。

6. 试述肥胖症的康复措施。

答:肥胖症的康复治疗是一个长期而又艰苦的过程,基本目标是改善患者身心、社会、职业功能,使其能够生活自理,回归社会,劳动就业,经济自主。肥胖症的治疗方法很多,但不论肥胖程度的轻重,饮食控制和运动疗法是治疗肥胖症的最重要、最基本的两项措施。在此基础上,根据肥胖者个人具体情况加上其他治疗,如药物治疗、心理治疗等综合治疗,就能取得更佳的效果。

(1)物理疗法:很多物理因子具有较好的增强肌肉收缩,内生热效应加速代谢,增加热消耗,因此具有很好的减肥效果。

(2)运动疗法:肥胖症进行运动治疗的主要目的是减轻体重,改善脂质代谢紊乱。肥胖症运动治疗益处主要为能促进体内脂肪的消耗,从而使体重减轻和改善脂质代谢紊乱,肥胖者经严格饮食控制,增加运动锻炼后,使体重减轻到正常体重后,糖耐量减低和胰岛素血症也可改善。肥胖症的康复需要将减少能量摄取和增加能量消耗相结合作为策略。推荐减少总能量摄取获得 500~1000kcal/d 的能量差值。目前比较认同的是,要想获得较好的健康效应,每周至少应坚持 150 分钟的中等强度运动,并且超重及肥胖的成年人应当渐进性地达到这个初始目标。近来研究表明,渐进性地将运动时间增加到每周 200~300 分钟,可促进减肥效果的长期保持。将力量练习加入减肥策略,也会对肥胖症的控制有重要作用。

(3)饮食治疗:是指通过减少能量的摄入,人为地造成能量摄入不足,以动员体内储存的能量释放,减少体内脂肪储存量,达到减轻体重目的的一种治疗方法,是肥胖症综合治疗中一项最为重要且必不可少的治疗方法。常用的方法有低热量平衡饮食疗法、极低热量饮食疗法和绝食疗法等。肥胖症运动治疗必须与饮食疗法相结合,才能起到较好的减肥效果,既减少了体内的脂肪,又保持了肌肉的力量。

(4)作业疗法:通过维持日常生活所必需的活动,各种职业性的工作活动,消遣性作业活动的作业治疗,能改善躯体功能,改善心理状态,克服孤独感、自卑感,恢复社会交往,提高职业技能。对于严重肥胖的患者,要对生活和工作环境进行改造,有利于恢复其正常生活和工作。

(5)心理治疗:肥胖症的心理康复是用心理学的方法,通过康复医师或心理治疗师的言语,使患者了解肥胖的发病原因及有关影响因素,取得对肥胖症的正确认识,从而消除存在的病理心理状态,建立起康复的信心。

(6)药物治疗:由于药物治疗肥胖疗效不稳定,不良反应大,并且停药后容易重新肥胖。因此,只有在饮食控制和运动治疗减肥效果不满意时,酌情考虑应用药物作为辅助治疗。常用的减肥药物有食欲抑制剂、双胍类口服降糖药和激素类。

(7)其他康复措施:手术治疗,对局部部位的肥胖可采用此法,如吸脂手术等。针灸治疗能有效地抑制患者亢进的进食欲,从而减少能量摄入,同时可促进体内代谢、增加能量消耗,加强体脂分解,最终实现减肥效应。另外,针灸还能激活饱和中枢,使饱和中枢兴奋水平升高,抑制饥饿中枢的活动。按摩是一种简单有效的减肥方法,常用穴位有关元穴、天枢穴、中脘穴。

(孙君志)

第十章

尿的生成和排出

【学习目标】

1. **掌握** 肾单位的构成和肾小球滤过膜的特点及通透性；影响肾小球滤过的因素；肾小管与集合管重吸收功能；不同的溶质浓度、肾小球滤过率对肾小管与集合管重吸收功能的影响；肾小管与集合管的分泌作用；肾泌尿功能的调节；排尿反射的过程及特点。

2. **熟悉** 肾脏血液循环特征和肾血流量调节机制及其生理意义；髓质渗透梯度形成的机制和浓缩尿与稀释尿的形成；终尿尿量及理化性质。

3. **了解** 机体排泄的概念和常规途径；肾脏调节机体水、电解质平衡和参与机体酸碱平衡调节的功能；肾脏的内分泌功能；排尿异常现象的神经机制及其康复训练的生理学基础。

【重点和难点内容】

一、肾脏的结构和血液循环特点

（一）肾脏的基本结构

1. 肾单位 由肾小体与肾小管组成。

（1）肾小体：分布于肾皮质，包括肾小球和肾小囊。

（2）肾小管：可分近球小管（包括近曲小管、髓袢降支粗段）、髓袢细段（分为降支细段和升支细段）、远球小管（包括髓袢升支粗段和远曲小管）三部分。远曲小管汇入集合管。

2. 皮质肾单位和近髓肾单位的区别。

3. 近球小体 由颗粒细胞、系膜细胞和致密斑组成。颗粒细胞分泌肾素，致密斑感受小管液中 Na^+ 含量的变化，调节肾素的释放。

（二）肾脏的血液循环

1. 肾血流量 安静时两肾血流量约为 1200ml/min，相当于心输出量的 20%～25%，肾血流量大，有利于完成尿生成功能。

2. 肾血流量的调节

（1）自身调节：指不依赖于外来神经和体液因素的条件下动脉血压在 80～180mmHg 范围内变化时，肾血流量维持不变。

（2）神经和体液调节：交感神经兴奋、血管升压素等多种因素均可使肾血管收缩，肾血流减少。在紧急情况下，可使肾血流量与全身血流分配的需要相适应。如休克时肾血流的减少，有助于保证心脑的供血。

二、尿液的生成过程

尿液生成过程:①通过肾小球的滤过作用生成原尿;②通过肾小管和集合管对小管液的重吸收和分泌,最后形成终尿。

(一)肾小球的滤过功能

单位时间内(每分钟)两肾生成的超滤液量(原尿量),称肾小球滤过率。肾小球滤过率和肾血浆流量的比值称为滤过分数。

1. 滤过膜及其通透性 滤过膜由肾小球毛细血管内皮细胞、基膜和肾小囊脏层上皮细胞三层构成。除大分子蛋白质外,其余血浆成分都可通过滤过膜形成原尿。

2. 有效滤过压 即肾小球滤过作用的动力。有效滤过压=肾小球毛细血管血压-(血浆胶体渗透压+肾小囊内压)。血液在肾小球毛细血管中流动时,随着血浆的滤出,血浆胶体渗透压逐渐上升,有效滤过压逐渐降低到零,而达到滤过平衡。

3. 影响肾小球滤过的因素 包括:①滤过膜面积和通透性;②有效滤过压;③肾血浆流量。

(二)肾小管和集合管的重吸收作用

1. 近球小管 小管液中约67%的 Na^+、Cl^-与水在近球小管被重吸收。其中 Na^+ 主要为主动重吸收,Cl^-为被动吸收。水随小管液中 NaCl 等溶质吸收后所形成的管内外渗透压差而被动重吸收。HCO_3^- 是以 CO_2 形式重吸收。葡萄糖和氨基酸的重吸收为与 Na^+的同向继发性主动转运。葡萄糖的重吸收部位限于近球小管。肾小管对葡萄糖的重吸收能力有限,尿中开始出现葡萄糖时的血糖浓度称肾糖阈,为 160~180mg/100ml。

2. 远曲小管和集合管 超滤液中约 12%的 Na^+ 与 Cl^-,以及不同量的水在远曲小管和集合管重吸收,并可随机体的水、盐平衡状态进行调节。水的重吸收受抗利尿激素调节;Na^+和 K^+的转运主要受醛固酮调节。

3. 影响肾小管和集合管重吸收的因素

(1)小管液溶质浓度:由溶质所形成的渗透压,是肾小管重吸收水分的对抗力量。小管液中溶质浓度过高可妨碍肾小管对水的重吸收,导致尿量增多,称渗透性利尿,如临床上注射甘露醇。

(2)球-管平衡:近球小管对 Na^+、水的重吸收率始终占肾小球滤过率的 65%~70%。

(三)肾小管和集合管的分泌作用

1. 泌 H^+ 以 H^+-Na^+交换方式进行。

2. 泌 K^+ 以 K^+-Na^+交换方式进行。尿中的 K^+排泄量随 K^+的摄入量而异,从而维持机体血 K^+浓度相对稳定。K^+-Na^+交换和 H^+-Na^+交换之间有竞争性抑制。

3. 泌 NH_3 NH_3 在小管液中与 H^+结合生成 NH_4^+,使小管液中的 H^+浓度降低,有利于肾小管进一步泌 H^+。NH_4^+与 Cl^-形成 NH_4Cl 随尿排出。NH_3 的分泌还能促进 Na^+和 HCO_3^- 的重吸收。

(四)尿量及尿的成分、理化性质

正常成年人 24 小时尿量为 1~2L,超过 2.5L 称为多尿,少于 400ml 称为少尿,而少于 100ml 则称为无尿。正常尿液为弱酸性,pH 约为 6.5;颜色为淡黄色,比重在 1.015~1.025g/ml 之间。若尿的比重长期在 1.010g/ml 以下,表示尿浓缩功能障碍。

三、肾脏在保持水和酸碱平衡中的作用

（一）肾脏在保持水平衡中的作用

肾脏对水平衡的调节主要发生在肾远端小管和集合管，依赖尿的浓缩和稀释来实现。

1. 尿液的浓缩和稀释 是根据原尿的渗透压与血浆渗透压相比较而确定的。

2. 肾髓质高渗梯度的形成及存在 是促进远曲小管、集合管重吸收水分，促使尿液得以浓缩的生理学基础。肾髓质高渗梯度的形成与肾小管各段的不同生理特性有关。

(1)外髓部高渗梯度的形成机制。

(2)内髓部高渗梯度的形成机制：各部肾小管对水、NaCl和尿素的通透不同是肾髓质高渗梯度形成的前提。外髓部的高渗梯度主要由髓袢升支粗段对NaCl的主动重吸收形成，而内髓部的高渗梯度主要是由尿素和NaCl共同形成。其中髓袢升支粗段对NaCl的主动重吸收是形成整个肾髓质渗透梯度的主要动力。

(3)肾髓质高渗梯度的保持。

3. 抗利尿激素 抗利尿激素作用是增加远曲小管、集合管对水的通透性，促进水的重吸收，使尿液浓缩、尿量减少。抗利尿激素分泌的调节因素：①血浆晶体渗透压升高刺激下丘脑的渗透压感受器，使抗利尿激素释放增多；②循环血量减少，通过容量感受器引起抗利尿激素的释放；③动脉血压升高，刺激颈动脉窦压力感受器反射性抑制抗利尿激素的分泌。大量饮清水后，血浆晶体渗透压下降而引起抗利尿激素分泌减少，尿量增多，称为水利尿。

4. 尿的浓缩和稀释机制 在抗利尿激素作用下，远曲小管、集合管对水的通透性增高，小管液中的水分被髓质高渗不断吸出管外，管内溶质浓度不断增高而形成高渗的浓缩尿。若抗利尿激素分泌减少，远曲小管、集合管对水的通透性降低，水不易吸收，同时由于Na^+不断被主动重吸收，则可使尿液渗透压下降，形成稀释尿。因此，肾髓质高渗梯度及抗利尿激素的存在是尿液浓缩的基本条件。正常情况下，抗利尿激素的释放量是决定尿液浓缩程度的关键因素。

5. 影响肾小管和集合管重吸收和分泌的其他因素

(1)醛固酮：可促进远曲小管、集合管对Na^+、水的重吸收，促进K^+的排出，即保Na^+、排K^+、保水，使得细胞外液增多。醛固酮分泌受以下因素调节：①肾素-血管紧张素-醛固酮系统：肾素分泌增多时，血管紧张素Ⅱ、Ⅲ生成增多，刺激醛固酮分泌。肾素分泌的调节因素包括入球小动脉血压、肾小球滤过率，交感神经兴奋和肾上腺素、去甲肾上腺素可直接刺激颗粒细胞分泌肾素。②血K^+和血Na^+浓度：血K^+增多、血Na^+降低，直接刺激肾上腺皮质分泌醛固酮。

(2)心房钠尿肽：是目前已知最强的排钠利尿剂。

（二）肾脏在保持酸碱平衡中的作用

肾脏通过调节碳酸氢盐的重吸收和氢离子的分泌，使血中的pH和消耗的碳酸氢盐恢复正常。

四、尿液的排出

尿液是连续生成的。尿液在膀胱内储存达到一定量时，即可引起排尿反射。

（一）膀胱和尿道的神经支配

膀胱逼尿肌和内括约肌受副交感和交感神经的双重支配。盆神经中也含有感觉纤维，能感受膀胱壁被牵拉的程度。后尿道的牵张刺激是诱发排尿反射的主要信号。除盆神经外，阴部神经支配膀胱外括约肌。阴部神经为躯体运动神经，故膀胱外括约肌的活动可随意控制。排尿反射时可反射性抑制阴部神经的活动。支配膀胱的交感神经起自腰段脊髓，经腹下神经到达膀胱。刺激交感神经可使膀胱逼尿肌松弛，内括约肌收缩和血管收缩。交感神经也含感觉传入纤维，可将引起痛觉的信号传入中枢。

（二）排尿反射

排尿反射是一种脊髓反射，但脑的高级中枢可抑制或加强其反射过程。排尿反射发生时是一个正反馈过程，初级中枢在骶部脊髓。

当膀胱内尿量达到一定充盈度（约 400～500ml）时，膀胱壁上，特别是后尿道的感受器的冲动沿盆神经传入纤维传至脊髓骶段的排尿反射初级中枢；同时，冲动也上传到达脑干（脑桥）和大脑皮质的排尿反射高位中枢，并产生尿意。高位中枢可发出强烈抑制或兴奋冲动控制骶髓初级排尿中枢。

（三）排尿异常

排尿是一个反射过程，但受高位中枢的随意控制。如果排尿反射弧的任何一个部位受损，或骶段脊髓排尿中枢与高位中枢失去联系，都将导致排尿异常，如膀胱传入神经受损引起的无张力膀胱、膀胱过度充盈引起的溢流性尿失禁、支配膀胱的传出神经（盆神经）或骶段脊髓受损引起的尿潴留。若高位脊髓受损，骶部排尿中枢的活动不能得到高位中枢的控制，虽然脊髓排尿反射的反射弧完好，此时可出现尿失禁，这种情况主要发生在脊休克恢复后。

（四）排尿功能异常康复的生理学基础

尿潴留或尿失禁是最常见的排尿异常现象，排尿功能的“失常”或者“去正常功能化”。在整个神经通路结构存在的情况下，排尿反射经过训练可以重新习得。通过治疗和适宜的康复措施及定时排尿训练，促进排尿功能的改善和回归。

【习题】

一、名词解释

1. 肾单位
2. 肾小球滤过率
3. 滤过分数
4. 有效滤过压
5. 水利尿
6. 渗透性利尿
7. 球-管平衡
8. 肾糖阈
9. 无张力膀胱
10. 排泄

二、选择题

【A 型题】

1. 有关肾的内分泌功能错误的是

A. 分泌肾素　B. 分泌肾上腺素　C. 分泌前列腺素
D. 分泌羟化的维生素 D_3　E. 分泌促红细胞生成素

2. 正常人肾小球滤过率接近

A. 300ml/min　B. 125ml/min　C. 250ml/min
D. 200ml/min　E. 150ml/min

3. 肾小球滤过率是指单位时间内(每分钟)

A. 每侧肾脏生成的超滤液量　B. 每侧肾脏生成终尿量
C. 两侧肾脏生成的超滤液量　D. 两侧肾脏血浆流量
E. 每侧肾脏血浆流量

4. 葡萄糖在肾小管的重吸收属于

A. 单纯扩散　B. 通道介导的易化扩散　C. 主动转运
D. 继发性主动转运　E. 载体介导的易化扩散

5. 小管液中 Na^+ 进入肾小管上皮细胞内的方式是

A. 主动转运　B. 单纯扩散　C. 易化扩散
D. 入胞作用　E. 继发性主动转运

6. 原尿的成分

A. 和终尿相近　B. 葡萄糖含量比血浆少
C. 葡萄糖含量比血浆多　D. 蛋白质含量比血浆少
E. 蛋白质含量和血浆相近

7. 促进 ADH 分泌的最主要的因素是

A. 血钾浓度降低　B. 循环血量增多
C. 肾小球滤过率增加　D. 血浆晶体渗透压升高
E. 血钠浓度降低

8. 动脉血压在 80~180mmHg 之间变动时,维持肾血流量相对恒定的主要方式是

A. 神经调节　B. 体液调节　C. 自身调节
D. 正反馈调节　E. 负反馈调节

9. 重吸收造成肾髓部高渗梯度的是

A. KCl　B. NaCl　C. KCl+尿素
D. NaCl+尿素　E. 水

10. 对 Na^+ 和尿素易通透,对 H_2O 不易通透的是

A. 近球小管　B. 髓袢升支粗段　C. 髓袢升支细段
D. 远曲小管　E. 集合管

11. 在髓袢升支粗段,Na^+ 重吸收的机制是

A. 易化扩散　B. 泵漏模式　C. Na^+-H^+ 交换
D. Na^+-K^+ 交换　E. Na^+-K^+-$2Cl^-$ 协同转运

12. 静脉注射 50%葡萄糖 20ml,将引起尿量增多,这主要是由于

A. 肾小球滤过率增加
B. 抗利尿激素分泌增多
C. 抗利尿激素分泌减少
D. 渗透性利尿
E. 血浆胶体渗透压下降

13. 肾小管分泌 H^+能力加强有助于重吸收的是
A. HCO_3^-
B. NH_3
C. Cl^-
D. K^+
E. Na^+

14. 渗透性利尿是由于
A. 血浆晶体渗透压升高
B. 血浆胶体渗透压升高
C. 肾小管液晶体渗透压升高
D. 肾小管液胶体渗透压升高
E. ADH 分泌减少

15. 与肾小球滤过率**关系不大**的是
A. 肾髓质血流量
B. 滤过膜的面积
C. 有效滤过压
D. 肾皮质血流量
E. 交感神经兴奋

16. 在肾脏,葡萄糖大部分被重吸收的部位是
A. 近曲小管
B. 髓袢降支
C. 髓袢升支
D. 远曲小管
E. 集合管

17. 醛固酮的作用部位是
A. 远曲小管和集合管
B. 髓袢
C. 远曲小管
D. 集合管
E. 近曲小管

18. 下列选项中,能使肾小球有效滤过压升高的是
A. 肾血浆流量增多
B. 肾小球囊内压升高
C. 血浆晶体渗透压降低
D. 血浆胶体渗透压降低
E. 肾血浆流量减少

19. 对水分容易通透而对 Na^+**不容易**通透的肾小管是
A. 近端小管
B. 髓袢降支细段
C. 髓袢升支细段
D. 髓袢升支粗段
E. 集合管

20. 肾小管液被显著稀释的部位是
A. 近端小管
B. 集合管
C. 髓袢升支粗段
D. 远曲小管
E. 髓袢降支

21. 肾脏在病理情况下,出现蛋白尿的主要原因是
A. 血浆胶体渗透压下降
B. 肾小球滤过率增大
C. 肾小囊内压降低
D. 滤过膜上的糖蛋白减少
E. 滤过膜的有效滤过面积增大

22. 肾脏近端小管对小管液中有用成分重吸收的特点是
A. 重吸收物质种类少
B. 各种物质的重吸收量少
C. 受神经和体液因素调节
D. 小管液和上皮细胞内液保持等渗
E. 近端小管对水的重吸收不全是通过渗透压作用进行的

23. 正常情况下,近端小管的重吸收率

A. 不随重吸收物质的不同而变化　B. 根据重吸收物质的不同而变化
C. 随肾小球滤过率增加而增加　D. 随肾小球滤过率增加而减少
E. 不受肾小球滤过率的影响

24. 原尿在肾脏被吸收的比率为
A. 67%　B. 85%　C. 89%
D. 99%　E. 19%

25. 饮大量清水后尿量增多的最主要原因是
A. 肾血流量增加　B. 肾小球滤过率增加　C. 血浆胶体渗透压降低
D. 抗利尿激素分泌减少　E. 渗透性利尿

26. 逆流倍增机制的原动力主要是
A. 近端小管对 NaCl 主动重吸收　B. 髓袢降支对 NaCl 主动重吸收
C. 髓袢升支对 NaCl 主动重吸收　D. 远端小管对 NaCl 主动重吸收
E. 髓袢升支粗段对水不通透

27. 在近球小管中滤出的 HCO_3^- 被重吸收的主要形式是
A. H_2CO_3　B. $(NH_2)_2CO$　C. CO_2
D. HCO_3^-　E. $NaHCO_3$

28. 肾脏内髓部渗透梯度的形成主要依赖于
A. ADH　B. 尿素　C. NaCl 和尿素
D. NaCl 和 KCl　E. H_2CO_3

29. 肾脏葡萄糖阈的数值为
A. 10.0~11.1mmol/L(180~200mg/d)　B. 8.9~10.0mmol/L(160~180mg/d)
C. 6.7~8.9mmol/L(120~160mg/d)　D. 5.6~7.8mmol/L(100~140mg/d)
E. 2.8~5.6mmol/L(50~100mg/d)

30. 多尿是成年人一天 24 小时尿量超过
A. 2000ml　B. 3000ml　C. 2500ml
D. 3500ml　E. 1500ml

31. 肾素-血管紧张素系统激活时
A. 醛固酮分泌减少　B. 肾排 NaCl 量减少　C. 肾上腺素分泌减少
D. 抗利尿激素分泌减少　E. 肾排 K^+减少

32. 大量出汗时尿液减少的最主要原因是
A. 血浆晶体渗透压升高,抗利尿激素分泌增多
B. 交感神经兴奋,抗利尿激素分泌增加
C. 血容量减少,肾小球滤过减少
D. 血浆胶体渗透压升高,肾小球滤过减少
E. 血浆胶体渗透压升高,抗利尿激素分泌增多

33. 导致 ADH 释放的最有效刺激是
A. 循环血量减少　B. 血浆晶体渗透压升高　C. 血浆胶体渗透压升高
D. 疼痛　E. 静脉注射甘露醇

34. ADH 作用于远曲小管和集合管上皮细胞后,使细胞内
A. Ca^{2+}浓度增加　B. cGMP 增加　C. cAMP 增加

D. IP_3 增加　E. calpain 蛋白增加

35. 剧烈运动时尿量减少的主要原因是

A. 体循环动脉血压下降　B. 肾血流量减少　C. 醛固酮分泌增多

D. 近球小管对水重吸收增加　E. 体循环动脉血压升高

【B 型题】

（36~38 题共用备选答案）

A. 19%　B. 65%~70%　C. 75%~80%

D. 85%~90%　E. 99%

36. 近曲小管重吸收的小管液量为肾小球滤过量的

37. 进入肾小囊形成超滤液的量占流过肾小球血浆量的

38. 肾小管和集合管重吸收水的量占肾小球滤过量的

（39~41 题共用备选答案）

A. 近曲小管　B. 髓袢降支细段　C. 髓袢升支细段

D. 肾小球　E. 集合管

39. 尿被浓缩的部位是

40. 原尿中氨基酸重吸收的部位是

41. 原尿中钠离子主要重吸收的部位是

三、问答题

1. 正常人的肾血流量是如何调节的？试述其调节机制和生理意义。
2. 试述肾脏血液循环的特点。
3. 试述影响肾小球滤过的主要因素。
4. 简述球-管平衡形成的机制及其生理意义。
5. 人大量出汗时尿量减少的主要原因是什么？其机制是什么？
6. 试述排尿反射的过程。
7. 简述导致排尿异常的原因及其对康复措施的生理意义。
8. 体内代谢产物和各种异物是通过哪四个主要途径向体外排放的？

【参考答案】

一、名词解释

1. **肾单位**：是肾脏结构和功能的基本单位，由肾小体与肾小管组成，肾小体包括肾小球和肾小囊，肾小管包括近端小管（近曲小管和髓袢降支粗段）、髓袢细段（髓袢降支细段和髓袢升支细段）和远端小管（髓袢升支粗段和远曲小管）。

2. **肾小球滤过率**：单位时间内（每分钟）两肾生成的超滤液量（原尿量），称肾小球滤过率。正常成年人约 125ml/min。

3. **滤过分数**：肾小球滤过率和肾血浆流量的比值，称为滤过分数。正常成年人的滤过分数约为 19%。

4. **有效滤过压**：是肾小球滤过的动力，有效滤过压＝肾小球毛细血管血压－（血浆胶体渗透压+肾小囊内压)。

5. **水利尿**:大量饮清水后,血浆晶体渗透压下降而引起抗利尿激素分泌减少,尿量增多,称为水利尿。

6. **渗透性利尿**:如果小管液中溶质浓度过高,使小管液渗透压升高,可妨碍肾小管对水的重吸收,尿量增多,称为渗透性利尿。

7. **球-管平衡**:不论肾小球滤过率增大或减小,近端小管对滤液的重吸收率始终占肾小球滤过率的65%~70%的现象,称为球-管平衡。

8. **肾糖阈**:近端小管对葡萄糖的重吸收是有一定限度的。当血浆中葡萄糖浓度大概达到180mg/100ml时,有一部分肾小管对葡萄糖的重吸收已达到极限,尿中开始出现葡萄糖,此时的血糖浓度称为肾糖阈。

9. **无张力膀胱**:排尿是一个反射过程,如果排尿反射弧的膀胱传入神经受损,膀胱充盈的传入信号不能传至骶段脊髓,则膀胱充盈时不能反射性地引起张力增加,故膀胱充盈膨胀,膀胱壁张力下降,称无张力膀胱。

10. **排泄**:机体将物质代谢终产物和进入体内的异物(包括药物)及过剩的物质,经血液循环由相应的途径排出体外的过程。

二、选择题

【A型题】

1. B	2. B	3. C	4. D	5. A	6. D	7. D	8. C	9. D	10. B
11. E	12. D	13. D	14. D	15. A	16. A	17. A	18. D	19. B	20. C
21. D	22. D	23. C	24. D	25. D	26. C	27. C	28. C	29. B	30. C
31. B	32. A	33. B	34. C	35. B					

【B型题】

36. B	37. A	38. E	39. E	40. A	41. A

三、问答题

1. 正常人的肾血流量是如何调节的?试述其调节机制和生理意义。

答:肾脏的血流量大,有利于完成尿生成功能。肾脏的血流量主要通过自身调节、神经和体液调节来完成。

(1)自身调节:在正常情况下,肾血流量的自身调节是维持肾血流量恒定的最重要机制。当肾动脉灌注压(相当于平均动脉压)在10.7~24kPa(80~180mmHg)范围内波动时,肾血流量基本保持稳定,此现象称为肾血流量的自身调节。当肾动脉灌注压低于10.7kPa或高于24kPa时,肾血流量将随血压的波动而变化。

(2)神经调节和体液调节:当机体受到强烈刺激时,如大失血等情况,将使肾交感神经兴奋,肾上腺素、血管升压素、血管紧张素等都能使肾血管收缩,肾血流量减少,肾小球滤过率下降,尿量减少。内皮细胞通过旁分泌释放内皮素也能使肾血管收缩,而一氧化氮和前列腺素则可扩张肾血管。神经调节和体液调节的意义在于使肾血流量配合全身血液循环的调节,尤其在应急情况下,全身血量重新分布,对保证心脑等重要器官的血液供应和维持血压有重要意义。

2. 试述肾脏血液循环的特点。

答:肾脏的血液循环特点主要有:①肾血流量大,有利于完成尿生成功能。正常成人安静时两肾血流量约为1200ml/min，相当于心输出量的20%～25%；肾血浆流量为660ml/min。②形成两次毛细血管网：每一肾单位的入球小动脉在进入肾小体后分支形成肾小球毛细血管网，后者汇集成出球小动脉而离开肾小体；出球小动脉离开肾小体后再一次分支，形成肾小管周围毛细血管网，缠绕在肾小管和集合管的周围，最后汇入静脉。皮质肾单位入/出球小动脉口径之比约为2∶1，这势必造成肾小球毛细血管网内血压较高，这一特点有利于肾小球的滤过；由于出球小动脉血流阻力较大，因此，由出球小动脉分支而形成的肾小管周围毛细血管网的血压较低，这一特点则有利于肾小管的重吸收。③当肾动脉灌注压（相当于平均动脉压）在10.7～24kPa（80～180mmHg）范围内波动时，肾血流量基本保持稳定。

3. 试述影响肾小球滤过的主要因素。

答：影响肾小球滤过的主要因素包括：

（1）滤过膜面积和通透性：例如，急性肾小球肾炎时，肾小球毛细血管腔变窄或完全阻塞，使有效滤过面积减小，肾小球滤过率降低，导致少尿。如果滤过膜上糖蛋白减少使滤过膜负电荷减少，通透性增大，带负电荷的血浆蛋白可以滤过而出现蛋白尿。

（2）有效滤过压：凡影响肾小球毛细血管血压、囊内压和血浆胶体渗透压的因素都可影响有效滤过压。①动脉血压降至肾血流自身调节的下限（80mmHg）以下时，肾小球毛细血管血压降低，肾小球滤过率减少；反之亦然。②输尿管受压或阻塞时，囊内压升高，有效滤过压降低。③静脉滴注大量生理盐水时，由于血浆胶体渗透压降低而使有效滤过压增大。

（3）肾血浆流量：主要影响肾小球毛细血管中血浆胶体渗透压上升的速率。肾血浆流量多，肾小球滤过率大。交感神经兴奋可使肾血流量、肾血浆流量显著减少，肾小球滤过率降低，尿量减少。

4. 简述球-管平衡形成的机制及其生理意义。

答：球-管平衡指不论肾小球滤过率增大或减小，近端小管对滤液的重吸收率始终占肾小球滤过率的65%～70%的现象，其形成机制与近球小管对Na^+和水的重吸收有关。近球小管对Na^+的重吸收量是滤过量的65%～70%，从而决定了滤液中水的重吸收率也是65%～70%。在肾血流量不变的前提下，当肾小球滤过率增加时，进入近球小管旁毛细血管的血量减少，而血浆蛋白量相对增高，即毛细血管血压下降、胶体渗透压升高。这将有利于小管细胞间隙中Na^+和水进入小管旁的细胞间隙和血管，导致回漏减少，Na^+和水重吸收增多。反之，当滤过率减少时，回漏增多，则重吸收减少。这样，重吸收率始终占滤过率的65%～70%。其意义在于使终尿量不致因肾小球滤过率的增减而出现大幅度的变动。

5. 人大量出汗时尿量减少的主要原因是什么？其机制是什么？

答：人大量出汗时尿量减少的主要原因是血浆晶体渗透压升高，ADH释放增多。

机体排出的汗液是低渗的，因此，人体大量出汗引起的脱水表现为高渗脱水。由于汗液中NaCl浓度较血浆的低，血浆渗透压升高主要是晶体渗透压升高。血浆晶体渗透压升高刺激了下丘脑的渗透压感受器，引起抗利尿激素释放增加，使肾脏远曲小管和集合管对水的重吸收增加，导致尿液浓缩和尿量减少。此外，抗利尿激素也能增加髓袢升支粗段对NaCl的主动重吸收和内髓部集合管对尿素的通透性，提高了肾髓质的渗透压梯度，也有利于尿液浓缩。

6. 试述排尿反射的过程。

答：排尿是一个反射过程，称为排尿反射，排尿的初级中枢在脊髓，但脑的高级中枢可抑制或加强其反射过程。当膀胱内尿量达到一定充盈度（约400～500ml）时，膀胱壁上，特别是后尿道的感受器受牵张刺激而兴奋，冲动沿盆神经传入纤维传至脊髓骶段的排尿反射初级中枢；

同时,冲动也上传到达脑干(脑桥)和大脑皮质的排尿反射高位中枢,并产生尿意。高位中枢可发出强烈抑制或兴奋冲动控制骶髓初级排尿中枢。在发生排尿反射时,骶段脊髓排尿中枢的传出信号经盆神经传出,引起逼尿肌收缩,尿道内括约肌舒张,于是尿液被压向后尿道。进入后尿道的尿液又刺激尿道的感受器,冲动沿传入神经再次传至骶段脊髓排尿中枢,进一步加强其活动,这是一个正反馈过程,使逼尿肌收缩更强,尿道外括约肌开放,于是尿液被强大的膀胱内压(可高达 150cmH_2O)驱出。这一正反馈过程可反复进行,直至膀胱内的尿液被排完为止。

如果排尿反射弧的任何一个部位受损,或骶段脊髓排尿中枢与高位中枢失去联系,都将导致排尿异常。若膀胱充盈后引起尿意,而条件不许可排尿时,人可有意识地通过高位中枢的活动来抑制排尿。随着膀胱的进一步充盈,引起排尿的传入信号越来越强烈,尿意也越来越强烈。

7. 简述导致排尿异常的原因及其对康复措施的生理意义。

答:排尿是一个反射过程,但受高位中枢的随意控制。如果排尿反射弧的任何一个部位受损,或骶段脊髓排尿中枢与高位中枢失去联系,都将导致排尿异常。排尿异常常见的两种情况:①尿潴留:支配膀胱的传出神经(盆神经)或骶段脊髓受损,排尿反射不能发生,膀胱变得松弛扩张,大量尿液滞留在膀胱内;②尿失禁:高位脊髓受损,骶部排尿中枢的活动不能得到高位中枢的控制,虽然脊髓排尿反射的反射弧完好,此时仍可出现尿失禁,这种情况主要发生在脊休克恢复后。

8. 体内代谢产物和各种异物是通过哪四个主要途径向体外排放的?

答:排泄是指机体将物质代谢终产物和进入体内的异物(包括药物)及过剩的物质,经血液循环由相应的途径排出体外的过程。人体的排泄途径主要有以下四种:①肺:通过呼气排出 CO_2、H_2O 和乙醇等;②皮肤:通过汗液排出 H_2O、尿素、乳酸和少量 NaCl、KCl 等无机盐;③消化系统:通过胆汁排出胆色素(Hb 的代谢产物)、异物等;④泌尿系统:通过尿的生成排出体内的代谢终产物和进入机体的异物(如药物)等,是机体最重要的排泄途径。

(许寿生)

第十一章
感觉器官的功能

【学习目标】

1. **掌握** 眼折光系统结构和功能；视杆细胞和视锥细胞感光系统；人视觉基本现象；内耳功能；前庭器官功能。

2. **熟悉** 感受器的一般生理特性；人耳的听阈和听域；外耳与中耳的功能；前庭器官概念。

3. **了解** 感受器和感觉器官的概念和分类；感光细胞的光化学反应。

【重点和难点内容】

一、概述

（一）感受器、感觉器官的概念及分类

1. **感受器** 感受器是指分布于体表或组织中的一些专门接受机体内、外环境变化的结构或装置。

2. **感觉器官** 感觉器官是指在结构和功能都高度分化的感受细胞周围增加一些非神经性的附属结构，专门传递某一特定感觉的器官。

3. **感受器的分类** 根据感受器所处部位和感受器最容易接受的刺激形式划分。

（二）感受器的一般生理特性

1. **感受器的适宜刺激** 通常每种感受器只对某种特定形式的环境变化最敏感，这种刺激形式被称为这种感受器的适宜刺激。

2. **感受器的换能作用** 感受器把各种刺激形式的信息转变成为相应的感受细胞或传入神经末梢上的生物电变化，再进一步转换为传入神经纤维上的动作电位，称为感受器的换能作用。

3. **感受器的编码作用** 感受器换能过程中，把刺激所包含的环境变化的信息也转移到了传入神经动作电位的序列之中，即编码作用。

4. **感受器的适应现象** 当刺激作用于感受器一段时间之后，虽然刺激强度保持不变，但相应感觉传入神经纤维的冲动频率有不同程度下降的现象称为感受器的适应。

二、眼的视觉功能

（一）眼的折光功能及其调节

1. **眼的折光系统** 眼的折光系统是由四种折射率不同的介质（角膜、房水、晶状体及玻璃体)和四个屈光度不同的折射面(角膜的前表面及后表面、晶状体的前表面及后表面)所组成的复杂的光学系统。角膜表面和晶状体都具有凸透镜功能,共同形成一个可精确调节的折光系统。

2. 眼的视物成像 正常眼在完全舒张时,其折光系统后主焦点恰好在视网膜所在的位置。从距离眼球6m以外的物体发出的平行光线经过眼的折光系统后可以在视网膜上形成清晰的物像,但比6m近的物体发出或反射的光线到达眼球时,则呈现某种程度的辐散。眼在视近物时,通过晶状体曲率改变而增加折光能力,使近物可以在视网膜上形成清晰准确的物像。

3. 眼的调节

(1)晶状体调节:眼在视近物时,物体发出的光线呈辐散状,视网膜上的模糊物像经视觉中枢分析整合后,形成指令性信息使睫状肌环行肌收缩,悬韧带松弛,这样晶状体依自身弹性向前后方凸出,导致晶状体的折光能力加强,而使近物在视网膜上成像清晰。由于晶状体的弹性变形有一定限度,把被看清物体的最近距离称为近点。老年人晶状体弹性下降,视近物不清,视远物正常,这种现象称为老视,需要戴上适度的凸透镜才能看清近物。

(2)瞳孔调节:当视近物时,双侧瞳孔反射性地缩小,称为瞳孔近反射。其生理意义是减少进入眼的光量及折光系统的球面像差和色像差。瞳孔的直径在强光下缩小,在弱光下散大的现象称为瞳孔对光反射。其意义在于调节进入眼内的光量。瞳孔对光反射具有双侧效应,临床上常把它作为判断中枢神经系统病变的部位、麻醉深度和病情危重程度的重要指标。

(3)双眼球会聚:当双眼注视一个由远移近的物体时,两眼视轴向鼻侧会聚的现象称为双眼球会聚。其生理意义在于双眼同时视一近物时,不会发生复视。

4. 眼的折光异常

(1)近视:近视是由于眼的前后轴过长或眼的屈光能力过强,使来自远物的平行光线通过未经调节的折光系统后聚焦于视网膜之前的现象。其纠正方法是佩戴适当焦度的凹透镜片,使平行光线在进入眼之前适当辐散。

(2)远视:远视是由于眼前后轴比正常短或眼的折光力降低,而使物像落在视网膜之后的现象。远视眼的纠正办法是佩戴适当焦度的凸透镜,使光线在进入眼之前已有一定程度的汇聚。

(3)散光:正常人眼的各折光面都是呈正球面的。散光眼的折光面变形后不再是正球面,来自物体的光线在折光面各个方位折射的程度有明显差异,造成物像失真或模糊不清。通常用适当的柱面镜加以纠正。

(二)眼的感光功能

1. 光感受器 视网膜主要有4个细胞层,由外向内分别是:色素上皮细胞层、光感受细胞层,双极细胞层和神经节细胞层。光感受细胞层主要由视杆细胞和视锥细胞的胞体构成,视锥细胞在中央凹处的密度最高;视杆细胞则主要分布在中央凹以外的周边部分。视神经穿出眼球的部位无感光细胞,称为盲点。

2. 视网膜的两种感光换能系统 人的视网膜中存在两种感光换能系统:①视杆系统:此系统呈现明显的会聚现象,对光的敏感度较高,能感受暗光而引起视觉,无颜色视觉,并且视物时没有精确的细节。②视锥系统:此系统呈现低水平会聚现象,对光的敏感性较差,有颜色视觉,并且对物体表面的细节能分辨得很清楚。

3. 视杆细胞的感光功能 视网膜中视杆细胞的感光色素是视紫红质。视紫红质在光照时迅速分解为视蛋白和视黄醛,再经过一系列的复杂变化,诱发视杆细胞出现感受器电位。而当眼在较暗处视物时，视紫红质又重新合成。视黄醛由维生素 A 转变而来。在视紫红质的光化学反应过程中，维生素 A 的消耗要不断由食物中吸收补充，缺乏者会患夜盲症。

4. 视锥细胞的感光功能 脊椎动物视锥细胞有三种不同类型，各含有对三原色(红、绿、蓝)中的一种颜色敏感的感光色素。当某一物体的颜色光落到视网膜上，即以一定的比例使三种视锥细胞分别产生不同程度的兴奋，引起三种色素产生相应比例的光化学反应及生物电变化，而产生特定的、反映实际存在物体的颜色觉。

三原色学说常用于解释色觉缺陷。色觉缺陷分为色弱和色盲两类。

(三) 其他视觉生理现象

1. 暗适应和明适应

(1)暗适应：当人从明亮环境突然走进黑暗中，最初一段时间视觉敏感性很低，看不见东西，然后视觉敏感性逐渐升高，大约 25~30 分钟升高到峰值，这时可在暗处看清周围的东西，这种过程叫暗适应。

(2)明适应：明适应是指人从暗处走到明亮环境，最初眼前是一片耀眼的光亮，几乎看不见周围的物体环境，然后很快可以恢复正常视觉。

2. 视野 当单眼注视前方一点不动，这时该眼所能看到的最大范围称为视野。视野从大到小顺序是白色、黄色、蓝色、红色、绿色。

3. 视力 视力或视敏度是指视觉器官对物体形态的精细辨别能力，通常用视网膜上可分辨的最小物像所对应的视角来表示。

4. 双眼视觉 两眼同时看某一物体时，在双眼视网膜上各形成一个很相似同时也存在某些差异的物像，但是在大脑皮质视觉中枢产生的视觉是单一物体，这种双眼同时看一物体时产生的视觉称为双眼视觉。

三、耳的听觉功能

(一) 听阈与听力

在人耳能感受的声波振动频率范围之间的每一种频率，都有一个能引起听觉的最小振动强度，称为该频率的听阈。当振动强度增加到某一限度时，会引起鼓膜的疼痛感觉，这个声波振动强度称为最大可听阈。听力是指听觉系统对声音的感受能力和分辨能力，临床上通常以听阈的高低来表示。

(二) 外耳与中耳的传音功能

1. 外耳的功能 耳廓的形状有利于收集声波，通过头部运动，对声源方向的判断起一定作用。外耳道是声波传导的通路，并对波长为管长四倍的声波能产生共振作用。

2. 中耳的功能 中耳的主要功能是传音和增压。声波通过中耳传音后的振动声压被放大 20 倍以上。

3. 声波传入内耳的途径

(1)气传导：声波通过外耳道引起鼓膜振动，再经听小骨链从卵圆窗膜传入内耳，推动耳蜗内的淋巴液使基底膜发生振动，称为气传导。这是声波传入内耳的主要途径。

(2)骨传导：声波直接引起颅骨振动，再引起位于颞骨骨质中的耳蜗内的淋巴液振动，这个传导途径称为骨传导。骨传导的敏感性要远远低于气传导。

(三) 内耳耳蜗的感音功能

1. 耳蜗的结构要点 在耳蜗管的横断面上的前庭膜和基底膜将耳蜗管空间分为前庭阶、

鼓阶和蜗管三部分。基底膜上有声音感受器——螺旋器或柯蒂器，其中的毛细胞是听觉感受细胞。

2. 耳蜗的感音换能作用 当基底膜振动而向上或向下位移时，使毛细胞顶端和盖膜之间发生交错的移行运动，导致外毛细胞纤毛弯曲或摆动。纤毛的弯曲或摆动可引起毛细胞兴奋，使耳蜗内发生一系列过渡性电变化，最后引起基底膜上与毛细胞相联系的听神经纤维产生动作电位。

3. 耳蜗对声音频率和强度的分析 声波通过气传导作用于内耳，首先引起耳蜗底部的基底膜振动，然后振动以物理学中的行波原理向耳蜗顶部方向传播，声波频率越高，行波传播越近，最大振幅出现的部位越靠近卵圆窗处；相反，最大振幅出现的部位越靠近耳蜗顶部。

4. 耳蜗生物电现象

(1)毛细胞感受器电位：当基底膜振动使静纤毛向动纤毛侧弯曲时，位于毛细胞静纤毛顶部机械门控阳离子通道开放，K^+内流，进而引起毛细胞底部电压门控钙通道开放，触发毛细胞释放递质；同时也激活毛细胞底部的钙激活的钾通道，引起毛细胞内K^+外流，使膜电位回复到静息电位水平；当基底膜振动使动纤毛向静纤毛侧弯曲时，出现相反变化。

(2)耳蜗微音器电位：当声波传到内耳，在耳蜗区域产生一种交流性质变化的电位，它的变化与声波的频率和幅度非常相似，称为耳蜗微音器电位。微音器电位潜伏期极短，小于0.1毫秒，没有不应期，对缺氧和深麻醉相对不敏感，不易疲劳和适应。

(3)神经动作电位的形成：毛细胞底部和传入神经元的周围突构成突触。毛细胞感受器电位传至细胞侧底部时，细胞膜的去极将激活胞膜上的电压门控Ca^{2+}通道，Ca^{2+}促使细胞内释放递质谷氨酸，继之同听神经末梢上的谷氨酸受体结合，引起阳离子通道开放，形成兴奋性突触后电位，通过总和达阈电位时，即产生传入神经上的动作电位。

四、前庭器官的功能

(一) 前庭器官的感受细胞

前庭器官的感受细胞是毛细胞。

1. 椭圆囊、球囊的结构与功能 椭圆囊和球囊囊斑的适宜刺激是直线加速度运动。

2. 半规管的功能 半规管的适宜刺激是旋转加速度运动。

(二) 前庭反应

1. 自主神经反应 当人体受到过度的运动刺激，往往导致人体出现一系列不适反应，如心率加速、血压下降、呼吸频率增加、出汗以及皮肤苍白、眩晕、恶心、呕吐、唾液分泌增多等现象，它们被称为前庭自主神经反应(或运动病)。

2. 前庭姿势反射 来源于前庭器官的运动及位置相关信息，除了引起平衡觉以外，还参与维持或改变身体的姿势，称为前庭姿势反射。前庭姿势反射包括状态反射和翻正反射。

3. 眼震颤 机体在旋转运动时引起眼球不随意的往返运动，称为眼震颤。临床上眼震颤试验可以判断前庭功能是否正常。

五、嗅觉和味觉

(一) 嗅觉感受器和嗅觉的一般性质

1. 嗅觉感受器 嗅觉的感受器位于鼻腔深部上鼻道及鼻中隔后上部的嗅黏膜上皮中，主要由嗅细胞和支持细胞组成。

2. 嗅觉产生的机制及特点 嗅觉化学分子通过呼吸到达嗅上皮的黏液层,溶于黏液后扩散至纤毛。人类嗅细胞上的每一不同气味受体可对一种或几种特殊的气味起反应,而一个特殊的气味又可激活多个受体,因此可以产生大量的组合,形成大量的气味模式。嗅觉的一个明显特点是适应较快。

(二)味觉感受器和味觉的一般性质

1. 味觉感受器 人的味觉器官是舌,味觉感受器是味蕾。味蕾主要分布在舌,由味感受器细胞(味细胞)、支持细胞和基底细胞组成。一个味蕾含有数十个味细胞。

2. 味觉感受器的神经支配 人味蕾中的味细胞不是单一神经支配的。

3. 味觉的一般性质和产生机制 味觉刺激物是水溶性的化合物分子,能够溶于唾液中,刺激味细胞。味觉感受器是一种快适应感受器。

六、感觉器官功能异常康复的生理学基础

(一)视觉功能异常康复的生理学基础

视觉障碍是指由于先天或后天的原因导致视觉器官结构或功能发生部分或全部障碍。为了尽可能减少视觉障碍对整体功能的影响,应努力预防视觉障碍的发生,并尽早进行干预,以期最大限度地保留视觉功能,或者最大限度地促进其他感觉功能对视觉的代偿,同时促进认知、运动等功能的发育。

(二)听觉功能异常康复的生理学基础

医学上一般将听力下降统称为耳聋。通常多按病变部位将耳聋分为传音性耳聋、感音神经性耳聋和混合性耳聋 3 类。根据疾病发生的原因和程度的不同,康复治疗的方法也会有所区别。

(三)平衡觉功能异常康复的生理学基础

前庭系统、本体感觉系统和视觉系统与中枢神经系统之间平衡信息通过整合,共同参与维持机体平衡。上述各系统疾病皆可引起眩晕。其中,对梅尼埃病患者的功能缺陷进行针对性训练,以提高静态和动态姿势稳定性,以恢复患者的平衡功能;对耳石症患者,首选手法复位。

【习题】

一、名词解释

1. 感受器
2. 感觉器官
3. (感受器)适宜刺激
4. (感受器)换能作用
5. (感受器)编码
6. (感受器)适应
7. 瞳孔近反射
8. 瞳孔对光反射
9. 近点

10. 暗适应
11. 明适应
12. 视敏度
13. 视野
14. 听阈
15. 微音器电位
16. 眼震颤

二、选择题

【A 型题】

1. 关于感受器适应现象的叙述,错误的是
   A. 刺激仍在继续,但传入冲动频率下降　B. 适应是所有感受器的特征之一
   C. 适应不是疲劳　D. 有快适应和慢适应感受器
   E. 骨骼肌牵张感受器是快适应感受器
2. 视觉的光感觉细胞是
   A. 毛细胞　B. 视锥细胞和视杆细胞　C. 节细胞
   D. 双极细胞　E. 水平细胞
3. 眼视近物的最大调节能力取决于
   A. 玻璃体的折光系数　B. 角膜前表面的折光系数　C. 房水的折光系数
   D. 晶状体的弹性　E. 角膜后表面的折光系数
4. 对近视眼的叙述,正确的是
   A. 眼球前后径过短　B. 近点较正视眼远
   C. 眼的折光力过弱　D. 平行光线聚焦于视网膜前
   E. 眼睛在看近物时完全不需调节
5. 光线在眼球内的折射主要发生在
   A. 房水　B. 晶状体前表面　C. 虹膜
   D. 玻璃体后表面　E. 角膜前表面
6. 对远视眼的叙述,正确的是
   A. 眼球前后径过长　B. 眼的折光力过强　C. 近点较正视眼短
   D. 平行光线聚焦于视网膜之前　E. 视近物、远物均须调节
7. 与正视眼相比,近视眼的
   A. 近点远,远点近　B. 近点和远点都远　C. 近点近,远点远
   D. 近点和远点都近　E. 近点远,远点不变
8. 视力(视敏度)用于测定功能的细胞
   A. 视杆细胞　B. 视锥细胞　C. 毛细胞
   D. 神经节细胞　E. 双极细胞
9. 关于视锥细胞的叙述,正确的是
   A. 其感光色素为视紫红质　B. 主要分布在视网膜的外周部分
   C. 对光的敏感度较低　D. 不能分辨颜色
   E. 分辨能力差

10. 瞳孔近反射的生理意义是
A. 使进入眼内的光线形成直射
B. 调节进入眼的光量,使视网膜成像清晰
C. 使物像落在两眼的对称部位
D. 增加眼的折光力
E. 增加视敏度
11. 视近物时的双眼球会聚的生理意义是
A. 增加眼的折光力
B. 使进入眼内的光线形成直射
C. 避免复视
D. 减少入眼的光量,使视网膜成像更为清晰
E. 增加视敏度
12. 关于散光眼的产生原因正确的是
A. 眼的折光能力过强
B. 眼的折光能力过弱
C. 眼睛的前后轴过长
D. 眼睛的前后轴过短
E. 折光面变形不是正球面
13. 在测定视野时,视野最大的所视物颜色是
A. 红色
B. 白色
C. 绿色
D. 黄色
E. 蓝色
14. 夜盲症发生的原因是
A. 维生素 D 缺乏
B. 维生素 K 缺乏
C. 维生素 A 缺乏
D. 维生素 B 缺乏
E. 维生素 E 缺乏
15. 下列对视紫红质的描述,错误的是
A. 是一种结合蛋白质
B. 是视锥细胞的感光色素
C. 光照时迅速分解为视蛋白和视黄醛
D. 暗处视物时视紫红质合成
E. 视网膜中未分解的视紫红质浓度越高,对弱光就越敏感
16. 瞳孔对光反射的中枢位于
A. 延髓
B. 脊髓
C. 脑桥
D. 大脑
E. 中脑
17. 可用凹镜矫正的折光异常是
A. 近视
B. 远视
C. 散光
D. 老视
E. 弱视
18. 对同样声音强度的声波而言,人感到的声音响度最大的声波频率范围是
A. 100~400Hz
B. 400~1000Hz
C. 1000~4000Hz
D. 4000~6000Hz
E. 6000~20 000Hz
19. 能引起听觉的最小振动强度,称为
A. 听阈
B. 听域
C. 听力
D. 强度辨别阈
E. 时间特性辨别阈
20. 整个中耳传递过程中总的增压效应大约为放大
A. 12 倍
B. 16 倍
C. 20 倍
D. 24 倍
E. 28 倍

21. 声波传入内耳气传导的途径是
A. 颅骨→耳蜗壁→耳蜗内淋巴
B. 外耳→鼓膜→鼓室空气→圆窗→内耳
C. 外耳→鼓膜→听骨链→圆窗→内耳
D. 咽鼓管→鼓室空气→前庭窗→内耳
E. 外耳→鼓膜→听骨链→卵圆窗→内耳
22. 当外界有突发强声波时,迅速张口有利于保护
A. 听骨链
B. 鼓膜
C. 基底膜
D. 卵圆窗
E. 内耳螺旋器
23. 耳蜗靠近卵圆窗部位基底膜损伤后会影响
A. 高频听力
B. 低频听力
C. 中频听力
D. 高频和低频听力
E. 各类频率的听力
24. 下列对微音器电位特点的描述,**错误**的是
A. 交流性质变化的电位
B. 没有不应期
C. 几乎没有潜伏期
D. 频率、幅度与声波一致
E. 易疲劳
25. 感音性听力损失(感音性耳聋)是由于
A. 外耳病变
B. 鼓膜病变
C. 听骨链病变
D. 鼓室病变
E. 内耳病变
26. 传音性听力损失(传音性耳聋)是由于
A. 外耳和中耳病变
B. 内耳耳蜗淋巴病变
C. 内耳耳蜗基底膜病变
D. 听神经病变
E. 内耳螺旋器病变
27. 人耳敏感的声波频率范围是
A. 100~1000Hz
B. 1000~3000Hz
C. 4000~5000Hz
D. 5000~6000Hz
E. 6000~20 000Hz
28. 人类的语言频率范围是
A. 100~300Hz
B. 300~3000Hz
C. 3000~4000Hz
D. 4000~6000Hz
E. 6000~20 000Hz
29. 椭圆囊和球囊囊斑的适宜刺激是
A. 直线加速度运动
B. 旋转匀速运动
C. 直线匀速运动
D. 旋转加速度运动
E. 关节位置变化
30. 飞机上升和下降时,服务员向乘客递送糖果,使乘客作吞咽动作,其生理意义在于
A. 调节基底膜两侧的压力平衡
B. 调节前庭膜两侧的压力平衡
C. 调节卵圆窗膜内外压力平衡
D. 调节鼓室与大气之间的压力平衡
E. 调节中耳与内耳之间的压力平衡

【B型题】

(31~36题共用备选答案)
A. 近视
B. 远视
C. 散光
D. 老视
E. 青光眼
31. 由于眼球前后径过长而导致眼的折光能力异常称为
32. 由于眼球前后径过短而导致眼的折光能力异常称为
33. 由于晶状体弹性减弱,视近物时调节能力下降称为
34. 由于眼的折光能力过强而导致眼的折光能力异常称为

35. 由于眼的折光能力过弱而导致眼的折光能力异常称为
36. 由于眼球在不同方位的曲率半径不相同导致眼的折光能力异常称为

（37~40 题共用备选答案）
A. （感受器）适宜刺激　B. （感受器）的换能作用　C. 感受器的编码作用
D. 感受器的适应现象　E. 特殊感官

37. 把各种刺激形式的信息，转变成为相应的感受细胞或传入神经末梢上的生物电变化称为
38. 每种感受器只对某种特定形式的环境变化最敏感，这种刺激形式被称为这种感受器的
39. 当刺激作用于感觉器之后一段时间，虽然刺激强度保持不变，但相应感觉传入神经纤维的冲动频率有不同程度的下降，这一现象称为
40. 把刺激所包含的环境变化的信息，也转移到了传入神经动作电位的序列之中，称为

（41~48 题共用备选答案）
A. 感音性耳聋　B. 传音性耳聋　C. 混合性耳聋
D. 高频听力受损　E. 低频听力受损

41. 耳蜗底部病变可导致
42. 耳蜗顶部病变可导致
43. 鼓膜病变可导致
44. 外耳病变可导致
45. 听骨链病变可导致
46. 内耳耳蜗淋巴病变可导致
47. 内耳螺旋器病变可导致
48. 听神经病变可导致

三、问答题

1. 试述感受器、感觉器官的概念及分类。
2. 简述感受器的一般生理特性。
3. 视物时眼是如何进行调节的？
4. 眼的折光异常有几种类型？它们产生原因、特点及其矫正方法各是什么？
5. 视网膜两种感光系统有何区别？
6. 简述外耳与中耳的传音功能。
7. 说明内耳耳蜗的功能。

【参考答案】

一、名词解释

1. **感受器**：感受器是指分布于体表或组织中的一些专门接受机体内、外环境变化的结构或装置。

2. **感觉器官**：感觉器官是指在结构和功能都高度分化的感受细胞周围增加一些非神经性的附属结构，在形态结构和功能上形成一个更加复杂和完整的，专门传递某一特定感觉的器官。

3. （感受器）适宜刺激：每种感受器只对某种特定形式的环境变化最敏感，这种刺激形式被称为这种感受器的适宜刺激。

4. （感受器）换能作用：感受器把作用于它们的各种刺激形式的信息，转变成为相应的感受细胞或传入神经末梢上的生物电变化，这种电位变化再进一步转换为传入神经纤维上的动作电位，这种作用称为感受器的换能作用。

5. （感受器）编码：感受器换能过程不仅发生了能量的转换，更重要方面是把刺激所包含的环境变化的信息，也转移到了传入神经动作电位的序列之中，即编码作用。

6. （感受器）适应：当刺激作用于感受器一段时间之后，虽然刺激强度保持不变，但相应感觉传入神经纤维的冲动频率有不同程度的下降，这一现象称为感受器的适应。

7. 瞳孔近反射：当视近物时，双侧瞳孔反射性地缩小，称为瞳孔近反射。

8. 瞳孔对光反射：瞳孔的直径在强光下缩小，在弱光下散大的现象称为瞳孔对光反射。

9. 近点：眼作最大调节时眼离所能看清物体的最近距离称为近点。

10. 暗适应：当人从亮处进入暗处时，最初看不清楚任何东西，经过一定时间，视觉敏感度才逐渐升高，恢复了在暗处的视力，这称为暗适应。

11. 明适应：当人从暗处进入到亮光处，最初感到一片耀眼的光亮，不能看清物体，大约一分钟才能恢复视觉，这称为明适应。

12. 视敏度：视力或视敏度是指视觉器官对物体形态的精细辨别能力，通常用视网膜上可分辨的最小物像所对应的视角来表示。

13. 视野：单眼固定地注视前方一点不动，这时该眼所能看到的范围称为视野。

14. 听阈：在人耳能感受的声波振动频率范围之间的每一种频率，都有一个能引起听觉的最小振动强度，称为该频率的听阈。

15. 微音器电位：当声波传到内耳，在耳蜗区域产生一种交流性质变化的电位，它的变化与声波的频率和幅度非常相似，称为耳蜗微音器电位。

16. 眼震颤：机体在旋转运动时引起眼球不随意的往返运动，称为眼震颤。临床上可以用眼震颤试验判断前庭功能是否正常。

二、选择题

【A 型题】

1. E	2. B	3. D	4. D	5. E	6. E	7. D	8. B	9. C	10. B
11. C	12. E	13. B	14. C	15. B	16. E	17. A	18. C	19. A	20. D
21. E	22. B	23. A	24. E	25. E	26. A	27. B	28. B	29. A	30. D

【B 型题】

31. A	32. B	33. D	34. A	35. B	36. C	37. B	38. A	39. D	40. C
41. D	42. E	43. B	44. B	45. B	46. A	47. A	48. C		

三、问答题

1. 试述感受器、感觉器官的概念及分类。

答：(1)感受器：感受器是指分布于体表或组织中的一些专门接受机体内、外环境变化的结构或装置。

(2)感觉器官：感觉器官是指在结构和功能都高度分化的感受细胞周围增加一些非神经

性的附属结构,在形态结构和功能上形成一个更加复杂和完整的,专门传递某一特定感觉的器官,如视觉器官、听觉器官、前庭器官、嗅觉器官和味觉器官等。

(3)感受器分类:感受器分类有多种方法。根据感受器所处部位的不同分为内感受器和外感受器,其中外感受器还可根据感受器与感受对象之间的距离进一步分为距离感受器(视、听、嗅觉感受器)和接触感受器(触、压、味、温度觉感受器)。内感受器则可以进一步分为感受身体空间位置的本体感受器和内脏感受器。另一种分类方式是根据感受器最容易接受的刺激形式分为光感受器、机械感受器、温度感受器、化学感受器、渗透压感受器和伤害性感受器等。

2. 简述感受器的一般生理特性。

答:感受器的一般生理特性是:

(1)感受器的适宜刺激:各种感受器对不同刺激形式的敏感程度是有很大差异的,通常每种感受器只对某种特定形式的环境变化最敏感,这种刺激形式被称为这种感受器的适宜刺激。当适宜刺激作用于这种感受器时,刺激阈值很低,轻微的刺激就能被感受到。

(2)感受器的换能作用:各种感受器的另一个功能上的特点,是把各种刺激形式的信息,转变成为相应的感受细胞或传入神经末梢上的生物电变化,这种变化是细胞膜的局部电位。这种膜电位变化再进一步转换为传入神经纤维上的动作电位。

(3)感受器的编码作用:感受器换能过程不仅发生了能量的转换,更重要的方面是把刺激所包含的环境变化的信息也转移到了传入神经动作电位的序列之中,即编码作用。当神经动作电位的序列上传到相应的感觉中枢,感觉中枢解读这些电信号序列来获得外在环境变化的信息。

(4)感受器的适应现象:当刺激作用于感觉器一段时间之后,虽然刺激强度保持不变,但相应感觉传入神经纤维的冲动频率有不同程度的下降,这一现象称为感受器的适应。

3. 视物时眼是如何进行调节的?

答:平行光线通过正常人眼时,其折光系统的后主焦点恰好在视网膜所在的位置。从距离人眼 6m 以外的物体发出或反射的光线到达人眼时,已基本上是平行光线,这些平行光线经过眼的折光系统后可以在视网膜上形成清晰的物像。但比 6m 近的物体发出或反射的光线到达人眼时,则呈现某种程度的辐散。在眼的折光系统没有调节前,辐散的物体光线在视网膜上形成的物像模糊而且失真。眼在视近物时,通过以下调节使视网膜形成清晰的物像。

(1)晶状体调节:眼在视近物时,物体发出的光线呈辐散状,视网膜上的模糊物像经视觉中枢分析整合后,形成指令性信息并将其下传至中脑正中核,并传到动眼神经缩瞳核,经动眼神经传到睫状神经节,最后到达睫状肌,使睫状肌环行肌收缩,悬韧带松弛,这样晶状体依自身弹性向前后方凸出,向前方凸出更明显,导致晶状体的折光能力加强,而使近物在视网膜上成像清晰。

(2)瞳孔调节:瞳孔的大小可随视物距离和光线强弱而改变。当视近物时,双侧瞳孔反射性地缩小,称为瞳孔近反射。其生理意义是减少进入眼的光量及折光系统的球面像差和色像差,使视网膜物像更清晰。

(3)双眼球会聚:当双眼注视一个由远移近的物体时,两眼视轴向鼻侧会聚的现象,称为双眼球会聚,又称为辐辏反射。其生理意义在于双眼同时视一近物时,使物像每一个部分都可落在双眼视网膜的对称点上,视觉呈现单一物体,不会发生复视。

4. 眼的折光异常有几种类型?它们产生原因、特点及其矫正方法各是什么?

答:(1)近视:近视分两种类型:由于眼的前后轴过长或眼的屈光能力过强,形成近视。自远物的平行光线通过未经调节的折光系统后聚焦于视网膜之前，因此在视网膜上的物像则变得模糊不清。眼睛在看近物时，所需要的晶状体的调节较小或不需调节，就可以使视网膜上的物像很清晰，眼睛就可以看清近物。近视眼的近点较正常眼为近。近视纠正方法是使用适当焦度的凹透镜片。

（2）远视：由于眼的前后轴比正常短或眼的折光系统折光力降低，形成远视，视远物时平行光线通过未经调节的折光系统在视网膜后聚焦，因此在视网膜上的物像也变得模糊不清，此时需要动用眼的调节能力。而看近物时，就需要晶状体更大的调节，才可以看清近物。其纠正的办法是戴一个适当焦度的凸透镜。

（3）散光：由于眼的折光面变形不再是正球面，即在不同方位的曲率半径不相同，这样来自物体的光线在折光面各个方位折射的程度有明显差异，只有部分方位折射的光线，聚焦于视网膜位置，其他方位折射的光线聚焦在视网膜后方或视网膜的前方，而造成物像失真或模糊不清，这就是散光。通常用适当的柱面镜加以纠正。

5. 视网膜两种感光系统有何区别？

答：人的视网膜中存在两种感光换能系统。一种由视杆细胞及其相联系的双极细胞和神经节细胞构成，称为视杆系统或暗视觉系统。视杆系统通常呈现明显的会聚现象，即两个或更多视杆细胞与一个双极细胞形成突触联系，而两个或更多双极细胞与一个神经节细胞联系。视杆系统对光的敏感度较高，能感受暗光而引起视觉，但产生的视觉无颜色而只有黑白明暗，并且视物时没有精确的细节。另一种由视锥细胞及其相联系的双极细胞和神经节细胞构成，称为视锥系统或昼光觉系统。视锥系统呈现低水平会聚现象。此系统对光的敏感性较差，只感受强光而引起视觉，产生的视觉有颜色，并且对物体表面的细节能看得很清楚，分辨能力高。

6. 简述外耳与中耳的传音功能。

答：外耳耳廓有集音作用，外耳道与4000Hz附近频率的声波都有不同程度的共振现象，能够增强声波传到鼓膜上的声压。

中耳鼓膜感受外耳传入的声波压力，而产生与声波同方向变形位移。由于声波是空气介质中的疏密波，所以鼓膜产生相应的振动。鼓膜振动时鼓膜内移，锤骨柄也内移，则砧骨的长突和蹬骨也作相同方向的内移；当鼓膜外移时，锤骨柄也向外移动，则砧骨的长突和蹬骨也外移。由于镫骨脚板与卵圆窗膜相贴，这样听小骨链将鼓膜复制的外加声波振动的能量和信息经卵圆窗膜传入内耳。

声波通过中耳传音后的振动声压被放大，这就是中耳的增压作用。增压作用的产生原因有两个。首先作用于卵圆窗膜单位面积上的压强比鼓膜上的压强高大约18~19倍。另一个原因是由于听小骨形成的杠杆中，杠杆长臂与杠杆短臂之比是1.3∶1，在短臂一侧的压力将为长臂侧的1.3倍。上述两方面的协同作用，使整个中耳传递过程中总的增压效应大约放大24倍。

7. 说明内耳耳蜗的功能。

答：耳蜗的功能是把传到耳蜗的机械振动转变成听神经纤维的神经冲动。当声波振动到达卵圆窗膜时，压力变化立即传给内耳的淋巴和膜性结构，使基底膜振动，进而引起毛细胞兴奋，使机械振动转变成生物电变化。声波通过气传导使基底膜振动，振动在基底膜上从耳蜗底部向顶部传播，传播是以行波的方式进行的。声波传入时，首先引起耳蜗底部靠近卵圆窗处的基底膜的振动，此处的波动再以行波的形式沿基底膜向耳蜗的顶部方向传播。当某一频率的声波引起的基底膜振动从耳蜗底部向顶部传播时，振动幅度逐渐增大，行波离开此处后，振幅迅速衰减,很快消失。声波频率愈高,其引起的基底膜振动行波传播愈近,最大行波振动幅度出现的部位愈靠近耳蜗底部卵圆窗;而声波频率愈低,基底膜振动行波传播的距离愈远,最大行波振动幅度出现的部位愈靠近耳蜗顶部。这就是说对于一个特定声波频率来说,会在基底膜某一特定位置产生最大行波振动,导致该处毛细胞受到最强刺激,使该处听神经纤维的传入冲动最多。

(倪月秋)

第十二章 神经系统的功能

【学习目标】

1. **掌握** 化学性突触传递的过程，兴奋性和抑制性突触后电位的产生原理，突触前抑制和突触后抑制的机制，突触可塑性的概念；反射的概念及反射弧的组成，牵张反射的类型和产生原理，去大脑僵直的发生机制，条件反射的形成、学习和记忆的机制，边缘系统和情绪的脑机制，两种感觉投射系统的特点和功能，内脏痛的特点和牵涉痛的机制，交感神经和副交感神经对内脏器官的调节作用，脑电的活动与睡眠机制，中枢神经系统的可塑性与神经康复机制。

2. **熟悉** 神经元和神经胶质细胞的功能及二者之间的相互作用，神经纤维传导兴奋的特征，常见突触的分类，神经递质和受体的概念与分类，中枢兴奋传播的特征，躯体感觉的传入通路，大脑皮质的感觉代表区，脊髓运动神经元和运动单位，脊休克的发生原因，脑干网状结构对肌紧张的调节作用，震颤麻痹的产生原因，小脑在运动调节中的作用，第二信号系统，语言的侧别优势，情绪及其脑机制，常用的神经康复技术及其作用原理。

3. **了解** 神经纤维的分类，神经的营养作用，非突触性化学传递和直接电传递，局部回路神经元和局部神经元回路，中枢神经元的联系方式，躯体感觉的皮质代表区，感觉皮质的可塑性，大脑皮层的运动调节功能，基底神经节的功能，下丘脑对内脏活动的调节，情绪的基本类型，动机和成瘾机制，神经康复理论研究进展。

【重点和难点内容】

一、神经系统功能活动的基本原理

（一）神经元和神经胶质细胞

1. 神经元和神经纤维

（1）神经元的主要功能：神经元的主要功能是接受和传递信息。中枢神经元通过传入神经接受体内、外环境变化的刺激信息，并对这些信息加以处理，再经过传出神经把调控信息传给相应的效应器，产生调节和控制效应。

（2）神经纤维的主要功能：神经纤维的主要功能是以动作电位的形式传导信息，称为神经“冲动”。神经纤维除传导兴奋外，还可通过轴浆流动来完成物质的运输和交换，以维持神经元解剖和功能的完整性。

（3）神经还能通过末梢经常释放某些物质，持续地调整被支配组织的内在代谢活动，影响其持久性的结构、生化和生理的变化，这一作用与神经冲动无关，称为神经营养性作用。

2. 神经胶质细胞的功能 包括支持、隔离和绝缘作用；物质代谢和营养性作用；参与神经递质及生物活性物质的代谢；吞噬和免疫应答作用；维持内环境的稳定作用；参与神经的再生和康复。

3. 神经胶质细胞和神经元之间的相互作用 神经元可以通过释放神经递质激活胶质细胞；胶质细胞也可以释放胶质递质反馈作用于神经元，二者之间可以形成"三重组分突触结构"，在突触的发生、突触传递效率的调节和突触可塑性等方面起重要的作用。神经胶质细胞与神经元共同构成中枢神经系统中的信息网络。

（二）神经元之间的信息传递

1. 突触传递

（1）突触：神经元间相互"接触"并传递信息的部位称为突触。典型的突触由突触前膜，突触间隙和突触后膜三部分组成。

（2）突触传递：与神经纤维传导不同，突触传递的特点是：单向传播，具有中枢延搁，兴奋可以总和，兴奋节律可以发生改变，有后发放和对内环境变化敏感及易疲劳。

（3）突触传递的效能：突触传递的效能可发生较长时程的增强或减弱，称为突触可塑性，包括强直后增强，习惯化和敏感化，长时程增强和长时程抑制几种形式。突触可塑性在学习和记忆等脑的高级功能中具有重要意义。

2. 非突触性传递

（1）类别：包括电传递和非定向突触化学传递。

（2）特点：不存在突触前膜与后膜的特化结构；不存在一对一的支配关系，一个曲张体能支配较多的效应细胞；曲张体与效应细胞间的距离至少在 20nm 以上，距离大的可达几十微米；递质弥散的距离大，因此传递花费的时间可大于 1 秒钟；递质弥散到效应细胞时，能否发生传递效应取决于效应细胞上有无相应的受体。

3. 局部回路神经元和局部神经元回路

（1）局部回路神经元：短轴突和无轴突神经元不投射到远隔部位，它们的轴突和树突仅在某一中枢部位内部起联系作用，这些神经元称为局部回路神经元。

（2）局部神经元回路：由局部回路神经元及其突起构成的神经元间相互作用的联系通路，称为局部神经元回路。局部神经元回路不将信息传至远隔部位，其功能是整合神经系统局部的信息。

（三）神经递质和受体

1. 神经递质

（1）神经递质：是指由神经元合成，突触前末梢释放，能特异性作用于突触后膜上的受体，并产生突触后电位的信息传递物质。

（2）有的神经元末梢含有两种以上的递质，称为递质共存。神经末梢除能释放神经递质外，也能释放某些调质，它们的主要作用是增强或削弱递质的信息传递效应。

2. 受体

（1）受体定义：是指位于细胞膜或细胞内能与某些化学物质（如递质、调质、激素、细胞因子等）发生特异性结合并诱发生物效应的特殊生物分子。

（2）受体分类：根据存在的部位可将受体分为膜受体、胞浆受体和核受体三类；根据被激活后产生生物效应的机制可将受体分为离子通道型受体和 G 蛋白偶联受体两类。

（3）受体分布：受体一般分布于突触后膜，但也可位于突触前膜。位于突触前膜的受体称为突触前受体或自身受体。通常，突触前受体激活后可抑制递质释放，实现负反馈调控。

（四）反射活动的基本规律

1. 反射弧

（1）组成：反射活动的结构基础是反射弧，由五个部分组成：感受器、传入神经、神经中枢、传出神经和效应器。

（2）分类：根据反射弧中传入、传出和中间神经元之间联系方式的不同，可将反射弧分为单突触反射弧和多突触反射弧。单突触反射是指传入神经元和传出神经元之间只有一个突触的反射弧，多突触反射是指在传入神经元和传出神经元之间有一个或一个以上的中间神经元，形成两个以上的突触联系。

2. 中枢神经元的联系方式

（1）神经元依其在反射弧中的不同地位可分为传入神经元、中间神经元和传出神经元。

（2）中枢神经元之间的联系方式主要有辐散式和聚合式联系，链锁式和环式联系。

3. 中枢抑制

（1）中枢抑制有突触后抑制和突触前抑制两种形式。

（2）突触后抑制：是通过中间抑制性神经元释放抑制性递质，使突触后神经元产生超极化，其形式有传入侧支性抑制和回返性抑制。

（3）突触前抑制：是通过轴突-轴突式突触，使突触前神经元发生去极化，从而导致其释放的递质减少，使突触后神经元不易兴奋。

4. 中枢易化

（1）中枢易化也称突触易化，可分为突触后易化和突触前易化。

（2）突触后易化表现为 EPSP 的总和，由于突触后膜去极化使得膜电位靠近阈电位水平，从而使动作电位容易爆发。

（3）突触前易化是通过轴突-轴突式突触，使突触前末梢释放的递质增多，最终使突触后神经元的 EPSP 增大，产生突触前易化。

二、神经系统的感觉分析功能

（一）脊髓的感觉传导功能

1. 深感觉 深感觉的传入纤维进入脊髓后索直接上行，在延髓下部的薄束核和楔束核内换元，第二级神经元发出纤维交叉到对侧，上行抵达丘脑感觉接替核交换神经元，然后再发出纤维到达大脑皮质的相应部位。

2. 浅感觉 浅感觉的传入纤维进入脊髓后在后角换元，第二级神经元发出的纤维经白质前连合交叉到对侧上行，形成脊髓丘脑侧束和脊髓丘脑前束。终止于丘脑的感觉接替核。

3. 其他感觉 传导痛觉、温度觉和粗略触-压觉的纤维先交叉后上行，而传导本体感觉和精细触-压觉的纤维则先上行后交叉。

（二）丘脑的感觉投射功能

1. 丘脑是皮质下重要的感觉接替站，能对感觉传入进行初步分析和综合。

2. 丘脑的核团可分为三类 感觉接替核、联络核和非特异投射核。

3. 丘脑的核团功能 感觉接替核接受除嗅觉外的各种特异感觉投射纤维。联络核接受感觉接替核和其他皮质下中枢来的纤维，换元后发出纤维射到大脑皮质的一定区域。非特异投射核接受来自脑干网状结构的纤维投射，并经多次换元，弥散性地投射到大脑皮质的广泛区域。

（三）感觉投射系统

1. 特异投射系统 各种感觉信号(嗅觉除外)经两级神经元接替到达丘脑的感觉接替核换元后,再发出纤维投射到大脑皮质的特定区域。特点是点对点投射,功能是引起特定感觉,并激发大脑皮质发出传出冲动。

2. 非特异投射系统 经典感觉传导路的纤维经过脑干时,发出侧支进入脑干网状结构,与脑干网状结构的神经元发生突触联系,经多次换元后抵达丘脑的髓板内核群,由此再发出纤维,弥散地投射到大脑皮质的广泛区域。功能是维持和改变大脑皮质的兴奋状态,而不能引起各种特定的感觉。

（四）大脑皮层的感觉分析功能

1. 人体各种感觉的最高中枢都在大脑皮质,不同感觉的代表区位于皮质的不同区域。

2. 不同感觉的皮质代表区:体表感觉区位于中央后回,本体感觉代表区位于中央前回,内脏感觉代表区混杂于第一体表感觉区内,视觉代表区位于枕叶距状裂的上、下缘,听觉代表区位于两侧颞叶。皮质感觉代表区神经元之间的广泛联系可以发生可塑性改变。

（五）躯体感觉

1. 触-压觉 在内侧丘系和前外侧系两条通路中上行,这两条通路传导的触-压觉类型是不同的。经内侧丘系传导的精细触-压觉与刺激的具体定位、空间和时间的形式等有关。经脊髓丘脑束传导的粗略触-压觉仅有粗略定位的功能。

2. 本体感觉 经脊髓后索上行,大量传入冲动进入小脑,但有些冲动经内侧丘系和丘脑投射到大脑皮层。

3. 温度觉 来自丘脑的温度觉投射纤维除到达中央后回外,还投射到同侧的岛叶皮层。

4. 痛觉感受器 痛觉感受器是一种游离的神经末梢,引起疼痛不需要特定的适宜刺激,任何刺激只要引起组织损伤,导致其释放某些化学物质作用于这种神经末梢便可引起痛觉。

5. 痛觉传导的中枢通路 该中枢通路比较复杂。由脊髓后根进入脊髓的痛觉信号可沿两条途径上传,一条抵达丘脑的感觉接替核,投射到大脑皮层的体表感觉区,引起定位明确的痛觉;另一条在脊髓内弥散上行,抵达脑干网状结构、丘脑内侧部和边缘系统,引起定位不明确的慢痛和情绪反应。

6. 痛觉的分类 根据疼痛发生的部位,痛觉可分为皮肤痛和内脏痛。内脏痛的主要特征是:持续性、定位模糊、对刺激分辨能力差;对机械性牵拉、缺血、炎症等刺激作用敏感,此外还经常发生牵涉痛。

三、神经系统对躯体运动的调节

（一）脊髓对躯体运动的调节

1. 脊髓的运动神经元

(1)分类:脊髓灰质前角存在大量运动神经元,即 α 和 γ 运动神经元。

(2)功能:α 神经元支配梭外肌,γ 神经元支配梭内肌。

(3)运动单位:α 神经元及其末梢所支配的全部肌纤维称为一个运动单位。

2. 肌梭及其神经支配

(1)肌梭是骨骼肌内的本体感受器,主要感受肌肉长度的变化。

(2)当梭外肌纤维收缩时,梭内肌感受装置所受的牵拉刺激减少,而当梭内肌纤维收缩时,感受装置对牵拉刺激的敏感性将升高。感受器兴奋的信号经脊髓后根传入脊髓,可兴奋支配同一肌肉的α运动神经元,从而引起梭外肌收缩。

3. 脊髓反射

(1)牵张反射:有神经支配的骨骼肌受到外力牵拉而被伸长时,能反射性地引起被牵拉肌肉的收缩,称为牵张反射。牵张反射有两种类型,即腱反射(也称位相性牵张反射)和肌紧张(也称紧张性牵张反射)。

(2)屈肌反射和对侧伸肌反射:是指皮肤受到伤害性刺激时引起的肢体屈曲,同时对侧的肢体伸直。

4. 脊休克

(1)概念:当脊髓与高位中枢突然断离而失去功能联系后,断面以下的脊髓神经元暂时丧失进行反射活动的能力,进入无反应状态,这种现象称为脊休克。

(2)产生原因:由于断离使脊髓突然失去了高位中枢的易化作用,使脊髓神经元的兴奋性极度降低,以致对任何刺激失去反应。

(二)脑干对肌紧张的调节

1. 脑干网状结构的易化区和抑制区

(1)脑干网状结构内存在抑制或加强肌紧张和肌运动的区域,前者称为抑制区,位于延髓网状结构的腹内侧部分;后者称为易化区,包括延髓网状结构的背外侧部分、脑桥的被盖、中脑的中央灰质及被盖,以及下丘脑和丘脑的中线核群等部位。

(2)除脑干外,大脑皮层运动区、纹状体、小脑前叶蚓部等区域可以通过其下行投射能加强抑制区的作用;而前庭核、小脑前叶两侧部和后叶中间部等部位则有易化肌紧张的作用。

2. 去大脑僵直

(1)概念:在动物中脑的上、下丘之间切断脑干后,动物出现四肢伸直、头尾昂起、脊柱挺硬的伸肌紧张亢进现象,称为去大脑僵直。

(2)机制:由于切断了大脑皮层和纹状体等部位与网状结构的联系,造成抑制区和易化区之间活动的失衡,易化区的活动明显占优势的结果。因此,去大脑僵直是一种增强的牵张反射。

(三)小脑对躯体运动的调节

1. 前庭小脑

(1)构成:前庭小脑主要由绒球小结叶构成。

(2)传入和传出纤维联系:前庭小脑主要接受前庭器官的传入,其传出纤维均在前庭核换元,再经前庭脊髓束抵达脊髓前角内侧部分的运动神经元。

(3)功能:主要是维持身体平衡。

2. 脊髓小脑

(1)构成:脊髓小脑由蚓部和半球中间部组成。

(2)传入和传出纤维联系:可以与脊髓、脑干发生双向纤维联系,也与大脑运动皮质发生纤维联系。

(3)功能:协调大脑皮层发动的随意运动;对肌紧张具有调节作用(既有易化作用也有抑制作用)。

3. 皮质小脑

(1)构成:皮质小脑是指小脑半球外侧部。

(2)传入和传出纤维联系:它不接受外周的感觉传入,而主要与大脑皮层构成回路联系。

(3)功能:参与运动计划的形成和运动程序的编制;参与精巧、随意运动的学习和协调。

(四)基底神经节对躯体运动的调节

1. 构成 基底神经节是大脑皮层下一些神经核团的总称,主要包括纹状体、丘脑底核、中脑黑质和红核。而纹状体又包括尾核、壳核和苍白球。

2. 传入和传出纤维联系 既接受大脑皮层的纤维投射,又发出纤维经丘脑前腹核和外侧腹核接替后,再投射到大脑皮层,从而在基底神经节与大脑皮层间形成复杂的神经联系。

3. 功能 与随意运动的稳定、肌紧张的调节和本体感觉传入信息的处理都有关。此外,也参与运动的设计和运动程序的编制。有些基底神经节核团还参与自主神经调节、感觉传入、心理行为和学习记忆等功能活动。

4. 基底神经节病变在临床上可以表现为运动过少,肌紧张亢进,如震颤麻痹;亦或表现为运动过多,并伴有过多的附加动作和肌紧张低下,如舞蹈病。

(五)大脑皮层对躯体运动的调节

1. 大脑皮层的运动区

(1)组成:包括中央前回、运动前区、辅助运动区和后顶叶皮层等区域。中央前回和运动前区是控制躯体运动最重要的区域,称为主要运动区。

(2)主要运动区的功能特征:交叉支配;有精确的功能定位,在运动区呈倒立人体投影分布;身体不同运动部位在皮质代表区的大小与运动的精细复杂程度有关;刺激皮质运动区主要引起少数个别肌肉收缩,不发生肌群的协同性活动。

2. 运动传出通路

(1)传出路径:由皮层发出,经内囊、脑干下行,到达脊髓前角运动神经元的传导束,称为皮层脊髓束;而由皮层发出,经内囊到达脑干内各脑神经运动核的传导束,称为皮层脑干束。皮层脊髓束中约有80%的纤维在延髓锥体交叉到对侧,在脊髓外侧索下行而形成皮层脊髓侧束;其余20%的纤维不交叉,在同侧前索下行而形成皮层脊髓前束。

(2)支配功能:皮质脊髓侧束主要控制四肢远端的肌肉,与精细的、技巧性的运动有关;皮层脊髓前束主要控制躯干和四肢近端的肌肉,尤其是屈肌,与姿势的维持和粗略的运动有关。皮层脑干束主要终止于脑干的脑神经运动核,控制面部肌肉的活动。

(3)损伤后症状:运动传出通路受损时,常出现柔软性麻痹(软瘫)和痉挛性麻痹(硬瘫)两种表现。两者都有随意运动的丧失,但前者伴有牵张反射的减退或消失,常见于脊髓和脑干运动神经元损伤,如脊髓灰质炎;而后者则伴有牵张反射的亢进,常见于脑内高位中枢损伤,如内囊出血引起的中风。

四、神经系统对内脏活动的调节

(一)自主神经系统的功能

1. 自主神经的结构特征

(1)自主神经由节前和节后两个神经元组成。

(2)节前神经元的胞体位于中枢,其轴突组成节前纤维,从中枢发出后进入外周神经节内交换神经元,节后神经元的轴突组成节后纤维,支配效应器官。

2. 自主神经系统的功能

(1)自主神经系统的功能主要在于调节心肌、平滑肌和腺体(消化腺、汗腺、部分内分泌腺)的活动,其调节功能是通过不同的递质和受体系统实现的。

(2)交感和副交感神经的主要递质和受体:分别是去甲肾上腺素和乙酰胆碱及其相应的受体。

3. 自主神经系统的功能特征

(1)紧张性支配:自主神经纤维上经常有一定频率的冲动发放,使受支配组织维持一定程度的基础活动,称为紧张性支配。

(2)对同一效应器的双重支配:内脏器官一般都受交感和副交感神经的双重支配,而交感和副交感神经对同一器官的作用往往表现为相互拮抗。

(3)受效应器所处功能状态的影响:自主神经对内脏器官的作用受效应器本身功能状态的影响。

(4)对整体生理功能调节的不同意义:交感神经系统的活动主要在于动员机体许多器官的潜力以适应环境的急剧变化。副交感神经系统活动的生理意义主要在于保护机体、休养生息、积蓄能量以及加强排泄和生殖功能等方面。

(二)脊髓对内脏活动的调节

1. 脊髓是交感神经和部分副交感神经的发源处,因此对内脏活动的调节是初级的。

2. 基本的血管张力反射、发汗反射、排尿反射、排便反射及勃起反射等可在脊髓完成,但这些反射平时受高位中枢的控制。

(三)低位脑干对内脏活动的调节

1. 由延髓发出的自主神经传出纤维支配头面部的所有腺体、心、支气管、喉、食管、胃、胰腺、肝和小肠等。

2. 脑干网状结构中存在许多与内脏活动调节有关的神经元,其下行纤维支配脊髓,调节脊髓的自主神经功能。

(四)下丘脑对内脏活动的调节

1. 下丘脑是较高级的内脏活动调节中枢,它能把内脏活动与其他生理活动联系起来。

2. 主要功能:调节体温、营养摄取、水平衡、内分泌、情绪反应等重要生理过程,同时还控制机体的生物节律。

(五)大脑皮层对内脏活动的调节

1. 边缘系统是人和高等动物调节内脏活动的高级中枢。

2. 皮层对内脏活动也有一定的调节作用。

五、脑电、觉醒和睡眠

(一)脑电活动

1. 自发脑电活动和脑电图

(1)自发脑电活动:在无明显刺激的情况下,大脑皮层能经常地和自发地产生节律性的电位变化,这种电位变化称为自发脑电活动。

(2)脑电图:在头皮表面记录到的自发脑电活动称为脑电图。根据其不同的频率,脑电图主要可区分出 α、β、θ 和 δ 等波形。

(3)在成年人,α 波为安静时的主要脑电波,β 波则为活动时的脑电波,θ 波通常在困倦时出现,而 δ 波则在睡眠或极度疲劳时出现。

2. 皮层诱发电位

(1)概念:感觉传入系统任何部位受刺激时,在大脑皮层某一局限区域引出的电位变化,称为皮层诱发电位。

(2)波形成分:皮层诱发电位一般由主反应、次反应和后发放三部分组成。

(3)波形特征:主反应为一先正后负的电位变化,在大脑皮层的投射有特定的中心区。主反应出现在一定的潜伏期之后,即与刺激有锁时关系。次反应是主反应的扩散性续发反应,可见于皮层广泛区域,即无中心区,与刺激也无锁时关系。

3. 脑电波形成的机制 皮层表面的电位变化是由大量神经元同步发生的突触后电位经总和后形成的。目前认为,皮层与丘脑非特异投射系统之间的相互作用,是自发脑电形成的主要原因。

(二)觉醒和睡眠

1. 觉醒 觉醒状态的维持与脑干网状结构上行激动系统的活动有关。

2. 睡眠 睡眠有慢波睡眠和异相睡眠两种时相,睡眠过程中两个时相互相交替。

(1)慢波睡眠有利于促进生长和体力恢复;而异相睡眠则促进学习记忆和精力恢复。

(2)睡眠是一种脑活动的主动过程。慢波睡眠可能与间脑某些结构、脑干尾端网状结构(上行抑制系统)和前脑基底部等脑区的活动有关。异相睡眠与脑桥被盖外侧区胆碱能神经元起源的某种电活动有关。

(3)睡眠与觉醒的转化:上行抑制系统可作用于大脑皮层,并与上行激动系统相拮抗,调节睡眠与觉醒的相互转化。

六、脑的高级功能

(一)学习和记忆

1. 学习和记忆的形式

(1)学习的形式:学习可分为非联合型学习和联合型学习两种形式。非联合型学习不需要在刺激和反应之间形成某种明确的联系,包括习惯化和敏感化等。习惯化是指一种刺激反复出现,如果不引起某种奖赏或惩罚,机体对该刺激的反应将逐渐减弱以至消退。敏感化是指对刺激的反应增强。联合型学习是在时间上很接近的两个事件重复地发生,最后在脑内逐渐形成联系,从而发生行为学恒定变化的学习类型。

(2)记忆的形式:记忆可分为陈述性和非陈述性记忆两类。陈述性记忆包括情景式记忆和语义式记忆两种形式。前者是对一件具体事物或一个场面的记忆;后者是对文字和语言等的记忆。非陈述性记忆是对某些技巧性的动作、习惯性行为和条件反射等的记忆。

2. 记忆和遗忘

(1)记忆的过程:人类的记忆过程可以细分为四个阶段,即感觉性记忆、第一级记忆、第二级记忆和第三级记忆,其中第二级记忆是一个大而持久的储存系统。发生在第二级记忆内的遗忘是由于先前的或后来的信息干扰所致。

(2)遗忘:遗忘是指部分或完全失去回忆和再认的能力,是一种正常的生理现象。产生遗忘的原因与条件刺激久不强化所引起的消退抑制和后来信息干扰等因素有关。

3. **学习和记忆的机制**

(1)学习和记忆的脑功能定位:与记忆功能密切有关的脑内结构有大脑皮层联络区、海马及其邻近结构、杏仁核、丘脑、下丘脑和脑干网状结构等。与近期记忆有关的神经结构是海马回路。杏仁核参与情绪有关的记忆。

(2)神经生理学机制:神经系统的突触可塑性是包括学习和记忆在内的行为适应的基础。突触可塑性是指突触受其已进行过的传递活动的影响而发生形态和(或)传递效能改变的特性。前者如突触的修饰或新突触的形成,后者如突触传递效能的长时程增强和长时程抑制、习惯化和敏感化等现象。

(3)神经生物化学机制:较长时程的记忆与脑内的物质代谢有关,尤其是与脑内蛋白质的合成有关。中枢递质与学习记忆活动也有关。

(4)神经解剖学机制:持久性记忆可能与神经系统解剖学结构改变有关。

(二)条件反射

1. 条件反射的建立 建立条件反射的基本条件是无关刺激与非条件刺激在时间上的结合。

2. 条件反射的消退、泛化和分化 条件反射的建立可以出现泛化、分化,也可以消退。

3. 操作式条件反射 是一种需要在执行一定的操作后才能建立起来的条件反射。

4. 条件反射形成的机制 条件反射是以非条件反射为基础而形成的。在条件反射形成后,条件刺激的神经通路和非条件反射的神经通路之间产生了一种新接通的暂时联系。

5. 条件反射的生物学意义 提高机体对外界环境的适应能力,能使机体在某些非条件刺激到来之前就发生反应,增加了机体的预见性,避免遭受伤害。

(三)语言和其他认知功能

1. **语言和第二信号系统**

(1)第一信号系统:大脑对现实具体的信号,即第一信号发生反应的系统称为第一信号系统,人和动物都具有第一信号系统。

(2)第二信号系统:大脑对第二信号,即对具体物质进行抽象概括的信号发生反应的系统称为第二信号系统,为人类所特有,也是人类区别于动物的主要特征。

2. **语言中枢**

(1)大多数人的语言功能定位于大脑左半球,而理解和表达能力定位于左半球大脑皮层的不同区域。

(2)人类大脑皮层一定区域的损伤,可引起各种特殊的语言活动功能障碍。

3. **语言的侧别优势**

(1)左侧皮层在语言活动功能上占优势,称为优势半球。

(2)右侧半球在非语词性的认知功能上占优势,如对空间的辨认、深度知觉、触-压觉认识、图像视觉认识、音乐欣赏分辨等。

4. **大脑皮层的其他认知功能**

(1)前额叶皮层可能参与短时程情景式记忆和情绪活动。

(2)颞叶联络皮层可能参与听、视觉记忆。

(3)顶叶联络皮层则可能参与精细躯体感觉和空间深度感觉的学习等。

5. **两侧大脑皮层认知功能的关联**

(1)两侧大脑皮层的认知功能是有关联的。

（2）人类大脑皮层两半球之间的联合纤维对完成双侧的运动、一般感觉和视觉的协调功能起重要作用。

（四）情绪

1. 情绪的概念

（1）情绪是机体对客观事物是否符合其需要而产生的主观体验和相应的行为反应，包括情绪体验和情绪表达两种基本要素。

（2）情绪体验（即主观体验）是指个体对不同情绪状态的主观感受。情绪表达主要体现为外部表现（如行为反应）和内在的生理反应。

2. 情绪的脑机制

（1）脑干网状结构：脑干网状结构与激活或唤醒有关，是产生情绪的必要条件。

（2）下丘脑：下丘脑是自主神经系统的皮层下中枢，控制着脑垂体和整个内分泌系统，与情绪反应密切相关。

（3）边缘系统：边缘系统是整合情绪体验的重要区域，情绪体验主要是扣带回活动直接产生的，情绪表达主要是由下丘脑控制的。

（五）动机和成瘾

1. 动机 动机是指激发人们产生某种行为的意念。

2. 成瘾 成瘾是泛指不能自制并不顾其消极后果的反复将某种物品摄入体内。

七、神经康复的生理基础

（一）常用的神经康复技术及其作用原理

1. 物理疗法 包括直流电疗法、低频脉冲电疗法、中频电疗法、高频电疗法、磁疗法、光疗法、超声波疗法、冷疗法、水疗法和高压氧疗法等。

2. 运动疗法 常用的运动疗法有强制性运动疗法、运动再学习技术和减重步行训练等几种形式。

3. 作业疗法 是为了使患者功能恢复，有目的、有针对性地从日常生活活动、职业劳动、认知活动中选择一些作业，对患者进行训练，以缓解症状和改善功能的一种治疗方法。

4. 言语治疗 是由言语治疗专业人员对各类言语障碍进行治疗或矫治的一种方法，包括对各种言语障碍进行评价、诊断、治疗和研究。

5. 心理治疗 包括患者中心疗法、认知疗法、合理情绪疗法和行为矫正疗法。

6. 中国传统康复疗法 包括中医按摩疗法、针灸疗法、气功疗法等。

（二）神经康复机制

1. 中枢神经系统的可塑性理论

（1）神经发芽：神经发芽包括再生性发芽、代偿性发芽和侧支发芽三种形态学变化。

（2）突触可塑性调制：包括突触后结构上突触接触位点数量的改变和突触功能活性的变化（如长时程增强、长时程抑制和失神经过敏）。

（3）神经网络功能的重塑：指神经系统利用新的功能模式替代已经损失的功能，使整个运作程序依然有效。包括：潜在通路的启用、功能代偿、功能转移或重组。

2. 联系再通理论 是指某部位脑损伤后，与之有联系的远隔部分功能即停止，一段时间之后功能又可重新恢复。

3. 习得性失用理论 动物在损伤的急性期学会了不去使用损伤侧肢体,即形成了习得性失用。习得性失用的形成及其矫正过程构成了强制性运动疗法的理论基础。

4. 半影区理论 康复治疗能促进缺血性半影区细胞恢复活力和功能,因此,对脑卒中患者应早期介入康复治疗,尽可能减少患者功能丧失和促进患者功能恢复。

【习题】

一、名词解释

1. 突触
2. 突触后电位
3. 突触可塑性
4. 非突触性化学传递
5. 神经递质
6. 神经调质
7. 突触前抑制
8. 突触后抑制
9. 中枢抑制
10. 受体
11. 反射
12. 特异性投射系统
13. 非特异性投射系统
14. 牵涉痛
15. 运动单位
16. 牵张反射
17. 腱反射
18. 肌紧张
19. 脊休克
20. 去大脑僵直
21. 生物节律
22. 自发脑电活动和脑电图
23. 皮层诱发电位
24. 异相睡眠
25. 学习和记忆
26. 联合型学习
27. 第二信号系统
28. 情绪
29. 边缘系统
30. 运动疗法

二、选择题

【A 型题】

选择题

1. 关于神经纤维的论述，**不正确**的是
   A. 具有传导信息的功能
   B. 神经纤维主要指轴突而言
   C. 传导速度最慢的是 B 类纤维
   D. 传导速度最快的是Ⅰa 类或 Aα 类纤维
   E. 根据纤维直径和来源分为Ⅰ、Ⅱ、Ⅲ和Ⅳ类
2. 关于神经纤维传导兴奋的叙述，**错误**的是
   A. 结构的完整性
   B. 功能的完整性
   C. 单向传导
   D. 相对不疲劳性
   E. 绝缘性
3. 关于化学性突触传递的过程，**不正确**的是
   A. 突触前膜兴奋后对 Ca^{2+} 的通透性增加
   B. 前膜递质的释放通常是量子式释放
   C. 后膜的反应主要取决于递质的性质
   D. 后膜接受递质后即产生动作电位
   E. 突触后电位的本质是局部电位
4. 神经细胞兴奋时，首先产生扩布性动作电位的部位是
   A. 树突
   B. 胞体
   C. 轴突
   D. 轴突始段
   E. 轴突末梢
5. 兴奋性与抑制性突触后电位的相同点是
   A. 突触后膜去极化
   B. 都可向远端传导
   C. 都与突触后膜对 Na^+ 通透性增加有关
   D. 出现“全或无”式电位变化
   E. 递质使突触后膜对某些离子通透性改变的结果
6. 与动作电位到达突触前膜引起递质释放有关的是
   A. Ca^{2+} 外流
   B. K^+ 外流
   C. Na^+ 内流
   D. K^+ 内流
   E. Ca^{2+} 内流
7. 抑制性突触后电位
   A. 是局部去极化电位
   B. 具有“全或无”性质
   C. 是局部超极化电位
   D. 是突触前膜递质释放量减少所致
   E. 是突触后膜 Na^+ 通透性增加所致
8. 突触前抑制发生的原因是由于
   A. 突触前膜兴奋性递质释放量减少
   B. 突触前膜释放抑制性递质
   C. 突触后膜超极化
   D. 突触前膜超极化
   E. 中间抑制性神经元兴奋结果
9. 关于非特异投射系统的叙述，**错误**的是
   A. 弥漫性投射到大脑皮质，无点对点关系
   B. 与皮质的各层神经元形成突触联系
   C. 不能单独激发皮质神经元放电
   D. 不能引起特定感觉
   E. 切断非特异投射系统的动物仍保持清醒
10. 特异性投射系统的主要功能是

A. 引起特定感觉并激发大脑皮质发出神经冲动
B. 协调肌紧张
C. 维持和改变大脑皮质的兴奋状态
D. 调节内脏功能
E. 维持醒觉

11. 不是内脏痛特点的是
A. 缓慢持久　　B. 定位清楚
C. 对切割刺激不敏感　　D. 常伴有牵涉痛
E. 可以伴有恶心呕吐等症状

12. 运动单位是指
A. 一个运动神经元
B. 一组具有相同功能的运动神经元群
C. 一组可产生某一动作的肌肉群
D. 一束肌纤维
E. 由一个运动神经元及所支配的全部肌纤维所组成的功能单位

13. 脊髓突然横断后,断面以下的脊髓所支配的骨骼肌紧张性
A. 暂时性增强　　B. 不变
C. 暂时性减弱甚至消失　　D. 永久性消失
E. 永久增强

14. 下列关于牵张反射的叙述,错误的是
A. 骨骼肌受到外力牵拉时能反射性地引起受牵拉的同一肌肉收缩
B. 牵张反射是维持姿势的基本反射
C. 牵张反射在抗重力肌表现最为明显
D. 牵张反射的感受器是肌梭
E. 牵拉肌肉刺激了腱器官而引起牵张反射

15. 快速叩击跟腱时引起与肌腱相连的肌肉发生收缩,受刺激的结构是
A. 腱器官　　B. 肌梭　　C. 触-压觉感受器
D. 痛觉感受器　　E. 皮肤感受器

16. 腱反射具有的特点是
A. 是多突触反射　　B. 肌肉的收缩几乎是一次同步性的收缩
C. 感受器为腱器官　　D. 可由重力作用引起
E. 主要表现在屈肌上

17. 脊髓前角 γ 运动神经元传出冲动增加时,可使
A. 梭外肌收缩　　B. 梭内肌收缩　　C. 肌梭传入冲动减少
D. 梭外肌和梭内肌均收缩　　E. 腱器官传入冲动增加

18. 肢体皮肤受到伤害性刺激时会引起
A. 屈肌反射　　B. 对侧屈肌反射　　C. 腱反射
D. 肌紧张反射　　E. 翻正反射

19. 前庭小脑(绒球小结叶)的主要功能是
A. 调节肌紧张　　B. 维持身体平衡　　C. 发动随意运动

D. 完成牵张反射　　E. 协调机体的精细运动

20. 不属于胆碱能纤维的神经纤维是
A. 全部副交感的节前纤维　　B. 所有的交感节前纤维
C. 全部副交感的节后纤维　　D. 大部分交感节后纤维
E. 支配骨骼肌的运动神经

21. 下列关于M胆碱受体的叙述,不正确的是
A. 是胆碱受体的一种　　B. 可以与乙酰胆碱结合
C. 可以与毒蕈碱结合　　D. 存在于神经肌肉接头的终板膜上
E. 阿托品是M受体的阻断剂

22. α肾上腺素能受体的阻断剂是
A. 阿托品　　B. 箭毒　　C. 酚妥拉明
D. 普萘洛尔　　E. 普拉洛尔

23. 交感神经节前纤维直接支配的器官是
A. 甲状腺　　B. 性腺　　C. 肾上腺皮质
D. 肾上腺髓质　　E. 汗腺

24. 下列生理活动的神经调节中枢不在延髓的是
A. 肺牵张反射　　B. 呼吸运动　　C. 水平衡调节
D. 血管运动　　E. 心脏活动

25. 下列关于条件反射的生物学意义的叙述错误的是
A. 后天形成,数量无限
B. 具有极大的易变性
C. 具有高度的适应性
D. 可脱离非条件反射独立形成
E. 条件反射建立的过程就是学习记忆的过程

26. 关于神经胶质细胞的论述,不正确的是
A. 胶质细胞对神经元具有支持、隔离和绝缘作用
B. 胶质细胞与神经的再生和康复有关
C. 胶质细胞与神经元之间存在双向的信息交流
D. 胶质细胞参与调节突触的形成
E. 胶质细胞没有分裂增殖的能力

27. 关于突触可塑性的描述,不正确的是
A. 是指突触传递的效能可发生较长时程的增强或减弱
B. 长时程增强和长时程抑制是突触可塑性
C. 习惯化和敏感化不是突触可塑性
D. 强直后增强是突触可塑性
E. 在学习和记忆等脑的高级功能中具有重要意义

28. 关于受体的描述,不正确的是
A. 能与受体发生特异性结合并产生生物效应的化学物质称为受体激动剂
B. 根据存在的部位可分为膜受体、胞浆受体和核受体三类
C. 在某些情况下可以发生插膜或内吞

D. 受体只是分布在突触后膜

E. 通常突触前受体激活后可抑制递质释放,实现负反馈调控

29. 关于睡眠的描述,**不正确**的是

A. 慢波睡眠时表现为脑电波呈同步化慢波

B. 异相睡眠时表现为脑电波呈去同步化快波

C. 睡眠过程中慢波睡眠和异相睡眠这两个时相可以互相交替

D. 长期剥夺睡眠后的自然睡眠,觉醒状态也不能直接进入异相睡眠

E. 慢波睡眠和异相睡眠均为正常人体所必需

30. 关于学习和记忆的描述,**不正确**的是

A. 学习可分为非联合型学习和联合型学习两种形式

B. 记忆可分为陈述性和非陈述性记忆两类

C. 人类的记忆过程可分为感觉性记忆、第一级记忆、第二级记忆和第三级记忆

D. 情景式记忆和语义式记忆属于非陈述性记忆

E. 陈述性和非陈述性记忆两种形式可以转化

31. 关于成年人脑电图的描述,正确的是

A. α 波为活动时的主要脑电波　　B. α 波为安静时的主要脑电波

C. β 波则为安静时的脑电波　　D. θ 在睡眠或极度疲劳时出现

E. δ 波通常在困倦时出现

32. 谈论梅子时引起唾液分泌属于

A. 交感神经兴奋所致　　B. 副交感神经兴奋所致　　C. 第一信号系统的活动

D. 第二信号系统的活动　　E. 非条件反射

33. 下丘脑的主要功能**不包括**

A. 调节水平衡　　B. 管理摄食活动　　C. 调节内分泌活动

D. 控制生物节律　　E. 控制躯体运动

34. 关于情绪的描述,**错误的**是

A. 包括情绪体验和情绪表达两种基本要素

B. 生理唤醒属于情绪体验的一种形式

C. 生理唤醒属于情绪表达的一种形式

D. 网状结构与激活或唤醒有关,是产生情绪的必要条件

E. 边缘系统是整合情绪体验的重要区域之一

35. 关于运动疗法的描述,**错误的**是

A. 强制性运动疗法的基本概念是限制使用健肢,强制性反复使用患肢

B. 减重步行训练是一种运动疗法的形式

C. 运动再学习技术是一种以“运动学习”理论为基础,以“任务”或功能为导向的运动疗法

D. 脑卒中患者适合应用减重训练疗法

E. 脑卒中慢性期患者不适合应用强制性运动疗法

36. 关于中枢神经系统的可塑性,**错误的**是

A. 再生性发芽、代偿性发芽和侧支发芽都是中枢神经系统的可塑性

B. 长时程增强是指突触传递效能的长时间增强,不属于中枢神经系统的可塑性

C. 损伤后神经元轴突发芽及潜在通路和突触的启用是中枢神经系统功能重组的主要

形式

D. 康复训练能促进中枢神经系统的可塑性及功能重组

E. 潜在通路的启用、功能代偿、功能转移或重组属于神经网络功能的重塑

37. 关于行为矫正疗法，不正确的描述是

A. 是康复心理治疗的一种形式

B. 有系统脱敏法和厌恶疗法

C. 基于经典条件反射理论或操作性条件反射理论

D. 操作性行为疗法和生物反馈疗法是基于操作性条件反射理论

E. 肌电反馈疗法不属于行为矫正疗法

38. 关于神经康复的机制，正确的描述是

A. 习得性失用的形成及其矫正过程不属于强制性运动疗法

B. 缺血性半影区细胞在脑梗死后最先衰竭死亡

C. 对脑卒中患者不宜早期介入康复治疗

D. 中枢神经系统的可塑性是神经康复的主要生理基础

E. 周围神经系统损伤后不可以出现再生性神经发芽

39. 关于强制性运动疗法，不正确的描述是

A. 强制性运动疗法的理论基础是习得性失用理论

B. 习得性失用是一种涉及条件性运动抑制的学习现象

C. 强制性运动疗法的机制包括习得性失用的形成、克服习得性失用和治疗导致的皮质功能重组

D. 强制性治疗能明显促进脑损伤后的功能重组

E. 强制性治疗并不能促进脑损伤后的功能重组

40. 属于运动疗法的康复技术是

A. 厌恶疗法　　B. 减重步行训练　　C. 言语治疗

D. 行为矫正疗法　　E. 高压氧疗法

【B 型题】

（41~43 题共用备选答案）

A. M 型受体　　B. N_1 型受体　　C. N_2 型受体

D. α 型受体　　E. β 型受体

41. 自主神经节突触后膜上的受体属于

42. 终板膜上的受体属于

43. 分布最广泛的血管平滑肌细胞膜上的受体属于

（44~46 题共用备选答案）

A. 发动肌肉运动　　B. 调节内脏活动

C. 引起特定的感觉　　D. 维持和改变大脑皮质的兴奋状态

E. 协调躯体运动

44. 特异投射系统的功能是

45. 下丘脑的功能是

46. 小脑的功能是

（47~49 题共用备选答案）

A. 脊休克　　B. 共济失调　　C. 去大脑僵直

D. 昏睡　　E. 静止性震颤

47. 脑干严重受损的信号是

48. 可由网状结构上行激动系统受损引起

49. 帕金森病的常见症状是

（50~52 题共用备选答案）

A. 动作电位　　B. 局部去极化　　C. 阈电位

D. 超极化　　E. 后电位

50. 兴奋性突触后电位是

51. 突触前抑制时，GABA 递质引起的是

52. 沿神经纤维传导的电位变化是

（53~55 题共用备选答案）

A. 丘脑的感觉接替核与联络核　　B. 丘脑的髓板内核群

C. 下丘脑外侧区　　D. 基底神经节

E. 下丘脑视交叉上核神经元

53. 与特异投射系统有关的结构是

54. 与摄水有关的中枢位于

55. 与日节律有关的中枢结构是

（56~58 题共用备选答案）

A. 顺行性遗忘　　B. 逆行性遗忘　　C. 遗忘

D. 消退　　E. 长时程抑制

56. 部分或完全失去回忆和再认的能力称为

57. 不能保留新近获得的信息称为

58. 不能回忆脑功能障碍发生前一段时间内的经历称为

（59~61 题共用备选答案）

A. 边缘系统　　B. 扣带回　　C. 情绪体验

D. 下丘脑　　E. 情绪表达

59. 活动产生情绪体验的是

60. 控制情绪表达的是

61. 整合情绪体验的重要区域之一是

三、问答题

1. 简述神经纤维传导兴奋的特征。
2. 简述神经胶质细胞的生理功能。
3. 简述神经胶质细胞和神经元之间的相互作用。
4. 试述突触传递的过程。
5. 兴奋性突触后电位和抑制性突触后电位产生的机制有何不同？
6. 试述突触可塑性的概念、意义及其主要表现形式。

7. 比较特异性投射系统与非特异性投射系统的特点和功能有何区别。
8. 内脏痛有哪些特点？
9. 何谓牵张反射，分几种类型，其产生的机制是什么？
10. 试述脊休克的表现和产生原因。
11. 何谓去大脑僵直？其产生的原因是什么？
12. 简述小脑的基本功能。
13. 简述自主神经系统的功能特征。
14. 脑电图的波型分几种？各波的特点和意义分别是什么？
15. 简述睡眠的时相与意义。
16. 试述学习和记忆的几种形式。
17. 试述条件反射的建立、消退、泛化和分化。
18. 什么是第二信号系统？有何生理意义？
19. 试述情绪的概念及其基本要素。
20. 试述边缘系统在情绪形成中的作用。
21. 试述神经康复的几种基本理论。

【参考答案】

一、名词解释

1. **突触**：通常将神经元间相互“接触”并传递信息的部位称为突触（synapse）。典型的突触由突触前膜、突触间隙和突触后膜三部分组成。

2. **突触后电位**：突触前膜释放递质可引起突触后膜发生去极化或超极化，这种发生在突触后膜上的电位变化称为突触后电位。

3. **突触可塑性**：突触可塑性是指突触传递的效能可发生较长时程的增强或减弱。

4. **非突触性化学传递**：指细胞间的信息联系也通过化学递质，但不通过经典的突触结构实现的一类传递方式。

5. **神经递质**：是指由突触前神经元合成并在末梢处释放，能特异性作用于突触后神经元或效应器细胞上的受体，并使突触后神经元或效应器细胞产生一定效应的信息传递物质。

6. **神经调质**：指神经元产生的起调节信息传递效率的化学物质。

7. **突触前抑制**：通过改变突触前膜的活动，最终使突触后神经元兴奋性降低，从而引起抑制的现象称为突触前抑制。

8. **突触后抑制**：抑制性中间神经元释放抑制性递质，使突触后神经元产生抑制性突触后电位，从而使突触后神经元发生抑制，称为突触后抑制。

9. **中枢抑制**：中枢神经系统内，一个神经元的兴奋导致另一个神经元活动抑制，称为中枢抑制。

10. **受体**：受体（receptor）是指位于细胞膜或细胞内能与某些化学物质（如递质、调质、激素、细胞因子等）发生特异性结合并诱发生物效应的特殊生物分子。

11. **反射**：在中枢神经系统参与下，机体对内、外环境变化所作出的规律性应答。

12. **特异性投射系统**：丘脑特异感觉接替核及其投射至大脑皮质的神经通路称为特异投

射系统，它们投向大脑皮质的特定区域，具有点对点的投射关系。

13. **非特异性投射系统**：感觉信号沿脑干网状结构上行，经丘脑非特异投射核后投向大脑皮质的广泛区域，此条感觉传导路称为非特异投射系统。

14. **牵涉痛**：某些内脏疾病往往引起远隔的体表部位发生疼痛或痛觉过敏，这种现象称为牵涉痛。

15. **运动单位**：通常将一个脊髓 α 运动神经元及其末梢所支配的全部肌纤维组成的功能单位，称为运动单位。

16. **牵张反射**：当具有神经支配的骨骼肌受到外力牵拉而被伸长时，能反射性地引起被牵拉肌肉的收缩，称为牵张反射。

17. **腱反射**：是指快速牵拉肌腱时发生的牵张反射，包括膝反射、跟腱反射、和肘反射等。

18. **肌紧张**：肌紧张是指缓慢持续牵拉肌腱时发生的牵张反射，表现为受牵拉的肌肉发生轻度、持续、交替和不易疲劳的紧张性收缩，阻止其被拉长。肌紧张是保持身体平衡和维持躯体姿势最基本的反射，也是进行各种复杂运动的基础。

19. **脊休克**：指人和动物在脊髓与高位中枢之间离断后反射活动能力暂时丧失而进入无反应状态的现象称为脊休克。

20. **去大脑僵直**：在中脑上、下丘之间切断脑干后，动物出现抗重力肌(伸肌)的肌紧张亢进，表现为四肢伸直，坚硬如柱，头尾昂起，脊柱挺硬，这一现象称为去大脑僵直。

21. **生物节律**：机体的许多活动可按一定的时间顺序发生周期性变化，称为生物节律。

22. **自发脑电活动和脑电图**：在无明显刺激的情况下，大脑皮层能经常地和自发地产生节律性的电位变化，这种电位变化称为自发脑电活动。在头皮表面记录到的自发脑电活动称为脑电图。根据其不同的频率，脑电图主要可区分出 α、β、θ 和 δ 等波形。

23. **皮层诱发电位**：感觉传入系统任何部位受刺激时，在大脑皮层某一局限区域引出的电位变化，称为皮层诱发电位。

24. **异相睡眠**：脑电波呈现去同步化快波的睡眠时相，称异相睡眠。

25. **学习和记忆**：学习和记忆是两个有联系的神经活动过程。学习是指人和动物不断接受环境变化的信息而获得新的行为习惯(或经验)的神经活动过程。记忆是将学习到的信息在脑内贮存和“读出”的神经活动过程。

26. **联合型学习**：是在时间上很接近的两个事件重复地发生，最后在脑内逐渐形成联系，从而发生行为学恒定变化的学习类型。

27. **第二信号系统**：大脑中对第二信号(语词和文字)发生反应的系统称为第二信号系统，它是人类区别于其他动物的重要标志。

28. **情绪**：情绪是机体对客观事物是否符合其需要而产生的主观体验和相应的行为反应，包括情绪体验和情绪表达两种基本要素。情绪体验(即主观体验)是指个体对不同情绪状态的主观感受；情绪表达主要体现为外部表现(如行为反应)和内在的生理反应。

29. **边缘系统**：边缘系统是位于大脑皮层内侧面，环绕胼胝体和脑干的一个环形结构或边界，包括扣带回、海马、丘脑、下丘脑、杏仁核等广泛的区域。

30. **运动疗法**：运动疗法是应用各种形式的主动和被动运动进行具体操练，以促进病人康复的一类疗法。

二、选择题

【A 型题】

1. C	2. C	3. D	4. D	5. E	6. E	7. C	8. A	9. E	10. A
11. B	12. E	13. C	14. E	15. B	16. B	17. B	18. A	19. B	20. D
21. D	22. C	23. D	24. C	25. D	26. E	27. C	28. D	29. D	30. D
31. B	32. D	33. E	34. B	35. E	36. B	37. E	38. D	39. E	40. B

【B 型题】

41. B	42. C	43. D	44. C	45. B	46. E	47. C	48. D	49. E	50. B
51. B	52. A	53. A	54. C	55. E	56. C	57. A	58. B	59. B	60. D
61. A									

三、问答题

1. 简述神经纤维传导兴奋的特征。

答:(1)生理完整性:兴奋在神经纤维上的传导,要求神经纤维在结构和功能上保持完整。

(2)绝缘性:神经干内的每条神经纤维之间相互绝缘,在传导兴奋时互不干扰。

(3)双向性:神经纤维上任何一点产生的兴奋可同时向两端传导。

(4)相对不疲劳性:神经纤维可以长时间高频率的传导兴奋。

2. 简述神经胶质细胞的生理功能。

答:(1)支持、隔离和绝缘作用:胶质细胞填充于神经元及其突起间的空隙内,对神经细胞起到支持作用。胶质细胞还可以分隔神经元起到隔离和绝缘的作用。

(2)物质代谢和营养性作用:星形胶质细胞对神经元起运输营养物质和排除代谢产物的作用;还能产生神经营养因子,对神经元起到营养作用。

(3)参与神经递质及生物活性物质的代谢:星形胶质细胞不仅参与谷氨酸和 γ-氨基丁酸等递质的代谢,而且还能合成和分泌多种生物活性物质。

(4)吞噬和免疫应答作用:当神经系统发生感染性病变时,小胶质细胞转化为巨噬细胞发挥吞噬作用;星形胶质细胞可作为中枢神经系统中抗原呈递细胞,参与免疫应答反应。

(5)维持内环境的稳定作用:星形胶质细胞膜上有多型钾、钠、钙离子通道和钙泵(Na^+-Ca^{2+}-ATPase),在细胞内外离子平衡、pH 调节和内环境稳定的维持中起到重要的作用。

此外,胶质细胞还参与神经的再生和康复:少突胶质细胞、星形胶质细胞、小胶质细胞和施万细胞均与中枢神经的再生有关。各种胶质细胞通过分泌不同的胶质细胞因子有利于神经再生。

3. 简述神经胶质细胞和神经元之间的相互作用。

答:突触旁胶质细胞(星形胶质细胞和施旺细胞)与突触前后神经元紧密联系并形成"三重组分突触结构",这些结构上的联系有利于胶质细胞主动参与神经系统的信息整合与传递。胶质细胞可以通过释放和摄取神经递质、调节离子平衡和影响突触发生等作用,在突触的发生、突触传递效率的调节和突触可塑性等方面起重要的调节作用。

星形胶质细胞和神经元之间的代谢是高度偶联的,主要体现在谷氨酸的循环与合成以及为神经元提供糖酵解产物等方面。

胶质细胞在神经系统发育中扮演重要的角色。辐射状胶质细胞不仅起到支持神经元的作用,而且还为神经元轴突提供导向。星形胶质细胞能够分泌出血栓粘合素,以促进形态上正常而功能不完备的突触形成;此外,辐射状胶质细胞还具有神经干细胞的潜能。

4. 试述突触传递的过程。

答:经典的突触传递是一个电-化学-电过程。当突触前神经元有神经冲动(即动作电位)传到末梢时,突触前膜发生去极化,此时突触前膜上的电压门控 Ca^{2+} 通道开放,Ca^{2+} 由细胞外进入突触前末梢轴浆内,使小泡内的神经递质以出胞的方式释放到突触间隙、经扩散到达突触后膜,作用于突触后膜上的特异性受体或化学门控通道,引起突触后膜上某些离子通道通透性的改变,使突触后膜产生突触后电位。

如果突触前膜释放的是兴奋性神经递质,它与突触后膜的受体结合后,可使突触后膜去极化,产生兴奋性突触后电位(EPSP)。当 EPSP 的幅值增加到一定阈值,便可以引起突触后神经元产生动作电位,使突触后神经元兴奋。

如果突触前膜释放的是抑制性神经递质,它与突触后膜的受体结合后使突触后膜超极化,产生抑制性突触后电位(IPSP)。其结果是导致突触后膜的兴奋性降低。

5. 兴奋性突触后电位和抑制性突触后电位产生的机制有何不同?

答:兴奋性突触后电位是由于突触前膜释放兴奋性递质,递质与后膜受体结合后引起后膜对钠离子的通透性加大,钠离子内流,使后膜原有的静息电位减小,发生局部去极化。而抑制性突触后电位是突触前膜释放抑制性递质,使后膜对氯离子的通透性加大,氯离子内流,使后膜电位加大,发生超极化。

6. 试述突触可塑性的概念、意义及其主要表现形式。

答:突触的可塑性是指突触传递的效能可发生较长时程的增强或减弱。这些改变在中枢神经系统神经元的活动中,尤其是在学习和记忆等脑的高级功能中具有重要意义。突触的可塑性有以下几种形式:

(1)强直后增强:当突触前末梢接受一短串强直性刺激后,突触后神经元的突触后电位发生明显增强的现象,称为强直后增强。

(2)习惯化和敏感化:当一种较为温和的刺激反复地作用于突触前神经元时,突触对刺激的反应逐渐减弱甚至消失,这种可塑性变化称为习惯化;当高强度的重复性刺激作用于突触前神经元时,突触对刺激的反应逐渐增强,传递效能增加,称为敏感化。

(3)长时程增强和长时程抑制:长时程增强(LTP)是突触前神经元在受到短时间内快速重复性刺激后,突触后神经元所产生的一种快速形成的、持续性的突触后电位增强。与 LTP 相反,长时程抑制(LTD)是指突触传递效能的长时程降低。

7. 比较特异性投射系统与非特异性投射系统的特点和功能有何区别。

答:各种感觉信号(嗅觉除外)经两级神经元接替到达丘脑的感觉接替核换元后,再发出纤维投射到大脑皮层的特定区域,主要终止于皮层的第四层细胞。每一种感觉的传导投射路径都是专一的,和大脑皮层细胞具有点对点的投射关系,称为特异投射系统。其功能是引起特定感觉,并激发大脑皮层发出传出冲动。

经典的感觉传导通路的纤维经过脑干时,发出侧支进入脑干网状结构,与脑干网状结构的神经元发生突触联系,经多次换元后抵达丘脑的髓板内核群,由此再发出纤维,弥散地投射到大脑皮层的广泛区域,这一投射途径称为非特异投射系统。其功能是提高大脑皮质的兴奋性,保持清醒状态,但不产生特定感觉。

8. 内脏痛有哪些特点？

答：发生在内脏的疼痛称为内脏痛，常由机械性牵拉、痉挛、缺血或炎症等刺激所引起。内脏痛具有以下特点：①定位不准确，如腹痛时病人常说不清楚疼痛的明确位置；②发生缓慢，持续时间较长，但有时也可较快发生，有时疼痛非常剧烈；③中空内脏器官壁上的感受器对扩张性刺激和牵拉性刺激十分敏感，而对针刺、切割、烧灼等通常易引起体表痛的刺激不敏感；④特别能引起不愉快的情绪活动，并伴有恶心、呕吐和心血管及呼吸活动的改变。

9. 何谓牵张反射，分几种类型，其产生的机制是什么？

答：牵张反射是指由神经支配的骨骼肌受到外力牵拉时，能引起受牵拉的同一肌肉收缩的反射活动。牵张反射的感受器是肌梭，当肌肉受牵拉而兴奋时，经Ⅰa、Ⅱ类传入纤维到脊髓，使脊髓前角 α 运动神经元兴奋，通过 α 纤维传出，使受牵拉的肌肉收缩。脊髓前角 γ 运动神经元兴奋可引起梭内肌收缩以维持肌梭的兴奋传入，使牵张反射加强。牵张反射分为两种类型：腱反射和肌紧张。腱反射也称位相性牵张反射，指快速牵拉肌腱时发生的牵张反射，主要发生于快肌纤维。肌紧张又称紧张性牵张反射，是指缓慢持续牵拉肌腱时发生的牵张反射，主要发生于慢肌纤维。

10. 试述脊休克的表现和产生原因。

答：突然横断动物或人的脊髓后，断面以下的脊髓暂时丧失反射活动能力而进入无反应状态，这种现象称为脊休克。脊休克的主要表现是：横断面以下脊髓所支配的骨骼肌反射消失，肌肉紧张性减弱或消失，外周血管扩张，血压下降，发汗反射消失，粪、尿潴留。脊休克是一种暂时现象，以后，一些以脊髓为基本中枢的反射可逐渐恢复。脊休克发生的原因并非由切断脊髓的损伤刺激本身所引起，而是离断以下的脊髓突然失去了高位中枢（主要是大脑皮层、脑干网状结构和前庭核）的调控，因为反射恢复后如再次切断脊髓，脊休克不会重现。脊休克的产生与恢复说明脊髓能完成某些简单反射，但因平时在高位中枢控制下不易表现出来。

11. 何谓去大脑僵直？其产生的原因是什么？

答：在中脑上下丘之间横断脑干后，动物出现四肢强直，角弓反张，头尾昂起，这一现象称为去大脑僵直。去大脑僵直是一种伸肌过度增强的表现，正常肌紧张是由脊髓神经元的活动产生，但同时受脑干网状结构易化区和抑制神经元的调节；当脑干被切断后，脑干网状结构抑制区的活动减弱，易化区的活动相对增强，因而出现去大脑僵直的表现。

12. 简述小脑的基本功能。

答：前庭小脑主要由绒球小结叶构成，其主要功能是维持躯体姿势平衡。脊髓小脑主要由蚓部和半球中间部组成，主要功能是调节肌紧张、协调大脑皮层发动的随意运动，并调节肌紧张。皮层小脑是指小脑半球外侧部，主要功能是参与精巧运动的学习和运动程序的记忆，以及随意运动的设计和程序的编制。

13. 简述自主神经系统的功能特征。

答：（1）紧张性支配：自主神经纤维上经常有一定频率的冲动发放，使受支配组织维持一定程度的基础活动，称为紧张性支配。许多自主神经对效应器的支配具有紧张性。例如，切断心迷走神经，心率即加快；切断心交感神经，心率则减慢。

（2）对同一效应器的双重支配：内脏器官一般都受交感和副交感神经的双重支配，而交感和副交感神经对同一器官的作用往往表现为相互拮抗。如心交感神经能加强心脏活动，心迷走神经则减弱心脏活动。

（3）受效应器所处功能状态的影响：自主神经对内脏器官的作用受效应器本身功能状态

的影响，例如，刺激交感神经可抑制动物无孕子宫的运动，而对有孕子宫却可加强其运动。

(4)对整体生理功能调节的不同意义：交感神经系统的活动主要在于动员机体许多器官的潜力以适应环境的急剧变化。副交感神经系统活动的生理意义主要在于保护机体、休养生息、积蓄能量以及加强排泄和生殖功能等方面。

14. 脑电图的波型分几种？各波的特点和意义分别是什么？

答：脑电图的波型分4种。α波为清醒、安静并闭眼时的脑电波，而β波则主要为活动时的脑电波；θ波常在困倦时出现，而δ波则常在睡眠或极度疲劳时出现。

15. 简述睡眠的时相与意义。

答：睡眠分为慢波睡眠和异相睡眠两种时相，后者又称为快波睡眠或快速眼球运动睡眠。慢波睡眠和异相睡眠均为正常人体所必需。慢波睡眠有利于促进生长和体力恢复；而异相睡眠则促进学习记忆和精力恢复，特别在幼儿阶段，可能与神经系统的发育成熟、建立新的突触联系等有关。

16. 试述学习和记忆的几种形式。

答：学习可分为非联合型学习和联合型学习两种形式。非联合型学习不需要在刺激和反应之间形成某种明确的联系，包括习惯化和敏感化等。习惯化是指一种刺激反复出现，如果不引起某种奖赏或惩罚，机体对该刺激的反应将逐渐减弱以至消退。敏感化是指对刺激的反应增强。联合型学习是在时间上很接近的两个事件重复地发生，最后在脑内逐渐形成联系，从而发生行为学恒定变化的学习类型。

记忆可分为陈述性和非陈述性记忆两类。陈述性记忆与觉知或意识有关，依赖于记忆在海马、内侧颞叶及其他脑区内的滞留时间。包括情景式记忆和语义式记忆两种形式。前者是对一件具体事物或一个场面的记忆；后者是对文字和语言等的记忆。非陈述性记忆是对某些技巧性的动作、习惯性行为和条件反射等的记忆，不涉及到记忆在海马的滞留时间。

17. 试述条件反射的建立、消退、泛化和分化。

答：条件反射是经过学习、训练而建立的，建立条件反射的基本条件是无关刺激与非条件刺激在时间上的结合。这种条件刺激与非条件刺激在时间上的结合建立起了条件反射，这个过程称为强化。

条件反射建立后，如果反复应用条件刺激而不给予非条件刺激强化，条件反射就会减弱，最后完全消失。这种现象称为条件反射的消退。

条件反射建立的初期，除条件刺激外，与条件刺激相近似的刺激也具有一定的条件刺激效应，这种现象称为条件反射的泛化。

泛化出现后，如果只在特定的条件刺激时给予非条件刺激强化，而在其他条件刺激时不给予非条件刺激强化，反复多次后，动物只对特定的条件刺激保持阳性效应这种现象称为条件反射的分化。

18. 什么是第二信号系统？有何生理意义？

答：信号可分为两类，一类是现实具体的信号，如食物的性状、气味、音响的高低、光的强弱等，大脑对这些信号发生反应的系统称为第一信号系统。人和动物都具有第一信号系统。另一类是对现实具体物质进行抽象概括的信号，通常用文字或语词来表示，大脑对这些信号发生反应的系统称为第二信号系统，为人类所特有，也是人类区别于动物的主要特征。因此，人脑有两个信号系统，而动物只有第一信号系统。人类可借助语词来表达思想，并进行抽象的思维和语言交流。

19. 试述情绪的概念及其基本要素。

答:情绪是机体对客观事物是否符合其需要而产生的主观体验和相应的行为反应,包括情绪体验和情绪表达两种基本要素。情绪体验(即主观体验)是指个体对不同情绪状态的主观感受,如高兴和恐惧、痛苦和愉悦的主观感受不同。情绪表达主要体现为外部表现(如行为反应)和内在的生理反应。

20. 试述边缘系统在情绪形成中的作用。

答:边缘系统是位于大脑皮层内侧面,环绕胼胝体和脑干的一个环形结构或边界,包括扣带回、海马、丘脑、下丘脑、杏仁核等广泛的区域。1937 年,帕佩兹(James Papez)系统地阐述了一个包括情绪行为与情绪体验的复合神经机构,即"帕佩兹环路",这个环路的主要结构就是边缘系统。帕佩兹认为,情绪体验主要是扣带回活动直接产生的;而情绪表达主要是由下丘脑控制的。扣带回投射到海马,海马通过穹窿投射到下丘脑,下丘脑又通过丘脑前核调节扣带回的活动。因此,边缘系统是整合情绪体验的重要区域之一。

21. 试述神经康复的几种基本理论。

答:(1)中枢神经系统的可塑性理论

中枢神经系统有随着内外环境变化而不断地自我修复和重组的能力称为可塑性。中枢神经系统的可塑性主要通过四种方式来实现:

1)神经发芽:神经发芽包括再生性发芽、代偿性发芽和侧支发芽三种形态学变化。

2)突触可塑性调制:包括突触后结构上突触接触位点数量的改变和突触功能活性的变化(如长时程增强、长时程抑制和失神经过敏)。长时程增强(LTP)是指突触传递效能的长时间增强,与学习记忆相关。

3)神经网络功能的重塑:指神经系统利用新的功能模式替代已经损失的功能,使整个运作程序依然有效。包括:潜在通路的启用、功能代偿、功能转移或重组。

(2)联系再通理论:联系再通论是指某部位脑损伤后,与之有联系的远隔部分功能即停止,一段时间之后功能又可重新恢复。

(3)习得性失用理论:动物在损伤的急性期学会了不去使用损伤侧肢体,即形成了习得性废用。习得性失用的形成及其矫正过程构成了强制性运动疗法的理论基础。

(4)半影区理论:康复治疗能促进缺血性半影区细胞恢复活力和功能,因此,对脑卒中患者应早期介入康复治疗,尽可能减少患者功能丧失和促进患者功能恢复。

(邢国刚)

第十三章 内分泌

【学习目标】

1. **掌握** 内分泌系统、激素的概念及作用方式，类固醇激素的作用机制；下丘脑与腺垂体和神经垂体之间的功能联系；生长激素、甲状腺激素、甲状旁腺激素的生物学作用及其分泌调节。

2. **熟悉** 激素的分类以及激素作用的一般特性；下丘脑调节肽和腺垂体分泌激素的种类及作用；第二信使学说、基因表达学说；几种调节性多肽的功能（TRH、GnRH、GHRH、CRH、GH-RH）；神经垂体激素血管升压素和催产素的生物学作用；甲状腺激素的合成、贮存、释放、运输与代谢；肾上腺糖皮质激素和胰岛素的生物学作用及其分泌调节。

3. **了解** 第二信使在信息传递中的作用；甲状腺激素的合成与碘代谢及其在血中存在的形式；降钙素、盐皮质激素的分泌部位、作用及其分泌调节；肾上腺髓质的生物学作用及分泌调节；丘脑-垂体-靶细胞轴的调节；促黑素细胞激素的生物学作用。

【重点和难点内容】

一、内分泌系统功能的基本原理

（一）内分泌系统和激素的概念

1. **内分泌系统** 是由内分泌腺和具有分泌激素功能的组织器官所组成的信息传递系统。

2. **激素** 是由内分泌腺或组织器官的内分泌细胞所分泌的高效能生物活性物质。

3. **激素主要作用** ①调节蛋白质、糖、脂肪、水、无机盐和维生素等物质的代谢。②促进机体的生长、发育和成熟，影响衰老过程。③影响生殖器官的发育和成熟。④影响神经系统的发育和调节功能。⑤提高机体抗应激能力和免疫功能。与靶细胞受体结合的激素，称为“第一信使”。

4. **激素主要的运输方式** ①远距分泌；②旁分泌；③自分泌；④神经分泌。

（二）激素的化学性质、种类和一般特征

1. **激素分类** 分为含氮激素，类固醇激素二类。

2. **激素作用的共同特性** ①信息传递作用，②相对特异性，③高效生物放大作用，④激素间的相互作用。其中激素间的相互作用又分为①协同作用，②拮抗作用，③允许作用，④竞争作用。

（三）激素的作用机制

1. 激素的受体分为细胞膜受体和细胞内受体两大类。

2. 细胞膜受体介导的激素作用机制 激素与靶细胞膜上的受体结合，引起细胞内第二信使物质如 cAMP、Ca^{2+}、cGMP、三磷酸肌醇（IP3）和二酰甘油（DG）等浓度改变，分别通过蛋白激酶 A、钙调蛋白、蛋白激酶 G、蛋白激酶 C 及促进胞内贮存的 Ca^{2+} 释放发挥生理作用。在此过程中，信息由细胞外的第一信使传递给细胞内的第二信使。

3. 细胞内受体介导的激素作用机制 类固醇激素可以透过细胞膜，在细胞内形成激素-受体复合物，后者通过变构透过核膜，进入细胞核，转变为激素-核受体复合物，进而启动或抑制 DNA 的转录过程，从而诱导或减少新蛋白质的生成。

（四）激素分泌的调控

1. 许多腺体分泌激素有稳定的周期性波动。
2. 下丘脑-垂体-靶腺轴构成三级水平的内分泌调节系统。长反馈；短反馈；超短反馈。
3. 神经系统直接或间接地控制内分泌腺的活动。
4. 不同腺体合成结构不同的激素。
5. 运动引起内分泌系统发生剧烈的应激反应，多数激素对运动的反应为升高。

二、下丘脑-垂体和松果体内分泌

（一）下丘脑-腺垂体系统

1. 下丘脑调节肽 由下丘脑促垂体区肽能神经元合成的、能够调节腺垂体功能活动的肽类激素。包括：促甲状腺激素释放激素、促肾上腺皮质激素释放激素、促性腺激素释放激素、生长激素释放抑制激素、生长激素释放激素、催乳素释放抑制因子与催乳素释放因子、促黑素细胞激素释放因子、促黑素细胞激素释放抑制因子等 9 种激素（或因子），通过垂体-门脉系统运送到腺垂体调控腺垂体激素的分泌。

2. 下丘脑中其他肽类物质 脑-肠肽，血管升压素，阿片肽，神经肽，P 物质。

3. 下丘脑促垂体区一方面接受靶腺激素（体液中的甲状腺激素、性激素、肾上腺皮质激素）和代谢产物的反馈调节，另一方面受高级神经中枢的调控。大脑皮层、边缘系统、间脑、包括自主神经系统都可能通过末梢释放神经递质（如去甲肾上腺素、多巴胺、5-羟色胺及乙酰胆碱）调节下丘脑激素的合成和释放。

（二）腺垂体的内分泌功能

1. 腺垂体可分泌 7 种激素，促甲状腺激素、促肾上腺皮质激素、卵泡刺激素、黄体生成素、生长激素、催乳素、促黑素细胞激素。

2. 生长激素的作用与调节

（1）作用：促进生长、促进代谢、调节免疫系统功能。

（2）调节：①下丘脑生长激素释放激素刺激腺垂体分泌生长激素。②下丘脑促甲状腺激素释放激素、血管升压素等也可以促进生长激素的分泌。③生长激素以短反馈方式抑制垂体分泌生长激素。④生长激素刺激胰岛素样生长因子（IGF-I）的释放，间接地抑制生长激素的分泌。⑤禁食、低血糖、缺乏能量等也可促进生长激素分泌。

3. 催乳素作用与调节

（1）作用：①引起乳腺泌乳；②提高卵巢黄体生成素受体的数量；③催乳素、促肾上腺皮质激素和生长激素是腺垂体分泌的三大抗应激激素。

（2）调节：①下丘脑分泌催乳素释放因子和催乳素释放抑制因子分别可促进和抑制催乳素的分泌；②吸吮乳头可反射引起催乳素释放。

4. 促黑（素细胞）激素刺激黑色素细胞，使细胞内的酪氨酸转化成黑色素。

（三）下丘脑-神经垂体系统

抗利尿激素、催产素经下丘脑-垂体束运输至神经垂体储存。

1. 血管升压素简称升压素，也称为抗利尿激素。

2. 催产素又称为缩宫素主要作用是在分娩时刺激子宫收缩。

（四）松果体内分泌

1. 松果体又称松果腺，分泌褪黑素和肽类激素。

2. 褪黑素最显著作用是抑制下丘脑-垂体-性腺轴和下丘脑-垂体-甲状腺轴的分泌活动。

三、甲状腺的内分泌

（一）甲状腺激素的代谢

1. 甲状腺激素主要有两种：四碘甲腺原氨酸（T_4），三碘甲腺原氨酸（T_3）。

2. 甲状腺具有很强的聚碘能力。

（二）甲状腺激素的作用

1. 甲状腺激素对全身脏器和组织的物质与能量代谢、生长、发育和成熟均有调节作用。其作用特点是广泛、缓慢和持久。

2. 促进生长发育 主要影响脑和长骨的发育与生长。可引起呆小症。

3. 对代谢的影响 ①提高基础代谢率。②促进糖的吸收和糖原分解，升高血糖；又可促进糖的利用，降低血糖。促进蛋白合成，引起正氮平衡。③促进脂肪动员，减少脂肪的储存，血浆脂肪酸增加。

4. 甲状腺激素通过提高中枢神经兴奋性，使交感神经系统活动加强。

5. 甲状腺激素可促进心肌肌质网释放 Ca^{2+}，增强心肌收缩力，加快心率。

（三）甲状腺功能的调节

1. 神经调节 ①交感-甲状腺轴；②副交感-甲状腺轴。

2. 自身调节 ①有机碘含量对促甲状腺激素的调节。②自动调节 T_3/T_4 比值的作用。③甲状腺激素与钠/碘转运体之间的调节。

3. 下丘脑-垂体-甲状腺轴的调节

四、调节钙、磷代谢的激素

（一）甲状旁腺激素的作用与分泌调节

1. 甲状旁腺激素的作用 甲状旁腺激素的主要靶器官为骨和肾。其作用有：①促进破骨细胞活动，抑制成骨细胞活动，增加骨盐溶解、动员骨钙入血，使血钙升高。②促进肾远曲小管和集合管对 Ca^{2+}、Mg^{2+} 的重吸收，使尿钙减少，血钙升高；抑制近端小管对磷的重吸收，使尿磷增多，血磷降低。同时轻度抑制 Ca^{2+}、Mg^{2+} 和氨基酸的重吸收。③促进 1,25-二羟维生素 D_3 的生成，间接促进钙在肠道的吸收。

2. 甲状旁腺激素分泌的调节主要受血钙浓度的负反馈调节

3. 其他物质对的甲状旁腺激素调节作用 血磷升高使血钙降低、降钙素大量释放引起甲状旁腺激素分泌加快。维生素 D 衍生物、生长抑素、血 Mg^{2+} 浓度极低时，都能抑制甲状旁腺激素的分泌。

（二）甲状腺C细胞的作用与分泌

1. 甲状腺C细胞主要作用 降低血钙浓度，与PTH作用相反，主要靶器官也是骨和肾。主要通过抑制破骨细胞活动、增加钙和磷的排泄，达到降低血钙和血磷浓度的效果。

2. 血钙浓度控制降钙素的分泌，当血钙浓度升高时，降钙素的分泌随之增加。血钙浓度下降，降钙素的分泌减少。

（三）维生素D_3的作用及其生成

维生素D_3和PTH协同作用参与血钙浓度的调节，维生素D是维生素D_2和维生素D_3的总称，属于胆固醇的衍生物。

1. 维生素D_3通过日光照射由皮肤中7-脱氢胆固醇转化或从食品中获得。也可由皮肤、胎盘、巨噬细胞等组织细胞合成。其合成受血钙、血磷、甲状旁腺激素、雌激素等因素的影响。

2. 1,25-二羟维生素D_3的主要作用 ①促进小肠黏膜上皮细胞对钙、磷的吸收。②刺激成骨细胞的活动，促进骨盐沉积和骨的形成；相反，1,25-二羟维生素D_3也能提高破骨细胞活性，增加血钙、血磷含量。后者大于前者作用的效应。提高甲状旁腺激素对骨代谢的调节作用。③提高肾小管对钙、磷的重吸收。尿中钙、磷的排出减少。

3. 1,25-二羟维生素D_3与甲状旁腺激素、降钙素共同调节钙、磷的代谢。

五、胰岛内分泌

（一）胰岛素的代谢

1. 胰岛素受体属于酪氨酸激酶受体，几乎所有组织的细胞膜都有胰岛素受体。

2. 胰岛素在胰岛B细胞粗面内质网合成。根据代谢变化调整胰岛素的合成与分泌。

3. 血液胰岛素存在的形式 ①游离；②与血浆蛋白结合。游离的胰岛素才有生物活性。

（二）胰岛素的主要作用

1. 促进糖原合成、贮存和利用，降低血糖。

2. 促进脂肪的合成，抑制脂肪的分解。

3. 促进蛋白质合成和贮存，抑制蛋白质分解。

（三）胰岛素分泌的调节

1. 血糖的升降，能引起胰岛素分泌的增减。

2. 氨基酸及脂肪酸、酮体可刺激胰岛素的分泌。

3. 其他激素的调节作用 ①胃泌素、促胰液素、胆囊收缩素、抑胃肽等胃肠激素可刺激胰岛素分泌。②生长激素、雌激素、黄体酮、糖皮质激素、胰高血糖素也可刺激胰岛素分泌。肾上腺素、生长抑素则抑制分泌。

4. 迷走神经可以直接刺激胰岛素的分泌，也可通过刺激胃肠道激素的释放，间接地促进胰岛素分泌，交感神经兴奋时，通过α受体抑制胰岛素的分泌。

5. 整合性调节是一种闭环式负反馈调节，表达了刺激强度和作用时间。

（四）胰高血糖素的作用与分泌调节

1. 胰高血糖素的作用与胰岛素相反 ①促进肝糖原分解和糖异生，升高血糖；②促进脂肪分解，酮体生成增多。

2. 血糖是影响胰高血糖素分泌的最重要因素。血糖降低、胰高血糖素分泌增多；相反，则减少。氨基酸、迷走神经、胰岛素及某些胃肠激素均可促进胰高血糖素分泌。口服氨基酸引起的胰高血糖素的分泌比静脉注射的效果更明显,这与胃肠激素的参与有关。

六、肾上腺内分泌

(一)盐皮质激素

1. 盐皮质激素主要包括:醛固酮、11-去氧皮质酮和11-去氧皮质醇。醛固酮是盐皮质激素的代表。

2. 盐皮质激素的作用 ①促进肾远曲小管和集合管重吸收水和 Na^+ 及分泌 K^+。②促进汗腺、唾液腺、小肠腺和大肠腺分泌过程中 Na^+ 的重吸收,排出 K^+ 和 HCO_3^-。

3. 醛固酮的分泌主要受肾素-血管紧张素-醛固酮系统的调节。

(二)糖皮质激素

1. 糖皮质激素主要是皮质醇,仅有少量的皮质酮。是一种疗效激素。

2. 糖皮质激素的生物学作用

(1)生糖作用的主要方式:①增强和糖异生作用相关酶的活性。②促进肝糖原合成酶的生成数量。③抑制蛋白质合成。④增强四肢脂肪组织的分解。⑤抗胰岛素作用。

(2)对水、电解质的作用:①降低抗利尿作用,有利于水的排除。②促进重吸收钠及排钾作用。

(3)对各器官功能的影响:①使血中红细胞、血小板和中性粒细胞数目增多,淋巴细胞和嗜酸性粒细胞减少。②增强血管平滑肌对儿茶酚胺的敏感性(允许作用),降低毛细血管的通透性。肾上腺皮质功能低下时血压下降。糖皮质激素可增强心肌的收缩力;③促进胃酸、胃蛋白酶的分泌。④抑制肠道对钙的吸收,抑制肾小管对钙的重吸收,使血钙浓度降低;还抑制骨的增殖而促进其分解,导致骨重量减轻。

(4)在应激反应中会使机体产生非特异的保护性反应,称为应激反应。同时糖皮质激素通过"允许作用"提高组织器官对神经体液调节信息的应答能力。

3. 糖皮质激素分泌的调节(详见七、体内主要的内分泌调节轴)

(三)肾上腺髓质激素

1. 肾上腺髓质分泌肾上腺素和去甲肾上腺素,它们的结构中都有一个儿茶酚基(邻苯二酚基),因此属于儿茶酚胺类。

2. 肾上腺素和去甲肾上腺素通过激动细胞膜的受体发挥生物效应。两者生理作用不完全相同,原因就在于各种细胞膜上的受体不同。

3. 肾上腺髓质激素的生物作用

(1)对心血管系统的作用:①去甲肾上腺素引起血管收缩,②肾上腺素引起骨骼肌血管舒张。

(2)肾上腺素对支气管平滑肌和胃肠平滑肌有较强的舒张血管作用。

(3)两种髓质激素都能引起血糖浓度升高。

(4)两种激素都能促进脂肪分解,使机体酮体,耗氧量、产热量、基础代谢都增加。

(5)两种激素能提高大脑非特异性兴奋作用。

(6)机体遭遇应激刺激时,肾上腺髓质激素水平剧增,对抗应激刺激。

4. 交感神经胆碱能节前纤维末梢释放递质乙酰胆碱,调节髓质激素的分泌。

七、体内主要的内分泌调节轴

（一）下丘脑-垂体-甲状腺轴

1. 下丘脑-垂体-甲状腺轴是一种维持甲状腺功能的反馈式调节机制。

2. 下丘脑对垂体的调节

(1)生长抑素对所有的内分泌腺体几乎都起负性调节作用。

(2)促甲状腺激素释放激素(TRH):TRH神经元接受中枢神经系统等部位的调控。TRH对垂体促甲状腺细胞有双重作用:①加速TSH合成并持久地分泌。②下丘脑对TSH分泌产生抑制效应。生长激素、糖皮质激素以及生长抑素、5-HT、阿片肽、多巴胺等对TRH及TSH的分泌有抑制作用。应激刺激能抑制TRH的分泌。通常TRH分泌增多,TSH合成亦增多,反之则减少。

3. TSH对甲状腺的调节作用主要表现在两个方面:①TSH促进甲状腺摄碘。②促进T_3、T_4的合成。

4. 甲状腺激素对下丘脑-垂体的反馈调节　当血液中游离的T_3与T_4浓度增高时:①抑制TRH受体合成的数量,降低靶细胞对TRH亲和力,使激素作用下降。②会刺激腺垂体促甲状腺激素细胞,产生一种抑制性蛋白,抑制腺垂体对TRH的反应,使TSH合成减少。

5. 雌激素可增强TSH细胞对TRH的敏感性。糖皮质激素可增强下丘脑生长抑素能神经和多巴胺能神经对TRH的抑制作用,使TSH对TRH的反应性下降,TSH的生成和释放减少。

（二）下丘脑-垂体-肾上腺皮质轴

1. 下丘脑分泌的CRH作用于腺垂体,使其合成与分泌促肾上腺皮质激素。促肾上腺皮质激素控制肾上腺皮质合成与释放糖皮质激素(主要是皮质醇)。糖皮质激素可以反馈作用于下丘脑和垂体,分别抑制CRH和促肾上腺皮质激素的分泌。

2. 促肾上腺皮质激素激发合成糖皮质激素的一系列酶促反应,生成糖皮质激素进入血液循环。

3. 当血中糖皮质激素浓度增高时,可反馈性地抑制下丘脑CRH神经元和腺垂体促肾上腺皮质激素神经元的活动,使CRH释放减少,抑制促肾上腺皮质激素分泌。

4. 许多单胺类神经递质在对下丘脑-垂体-肾上腺皮质轴的调控中起着重要的作用。

八、组织器官内分泌

（一）组织激素

1. 前列腺素(PG)　PG广泛存在于人和动物体内各组织中,其主要作用如下:①PGE和PGA都有扩张血管的作用,使血压下降;②PGE有舒张支气管的作用;③PGE_2能阻碍受精卵的着床;$PGF_{2\alpha}$可使黄体酮的产生和分泌减少,有抗生育作用;④PG抑制胃腺分泌,促进小肠运动;⑤PG促进水、钠排出;⑥PG调节神经递质的释放和作用;⑦利于皮质醇的分泌;⑧PG抑制脂肪分解;⑨参与炎症反应等。

2. 瘦素(LP)　是由肥胖基因表达的蛋白质。其主要作用是抑制脂肪合成,加速脂肪能量的转化与释放,避免发生肥胖。

（二）功能器官的内分泌

1. 心脏能分泌心房钠尿肽,与ADH和醛固酮等的作用相抗衡,参与机体水平衡的调节。

2. 肝脏能产生胰岛素样生长因子,促进组织细胞的生长。

3. 胃肠黏膜分泌多种胃肠激素。

4. 肾脏产生肾素、促红细胞生成素(EPO)、前列腺素、维生素 D_3。

5. 神经系统分泌多种递质。

九、康复措施对内分泌系统的影响

(一)健身运动调节血糖浓度的生理学原理

1. 高血糖是糖尿病症状的主要表现之一。健身运动可以有效地改善组织器官对胰岛素的敏感性,使血糖达到并接近正常水平。

2. **健身运动** ①增加组织细胞膜上葡萄糖载体的数量;②增强靶细胞膜上胰岛素受体的数量,提高胰岛素与受体的亲和力;③增强有关代谢酶和氧化代谢酶的活性,使肌糖原的贮存能力和氧化代谢能力增强,从而增加骨骼肌对葡萄糖的摄取;④加速脂肪组织分解,促进游离脂肪酸和胆固醇的利用。

3. **血糖效果的评价** ①空腹血糖<7.8mmol/L,餐后血糖<10mmol/L。②糖化血红蛋白浓度<7.0%。③低血糖发生频率高,提示血糖波动大、控制不佳。④体重和血压维持在相对稳定的范围,说明血糖控制比较理想。

(二)健身运动与其他内分泌功能调节

1. **健身运动促进内分泌的调节** 包括①快速激活:决定了激素的变化快慢,受运动强度调节。如:短时间大强度的无氧运动,生长激素的变化速度非常快,同时胰高血糖素的变化也很快。②延迟激活:运动导致的累积效应。

2. **健身运动对肾上腺皮质内分泌的影响** 剧烈运动会引起血液中肾上腺皮质激素先升高后下降。①盐皮质激素主要为醛固酮,可调节钠、钾在细胞外液中的含量。运动时 ACTH 浓度急剧升高,促进肾上腺皮质分泌醛固酮;交感神经兴奋引起肾血管收缩,肾血流量减少,肾球旁细胞分泌肾素增多,使血管紧张素Ⅱ增多,后者刺激肾上腺皮质分泌醛固酮。②糖皮质激素主要有皮质醇,也称氢化可的松和皮质酮,随运动强度增大皮质醇分泌增多。③健身运动能促进睾酮及雌激素的分泌。

3. **健身运动对肾上腺髓质激素的影响** 运动后血儿茶酚胺量的增加与运动强度呈正相关,但是与长时间运动呈负相关。

4. **健身运动对生长激素的影响** 健身运动通过传入神经刺激下丘脑生长激素释放激素的分泌,进而引起生长激素分泌。

5. 健身运动能使甲状腺激素的更新率加快。血浆游离 T_4 升高可以提高体温。

6. 健身运动可使血钙明显下降,而甲状旁腺激素则明显增加。何志鹏等研究结果显示,游泳运动可使老龄小鼠的骨量增加,同时甲状旁腺素水平下降,反映骨形成状况的血清骨钙素水平升高。

7. 运动时通过反射刺激下丘脑合成抗利尿激素(ADH)和催产素。

(三)健身运动对免疫功能的影响

健身运动是一种应激刺激,当机体运动时免疫系统被激活,免疫细胞分泌细胞因子和肽类激素,作用于下丘脑,影响下丘脑、垂体以及外周靶腺激素的分泌。很多内分泌激素具有免疫调节作用。

【习题】

一、名词解释

1. 激素
2. 内分泌
3. 自分泌
4. 旁分泌
5. 神经分泌
6. 允许作用
7. 下丘脑调节肽
8. 侏儒症
9. 呆小症
10. 应急反应
11. 应激

二、选择题

【A 型题】

1. 人在幼年缺乏生长激素会导致
   A. 呆小症　B. 侏儒症　C. 白痴
   D. 肢端肥大症　E. 黏液性水肿
2. 对神经系统发育影响最大的激素是
   A. 生长激素　B. 甲状腺激素　C. 糖皮质激素
   D. 胰岛素　E. 性激素
3. 经由神经垂体释放的激素是
   A. 催产素　B. 催产素与催乳素　C. 升压素与催产素
   D. 生长素　E. 催乳素与升压素
4. 不是腺垂体分泌的激素的是
   A. 生长激素　B. 黄体生成素　C. 催产素
   D. 催乳素　E. 促卵泡激素
5. 成年人生长激素过多会导致
   A. 肢端肥大症　B. 巨人症　C. 黏液性水肿
   D. 呆小症　E. 侏儒症
6. 含氮类激素要起作用,首先结合的受体是
   A. 胞浆　B. 胞膜　C. 核膜
   D. 蛋白激酶　E. 核内
7. 不属于糖皮质激素生理功能的是
   A. 促进红细胞生成　B. 降低血糖
   C. 拮抗抗利尿激素的作用　D. 有保钠排钾作用

E. 促进脂肪重新分布

8. **不属于**下丘脑调节肽的激素是

A. TRH　　B. GHRH　　C. GHRIH

D. ADH　　E. CRH

9. 正常生理剂量能促进蛋白质分解的激素是

A. 生长激素　　B. 甲状腺素　　C. 糖皮质激素

D. 胰岛素　　E. 甲状旁腺素

10. 长期服用糖皮质激素的人，其血中 CRH 和 ACTH 的水平

A. 二者都降低　　B. 二者都升高　　C. 与正常人基本相同

D. 前者降低，后者升高　　E. 前者升高，后者降低

11. 支配肾上腺髓质的交感神经释放

A. 肾上腺素　　B. 去甲肾上腺素　　C. 乙酰胆碱

D. 可的松　　E. 醛固酮

12. 缺碘患者，其血液中促甲状腺素和甲状腺素的水平

A. 二者均升高　　B. 二者均降低　　C. 二者均不变

D. 前者降低，后者升高　　E. 前者升高，后者降低

13. 甲状腺激素对其生长发育有重要影响的器官是

A. 脑和内脏　　B. 骨骼和脑　　C. 心脏和脑

D. 骨骼和肌肉　　E. 毛发和肌肉

14. 对糖皮质激素的叙述，**错误**的是

A. 机体处于应激状态时，其分泌量增多

B. 可增加机体对有害刺激的耐受力

C. 长期使用此激素可使肾上腺皮质萎缩

D. 受下丘脑-腺垂体-肾上腺皮质轴调节

E. 可使血液中嗜酸性粒细胞增多

15. 醛固酮的主要作用是

A. 保钾排钠　　B. 保钠排钾　　C. 排水排钠

D. 保钠保钾　　E. 排氢排钾

16. 下列激素中，属于神经垂体释放的是

A. 生长激素　　B. 催产素　　C. 催乳素

D. 黄体生成素　　E. 促甲状腺素

17. 分泌胰岛素的细胞是

A. 胰腺腺泡细胞　　B. 胰岛 B 细胞　　C. 胰岛 C 细胞

D. 胰岛 A 细胞　　E. 胰岛 D 细胞

18. 类固醇类激素的机制是

A. 生成 mRNA　　B. 启动 DNA 转录

C. 诱导新蛋白质生成　　D. 首先与细胞膜上特异性受体结合

E. 激活细胞膜上的腺苷酸环化酶

19. 胰岛素对糖代谢的作用是

A. 促进组织摄取、贮存、利用葡萄糖

B. 促进糖异生
C. 促进糖原分解
D. 抑制葡萄糖转化为脂肪
E. 加强脂肪酸氧化

20. 降钙素的主要靶器官是
A. 甲状旁腺 B. 肾 C. 肾上腺
D. 骨 E. 胃肠道

三、问答题

1. 简述激素的一般特征。
2. 简述激素主要的运输方式。
3. 简述含氮激素的作用机制。
4. 简述类固醇类激素的作用机制。
5. 简述甲状腺激素的生理作用。
6. 简述生长激素的生理作用。
7. 简述生长的内分泌调节。
8. 简述胰岛素的生理作用。
9. 简述糖代谢的内分泌调节。
10. 简述糖皮质激素的生理作用。
11. 下丘脑-腺垂体-靶腺轴在内分泌调节中的意义。
12. 应激和应急反应有何联系与区别?

【参考答案】

一、名词解释

1. **激素**:是指由内分泌腺和内分泌细胞分泌的高效能生物活性物质。

2. **内分泌**:是指内分泌细胞分泌的激素进入血液,经血液循环到达靶细胞发挥生理作用。

3. **自分泌**:是指内分泌细胞分泌的激素进入细胞间液对自身起调节作用。

4. **旁分泌**:是指内分泌细胞分泌的激素进入细胞间液,通过扩散到达邻近靶细胞发挥作用。

5. **神经分泌**:神经分泌或神经内分泌指神经激素进入血液,到达靶细胞发挥作用。

6. **允许作用**:是指激素本身不直接对某种组织细胞产生生理效应,然而它的存在可使另一种激素的生理作用明显增强,即对另一种激素的效应起支持作用。

7. **下丘脑调节肽**:下丘脑促垂体区肽能神经元分泌的肽类激素主要是调节腺垂体的活动,因此,称为下丘脑调节肽。

8. **侏儒症**:人幼年期如缺乏 GH,则生长发育停止,身材矮小,称为侏儒症。

9. **呆小症**:在胚胎或幼年期缺碘造成甲状腺激素合成不足,或出生后甲状腺功能低下的儿童,脑的发育出现明显障碍,表现为以智力迟钝和身材矮小为特征的呆小症。

10. **应急反应**:当机体遭遇特殊紧急情况时,因交感-肾上腺髓质系统紧急动员引起的适应性反应,称为应急反应。

11. **应激**:是机体受到各种有害刺激时,引起腺垂体促肾上腺皮质激素(ACTH)分泌增加,导致血液中糖皮质激素水平升高,并产生一系列适应性和耐受性的反应称为应激。

二、选择题

【A 型题】

1. B	2. B	3. C	4. C	5. A	6. B	7. B	8. D	9. C	10. A
11. C	12. E	13. B	14. E	15. B	16. B	17. B	18. C	19. A	20. D

三、问答题

1. 简述激素的一般特征。

(1)传递生物信息:激素在细胞之间传递信息,只具有将靶细胞的代谢活动加强或减弱的调节功能。

(2)相对特异性:激素只与对应的受体发生特异性结合,才能发挥特定的生理效应。如促甲状腺激素只作用于甲状腺,促肾上腺皮质激素只作用于肾上腺皮质等。

(3)高效能生物放大作用:下丘脑分泌的激素以纳克剂量;垂体前叶分泌的激素以微克剂量;外周腺体分泌的激素以毫克剂量。血液中激素的浓度虽然很低,但与细胞的受体结合后,经过一系列酶促反应,逐级放大效果,可以形成高效能生物信息放大系统。

(4)激素间相互影响:激素之间互相影响主要有四种方式。①协同作用:如生长激素、肾上腺素、糖皮质激素及胰高血糖素等,均能升高血糖。②拮抗作用:胰岛素能降低血糖,与上述激素作用相拮抗。③允许作用:有些激素本身不能直接对细胞产生效应,但是在它存在的条件下,另一种激素才能发挥明显的作用。如糖皮质激素不能使心肌和血管平滑肌收缩,但是,有它的存在,去甲肾上腺素才能发挥缩血管的作用。④竞争作用:化学结构相似的激素可竞争同一受体,竞争能力取决于激素与受体的亲和性以及激素的浓度。

2. 简述激素主要的运输方式。

激素可通过多种形式在机体内进行信息传递。①远距分泌,腺体分泌的激素通过血液循环,运送至全身,调节细胞的活动。②旁分泌,腺体分泌的激素通过局部组织液的扩散,作用于邻近的细胞。如性激素在卵巢局部的作用;胰岛素抑制胰岛 A 细胞分泌胰高血糖素。③自分泌,激素作用于产生该激素的同一细胞或同类细胞,可以不释放,在合成激素的细胞内直接发挥作用。如胰岛素抑制胰岛 B 细胞分泌胰岛素;肾上腺髓质激素抑制自身合成酶的活性。④神经分泌,下丘脑神经内分泌细胞合成的激素,随轴浆流至神经末梢并释放入血液,调节组织细胞的活动。如下丘脑调节肽通过垂体门脉系统作用于腺垂体。

3. 简述含氮激素的作用机制。

含氮类激素称为第一信使,大多数分子量较大不能直接进入细胞内,它们首先作用于细胞膜上的特异性受体,激活细胞膜内侧的腺苷酸环化酶,进行跨膜信号转导。跨膜信号转导主要通过 G 蛋白偶联受体和酶偶联受体途径介导产生 cAMP、cGMP、IP3、DG、Ca^{2+}等第二信使,引起细胞产生各种生物学效应。这就是第二信使学说。膜受体与激素结合和被激活后,后继的反应途径主要有两条:①G 蛋白偶联受体途径,包括 cAMP-PKA 途径和磷脂酰肌醇代谢途径;②酶偶联受体途径,包括酪氨酸激酶受体途径、结合酪氨酸激酶受体途径和鸟苷酸环化酶受体途径。

4. 简述类固醇类激素的作用机制。

类固醇激素分子量小，呈脂溶性，可透过细胞膜进入细胞内和受体结合发挥其生物学效应。细胞核内受体是对转录起特异性调节作用的蛋白质，当激素未与核受体结合时，这种蛋白质掩盖了 DNA 结合区，使蛋白质的合成不能进行，一旦激素和受体结合，受体的分子构象即发生改变，解除了对 DNA 结合区的掩盖作用，使受体和 DNA 结合，发生 mRNA 转录，新的蛋白质合成。这就是基因表达学说。

5. 简述甲状腺激素的生理作用。

(1) 产热效应：可提高多数组织的耗氧率，增加产热量，提高基础代谢率。脑组织不受此影响。

(2) 物质代谢：促进糖的吸收和糖原分解，升高血糖；又可促进糖的利用，降低血糖。促进蛋白合成，引起正氮平衡。但分泌过多时又促进蛋白分解，出现负氮平衡。促进胆固醇的合成和分解，但以促分解作用占优势，分泌过多时血胆固醇含量低于正常。

(3) 促进生长发育：主要影响脑和长骨的生长和发育，幼年缺乏甲状腺激素出现呆小症。

(4) 提高中枢神经系统兴奋性：甲状腺功能亢进患者有易激动、烦躁不安等症状。

(5) 对心血管活动的影响：增高心率、加强心肌收缩、心输出量增加。

6. 简述生长激素的生理作用。

(1) 促进生长：幼年时缺乏生长激素患侏儒症，过多患巨人症，成年时生长激素过多患肢端肥大症。生长激素的促生长作用有赖肝脏产生的生长介素的介导。

(2) 促进代谢：加速蛋白质的合成，促进脂肪分解。过量生长激素可抑制葡萄糖的利用，升高血糖。

(3) 对免疫系统的作用：GH 可作用于胸腺，促进 T 细胞的成熟和分化。

7. 简述生长的内分泌调节。

机体的生长受多种激素的调节，如甲状腺激素、胰岛素、雄激素等，而生长轴和甲状腺轴是起关键作用的因素。

(1) 生长轴：生长激素对出生后动物的生长有显著的促生长作用，尤其对骨、肌肉和内脏组织表现得更加明显。生长激素能诱导靶细胞产生胰岛素样生长因子(IGF)，现已分离得到两种 IGF。生长激素的作用主要由 IGF-Ⅰ介导，从而加速蛋白质合成和软骨细胞分裂。而 IGF-Ⅱ主要在胚胎期生成，因此对胎儿的生长发育起重要作用。生长激素的分泌受到生长激素释放激素和生长抑素的双重调节，前者促进生长激素的分泌，后者抑制生长激素的分泌。

(2) 甲状腺轴：甲状腺激素是机体维持正常生长发育不可或缺的激素，并对生长激素有允许作用。甲状腺激素能促进细胞分化和组织器官发育，尤其在脑、长骨的发育中起重要作用。甲状腺激素分泌不足可导致神经系统发育受阻；同时长骨生长阻滞。下丘脑-腺垂体-甲状腺轴对甲状腺激素水平的稳定起主要调节作用。下丘脑释放的促甲状腺激素释放激素可促进腺垂体促甲状腺激素的合成和释放。促甲状腺激素的作用包括促进甲状腺细胞增生、腺体肥大和甲状腺激素的合成及释放等。

8. 简述胰岛素的生理作用。

①加速葡萄糖的摄取、贮存和利用，降低血糖。②促进脂肪的合成，抑制脂肪的分解。③促进蛋白质合成和贮存，抑制蛋白质分解。

9. 简述糖代谢的内分泌调节。

调节血糖水平的激素主要有胰岛素、胰高血糖素、糖皮质激素和肾上腺髓质激素。

(1)胰岛素促进糖原生成,增强组织对糖的摄取和利用,抑制糖原分解和糖的异生,降低血糖。

(2)胰高血糖素促进糖原分解和糖异生,使血糖升高。

(3)糖皮质激素促进糖的异生,增加糖原贮存;且有抗胰岛素作用,降低肌肉与脂肪细胞等对胰岛素的反应性,使组织对糖的利用减少,血糖升高。

(4)肾上腺素和去甲肾上腺素促进糖原及脂肪的分解,使血糖升高。此外,甲状腺激素、生长激素和去甲肾上腺素等对血糖也有一定的调节作用。

10. 简述糖皮质激素的生理作用。

(1)对物质代谢的影响:①促进糖异生抑制糖利用(有抗胰岛素作用),升高血糖;②促进肝外细胞蛋白的分解;③促脂肪分解,引起全身脂肪重分布,出现“向心性肥胖”;④有较弱的保 Na^+ 排 K^+ 作用,并促进肾脏排水,分泌不足时可出现“水中毒”。

(2)对各器官系统的作用:①使血中红细胞、血小板和中性粒细胞数目增多,淋巴细胞和嗜酸性粒细胞减少。②增强血管平滑肌对儿茶酚胺的敏感性(允许作用),降低毛细血管的通透性。肾上腺皮质功能低下时血压下降。③促进胃酸、胃蛋白酶的分泌。④提高神经系统的兴奋性。

(3)在应激反应中发挥重要的作用。

11. 下丘脑-腺垂体-靶腺轴在内分泌调节中的意义。

下丘脑-腺垂体-靶腺轴调节系统是体内激素分泌调节的典型途径。从下丘脑到腺垂体,再到外周靶腺构成三级水平的激素轴。包括:下丘脑-腺垂体-甲状腺轴、下丘脑-腺垂体-肾上腺轴、下丘脑-腺垂体-性腺轴等。

(1)调节轴中各激素间的作用表现为等级性的相互影响关系,并受到更高级的中枢(如大脑皮层等部位)的调节。通常高位内分泌细胞分泌的激素对低位内分泌细胞的活动有促进作用;而低位内分泌细胞分泌的激素对高位内分泌细胞的活动又表现反馈调节作用。这样形成的闭合环路可以维持血液中各效应激素水平的相对稳定。调节环路中任何一个环节发生障碍,都将破坏血液中激素水平的稳态。

(2)激素作用的效应物对激素分泌的调节。许多激素的分泌都直接受由其作用所引起的终末效应物的调节。如胰岛素可以调节血糖浓度,血糖浓度也可调节胰岛素水平,表现为血糖浓度升高可刺激胰岛 B 细胞胰岛素分泌增加,血糖浓度降低又可使胰岛素的分泌减少。

(3)神经对激素分泌的调节:许多内分泌腺体有直接的神经支配,这些神经活动发生变化时,内分泌腺的活动也发生相应改变。如交感神经系统活动增强时,肾上腺髓质分泌的儿茶酚胺类激素增加,以配合交感神经系统动员全身的功能活动;而迷走神经活动可促进胰岛 B 细胞分泌胰岛素。下丘脑通过其广泛的神经联系以及它含有的许多神经内分泌细胞,在整个内分泌系统以及机体功能活动的整合中起重要的调节作用。

12. 应激和应急反应有何联系与区别?

(1)当动物受到非特异性刺激(如创伤、手术、饥饿、疼痛、缺氧、寒冷以及惊恐等)时,可引起腺垂体促肾上腺皮质激素(ACTH)分泌增加,导致血液中糖皮质激素水平升高,并产生一系列适应性和耐受性的反应称为应激(stress)。在应激发生过程中,下丘脑腺垂体-肾上腺皮质轴的活动增强,引起糖皮质激素释放,从多方面调整机体适应性和抵抗应激刺激的能力。同时,交感-肾上腺髓质系统的活动也增强,其他激素(如生长激素、催乳素、胰高血糖素、血管升压素及醛固酮)的分泌也增加。所以应激反应是以 ACTH 和糖皮质激素分泌增加为主,多种激素共同参与的活动。

(2)在当机体遭遇特殊紧急情况时,因交感-肾上腺髓质系统紧急动员引起的适应性反应,称为应急反应。在受到不良刺激(如畏惧、焦虑、剧痛、失血、脱水、缺氧、寒冷、创伤和剧烈运动)时引起交感-肾上腺髓质系统的紧急动员,包括中枢神经系统兴奋性的提高,呼吸加强,心率加快,心输出量增大,血压升高等,使机体处于警觉状态。糖原及脂肪分解加强,组织的耗氧量增加等,以适应机体在紧急情况下对能量的需要。应急反应与应激反应有类似的刺激因子。应激反应主要是加强机体对伤害刺激的基础耐受能力,而应急反应更偏重于提高机体的警觉性和应变能力。受到外界刺激时,两种反应往往同时发生,共同维持机体的适应能力。

(朱进霞 李利生)

第十四章 生殖系统

【学习目标】

1. **掌握** 生殖的概念;下丘脑-腺垂体-性腺轴的概念;雄激素、雌激素和孕激素的主要生理作用;月经、月经周期、LH 高峰的概念;月经周期中生殖系统的变化。

2. **熟悉** 卵巢周期性活动的调节;运动训练对女子月经的影响。

3. **了解** 睾丸和卵巢的主要生理功能;性生理;产褥期、产后抑郁症康复的生理学基础。

【重点和难点内容】

生殖是生物体生长发育成熟后,能够产生与自己相似的子代个体的功能。对于种系繁衍、遗传信息的传递、动物的进化都起着重要作用。生殖是在以下丘脑-腺垂体-性腺轴系统为主的调节下完成的。

生殖器官又叫性器官,包括主性器官和附性器官。男、女的主性器官,分别是睾丸与卵巢。

一、男性生殖功能与调节

(一)睾丸的功能

1. 生精功能

(1)精子的生成过程。

(2)支持细胞的功能。

(3)影响睾丸生精功能的因素:①年龄;②温度;③其他:疾病、接触放射性物质、吸烟、酗酒等。

2. 内分泌功能

(1)雄激素概述。

(2)雄激素的合成。

(3)雄激素的运输。

(4)雄激素的代谢。

(5)雄激素的生物学作用:①影响胚胎的性分化;②影响附性器官和副性征的发育;③维持生精功能;④促进与维持性欲;⑤促进同化代谢;影响红细胞的生成;⑥抑制素:抑制腺垂体卵泡刺激素(FSH)的分泌。

(二)睾丸功能的调节

1. 下丘脑-腺垂体对睾丸活动的调节。

2. 睾丸激素对下丘脑-腺垂体的反馈调节

(1)雄激素。

(2)抑制素。

3. 睾丸内的局部调节。

(三)睾丸功能的衰退

(四)运动与蛋白同化雄激素类固醇(兴奋剂)

二、女性生殖功能与调节

(一)卵巢功能

1. 生卵功能

(1)卵泡的发育过程。

(2)排卵与黄体形成:LH 高峰,排卵前一天,卵泡分泌的雌激素浓度达到高峰,后者的正反馈调节作用使 GnRH 分泌增多,刺激 FSH 和 LH 的分泌,以 LH 的分泌最为明显,即 LH 高峰。它是控制排卵发生的关键因素。

2. 内分泌功能 卵巢合成的激素有:雌激素、孕激素和雄激素。

(1)雌激素和孕激素的合成与代谢。

(2)雌激素的生物学作用:雌激素的主要作用是促进女性生殖器官的发育和第二性征的出现,并维持在正常状态,以参与完成生殖功能。

1)对生殖器官的作用:①卵巢:雌激素与 FSH 协同促进卵泡的发育;也是诱发排卵不可缺少的调节因素。②输卵管:雌激素促进输卵管运动,上皮增生以及分泌细胞、纤毛和平滑肌细胞活动增强,有利于卵子和精子的运行。③子宫:雌激素促进子宫发育,内膜出现增殖期变化。可能对分娩有一定的意义。雌激素还有利于精子的穿透。④阴道:雌激素刺激阴道上皮的增生、角化,并使细胞内糖原含量增加。可使阴道呈酸性(pH 4~5),有利于阴道内乳酸杆菌的生长,抑制其他致病菌繁殖,维持阴道的自净作用,增强阴道的抵抗力。

2)对乳腺和第二性征的作用。

3)对代谢的调节作用:①糖代谢:雌激素能增强葡萄糖刺激的胰岛素分泌反应,可使血浆胰岛素水平增加,但糖耐量却降低;雌激素能增加子宫对葡萄糖的摄取和利用。②水盐代谢:雌激素可使体液向组织间隙转移,由于血容量减少使醛固酮分泌增加,引起机体水、钠潴留。经前期紧张综合征产生水肿可能与雌激素有关。③脂肪与蛋白质代谢:雌激素可减少主动脉的弹性硬蛋白,降低血浆胆固醇,增加 α-脂蛋白和减少 β-脂蛋白含量,这可能是育龄期妇女冠心病患病率较低的原因。④骨骼:雌激素与雄激素的作用类似,可刺激成骨细胞的活动和抑制破骨细胞的活动,加速骨的生长,促进钙、磷沉积于骨,同时促进骨骺的愈合。

4)对中枢神经的作用:雌激素促进神经细胞的生长、分化、存活与再生,促进神经胶质细胞发育及突触的形成,促进 ACh、多巴胺、5-HT 等神经递质的合成;雌激素作用于下丘脑体温调节中枢,引起基础体温的降低;还影响下丘脑血管运动中枢的紧张性。

5)对垂体激素分泌的调节:雌激素可促进下丘脑和垂体生殖调节激素的合成。

6)对皮肤的作用:雌激素使真皮增厚,结缔组织内胶原分解速度减慢,表皮增殖,保持皮肤弹性及改善血液供应。

7)对心血管系统的作用:雌激素能够增加冠脉血流量,缓解心肌缺血,从而改善心绞痛症状。

(3)孕激素的生物学作用:孕激素主要作用于子宫内膜和平滑肌,为受精卵的着床和维持妊娠提供保障。孕激素作用建立在雌激素作用基础上,主要包括①对子宫的作用:有利于受精卵的着床;②维持妊娠;③促进乳腺腺泡发育和成熟,为分娩后泌乳做准备;④对平滑肌的作用:孕激素可使血管和消化道平滑肌松弛,张力降低;⑤升高女性基础体温。

(4)雄激素及其他生物活性物质。

(二)月经周期和卵巢周期性活动的调节

1. 月经周期 在卵巢激素周期性分泌的影响下,子宫内膜发生周期性剥落,产生流血现象,称为月经。女性月经的出现始于青春期(13~15岁),而且表现出明显的周期性,即约一个月出现一次月经。两次月经第一天所间隔的时期,称为一个月经周期。

2. 月经周期中生殖系统的变化 正常月经周期中,子宫内膜可根据卵巢的周期性变化分为三期:月经期、增殖期和分泌期。一个月经周期以成熟的卵泡释放其中的卵细胞为界,可将卵巢的周期性活动分为卵泡期、排卵期和黄体期。

(1)月经期:发生在月经周期的第1~4天,历时3~4天。本期的特点是子宫内膜剥脱、出血;随后,残存的内膜组织又开始增生,进行修复,进入下一个新的周期。

(2)增殖期:发生在月经周期的5~14天,历时10天左右。此期的主要特点是:子宫内膜快速增生,内膜的厚度由早期的1~2mm增厚道增殖期的2~3mm。内膜增殖的同时,子宫腺体增生,但不分泌;内膜下小动脉迅速生长,由于它的生长速度快于内膜增厚的速度,故卷曲形成螺旋动脉。

(3)分泌期:发生在月经周期的第15~28天,历时14天,相当于黄体期。此期特点是:血中的孕酮浓度增加,内膜继续增殖变厚,小动脉卷曲,增长迅速,内膜呈高度的分泌活动。在月经开始前4~24小时,螺旋动脉出现痉挛收缩,使内膜缺血坏死,在内膜下形成许多血肿。

3. 卵巢周期性活动的调节 卵巢的周期性活动受下丘脑-腺垂体的控制,而卵巢分泌的激素一方面使子宫内膜发生周期性变化,同时对下丘脑-腺垂体进行反馈调节。

(1)下丘脑-腺垂体-卵巢轴的功能联系:青春期前,卵巢激素的分泌量虽然不大,但由于下丘脑GnRH神经元对卵巢激素反馈抑制作用的敏感性较高,而且GnRH神经元尚未发育成熟,因此,GnRH的分泌量较低,腺垂体FSH和LH分泌以及卵巢的功能也相应处于低水平状态。

至青春期,下丘脑GnRH神经元发育成熟,对卵巢激素的反馈抑制作用的敏感性明显降低,GnRH的分泌增加,FSH和LH分泌也随之增加,卵巢功能开始活跃,呈现周期性变化,表现为卵泡的生长发育、排卵与黄体形成,每月一次,周而复始,所以也称卵巢周期。卵巢的周期性变化是月经周期形成的基础。

(2)月经周期中卵巢活动的内分泌调节

1)卵泡期:卵泡早期,卵泡分泌能力较低,激素分泌量少,对腺垂体FSH和LH分泌的负反馈抑制作用较弱,FSH的分泌呈现逐渐增高的趋势。在FSH的作用下卵泡开始生长发育,雌激素分泌。低浓度雌激素与颗粒细胞产生的抑制素,二者反馈性抑制腺垂体促性腺激素细胞,使FSH的分泌量减少。卵泡晚期,卵泡发育成熟,在排卵前约36小时,血中雌激素浓度达到最高值,形成第一个雌激素峰。高浓度雌激素对下丘脑产生中枢性正反馈,使GnRH分泌增加,刺激LH释放,形成LH高峰,诱发排卵。子宫内膜继续增殖。目前,在下丘脑中发现了一种称为儿茶酚雌激素的物质,它促进释放GnRH,并通过增加促性腺激素细胞对GnRH的敏感性使FSH和LH分泌增加。

2)排卵期:在LH峰形成后约24小时,卵巢中成熟卵泡发生排卵。LH峰是导致排卵的重要因素,可作为排卵的标志。破裂的卵泡在 LH 的作用下,形成黄体,同时开始分泌孕激素和雌激素。

3)黄体期:卵泡排卵后,在 LH 作用下,黄体逐渐发育,孕激素分泌量显著增加,雌激素的分泌量亦随之增加。孕激素使子宫内膜呈现分泌期的变化。在排卵后 7~8 天,孕激素分泌达高峰,同时出现第二个雌激素峰。孕激素和雌激素的水平增加对下丘脑和腺垂体产生负反馈抑制作用,使 GnRH 分泌量减少,继之 FSH 和 LH 的分泌量下降。如果未受精,在排卵后 9~10 天,黄体开始退化,孕激素和雌激素的分泌量逐渐减少,到黄体期的后半期,血中雌、孕激素达最低水平,子宫内膜失去雌激素与孕激素的支持而剥脱出血,进入月经期。由于雌、孕激素减少,对腺垂体的负反馈作用减弱,FSH、LH 分泌又开始增加,进入下一个卵巢周期。

在临床中,月经是判断女性生殖与内分泌功能正常与否的晴雨表。若月经周期稳定,经血量适中,常表明女性生殖和内分泌功能正常。任何内、外因素干扰了下丘脑-腺垂体-卵巢性腺轴系统的功能完整性,以及卵巢和子宫发生病变都会影响正常的月经周期。

(三)卵巢功能的衰退

一般女性性成熟期约持续 30 年,45~50 岁的女性卵巢功能开始衰退,对 FSH 和 LH 的反应性下降,卵泡常停滞在不同发育阶段,不能按时排卵,雌激素分泌减少,子宫内膜不再呈现周期性变化而进入更年期。此后卵巢功能进一步衰退,丧失生殖功能而步入老年期。

更年期是指妇女从性成熟期进入老年期的过渡时期,包括绝经前期、绝经期和绝经后期。更年期虽然是女性的自然生理过程,但更年期症状却因人而异,约 2/3 的更年期女性症状较严重,可出现因卵巢功能退化、雌激素合成减少而引起的一系列生理、心理改变及不舒服的症状,出现以自主神经系统功能紊乱为主的更年期症候群,称为更年期综合征。

在绝经前期,约 70%的女性有月经周期不规则、月经紊乱,并出现以潮热、出汗、精神过敏、失眠、眩晕、情绪不稳定为主要表现的精神、神经症状,伴有骨质疏松、尿失禁、反复发作的膀胱炎、性欲改变、性交疼痛,以及诱发动脉硬化、冠心病等心血管系统变化。这些变化主要是由于自主神经系统功能紊乱而引起的。

近年来,学者们认为,更年期女性如果能在精神、心理、营养、体质等方面注意更年期保健,不仅能安然度过更年期,而且许多不适症状也能得到改善。对于更年期症状严重的女性,应及时到医院检查或采用雌激素替代疗法治疗。

【习题】

一、名词解释

1. 生殖
2. 下丘脑-腺垂体-性腺轴
3. 月经
4. 月经周期
5. 更年期
6. LH 高峰
7. 更年期综合征

二、选择题

【A 型题】

1. 睾丸的下列细胞中能分泌雄激素的是
   A. 精原细胞　B. 间质细胞　C. 精母细胞
   D. 支持细胞　E. 精子
2. 下列关于睾丸功能调节的叙述错误的是
   A. FSH 对生精过程有刺激作用　B. 抑制素对 FSH 分泌有负反馈作用
   C. 睾酮对 FSH 分泌有负反馈作用　D. 生精过程受睾丸和 FSH 双重控制
   E. 生精过程受睾丸和 FSH 双重控制
3. 下列关于雄激素作用的叙述错误的是
   A. 维持正常的性欲
   B. 刺激男性副性征出现
   C. 分泌过剩可使身高超出常人
   D. 刺激雄性附性器官发育、成熟
   E. 促进肌肉与骨骼生长,使男子身高在青春期迅速增长
4. 一个正常月经周期中,一般发育成熟的卵泡有
   A. 15~20 个　B. 10~15 个　C. 5~10 个
   D. 3~5 个　E. 1 个
5. 成熟卵泡能分泌大量的
   A. LH　B. FSH　C. 雌二醇
   D. 雌三醇　E. 孕激素
6. 女性青春期未妊娠时,体内主要的雌激素和孕激素是
   A. 雌二醇与孕二醇　B. 雌三醇与孕酮　C. 雌酮与孕酮
   D. 雌二醇与孕酮　E. 雌酮与孕二醇
7. 排卵前血液中 LH 出现高峰的原因是
   A. FSH 的作用
   B. 血中高水平雌激素对腺垂体的正反馈作用
   C. LH 的正反馈作用
   D. 血中孕激素对腺垂体的正反馈作用
   E. GnRH 的作用
8. 正常月经周期中,雌激素分泌出现第二次高峰的直接原因是
   A. GnRH 的作用　B. LH 的作用　C. 雌激素的正反馈作用
   D. FSH 的作用　E. 孕激素的负反馈作用
9. 排卵后子宫内膜呈分泌期变化,是由于
   A. 高浓度雌激素的作用　B. 高浓度孕激素的作用
   C. LH 浓度升高　D. 孕激素和雌激素的共同刺激作用
   E. FSH 浓度升高
10. 排卵后黄体萎缩,是由于血中

A. FSH 和 LH 水平下降　　B. FSH 水平下降　　C. LH 水平下降
D. 雌激素水平下降　　E. 孕激素水平下降

11. 月经的发生是由于血中
A. FSH 急剧减少　　B. 雌激素急剧减少
C. 孕激素急剧减少　　D. 雌激素和孕激素急剧减少
E. 前列腺素急剧减少

12. 提示已发生排卵的指标是
A. 体温下降　　B. 血中雌激素浓度增加　　C. 血中孕酮浓度增加
D. 血中 FSH 浓度下降　　E. 血中 LH 浓度下降

13. 妊娠时,维持黄体功能的主要激素是
A. 雌激素　　B. 孕激素　　C. 人绒毛膜促生长素
D. 人绒毛膜促性腺激素　　E. LH

14. 分娩后维持乳腺分泌的激素是
A. 孕酮　　B. 缩宫素　　C. 催乳素
D. 雌激素　　E. 人绒毛膜促性腺激素

15. 精子获能的主要部位是
A. 睾丸曲细精管　　B. 附睾　　C. 子宫颈
D. 子宫腔　　E. 阴道

【B 型题】

(16~19 题共用备选答案)
A. 睾酮的作用　　B. 雌激素的作用　　C. 孕激素的作用
D. FSH 的作用　　E. LH 的作用

16. 男性外生殖器及前列腺的发育是由于
17. 女性外生殖器及阴道的发育是由于
18. 乳腺腺泡的发育主要是
19. 乳腺导管的发育和结缔组织增生主要是

(20~21 题共用备选答案)
A. 雄性激素　　B. 雌激素与孕激素　　C. FSH
D. LH　　E. 人绒毛膜促性腺激素

20. 卵巢分泌的激素是
21. 黄体分泌的激素是

(22~24 题共用备选答案)
A. 雌二醇　　B. 雌三醇　　C. 雌酮
D. 睾酮　　E. 双氢睾酮

22. 卵巢分泌的雌激素是
23. 女性最重要的雌激素是
24. 妊娠时,胎盘产生大量的雌激素是

(25~31 题共用备选答案)
A. 雌激素　　B. 孕激素　　C. FSH

D. LH　　　　　　　　　　E. 人绒毛膜促性腺激素

25. 促进卵泡成熟的激素是
26. 促进成熟卵泡排卵的激素是
27. 能使基础体温升高的激素是
28. 维持妊娠黄体功能的激素是
29. 起着始动生精作用的激素是
30. 促进阴道上皮细胞增生角化的激素是
31. 促进睾丸间质细胞生成睾酮的激素是

五、问答题

1. 简述睾酮的生理作用。
2. 简述雌激素的生理作用。
3. 简述孕激素的生理作用。
4. 什么是月经？月经周期如何划分(卵巢周期、子宫内膜周期分别划分时期)？并试述卵巢周期性活动的调节。
5. 试述月经周期与内分泌的关系。

【参考答案】

一、名词解释

1. **生殖：**随着生长发育的成熟，到青春期后，生物体具有产生与自己相似子代个体的能力的功能。

2. **下丘脑-腺垂体-性腺轴：**下丘脑、腺垂体和性腺在功能活动上密切联系、相互影响、构成下丘脑-腺垂体-性腺轴，包括下丘脑-腺垂体-睾丸轴和下丘脑-腺垂体-卵巢轴。

3. **月经：**女性从青春期开始，在整个生殖年龄时期，随着卵巢功能的周期性变化，在卵巢分泌激素的影响下，子宫内膜发生周期性剥落，产生流血现象，称为月经。

4. **月经周期：**在下丘脑促性腺激素释放激素、腺垂体促性腺激素的作用下，卵巢产生卵子，分泌激素的功能活动及其他附性器官的功能活动，尤其是子宫内膜的功能活动，明显呈现周期性变化，女性的这种生殖功能活动周期称为月经周期。

5. **更年期：**是指妇女从性成熟期进入老年期的过渡时期，包括绝经前期、绝经期和绝经后期。

6. **LH 高峰：**排卵前一天，卵泡分泌的雌激素浓度达到高峰，后者的正反馈调节作用使 GnRH 分泌增多，刺激 FSH 和 LH 的分泌，以 LH 的分泌最为明显，即 LH 高峰。它是控制排卵发生的关键因素。

7. **更年期综合征：**大约 2/3 的妇女进入更年期后出现因卵巢功能退化、雌激素合成减少而引起的一系列生理、心理改变及不舒服的症状较严重，表现为自主神经系统功能紊乱为主的更年期症候群，称为更年期综合征。

二、选择题

【A 型题】

1. B 2. C 3. C 4. E 5. C 6. D 7. B 8. B 9. D 10. A
11. D 12. A 13. D 14. C 15. D

【B 型题】

16. A 17. B 18. C 19. B 20. B 21. B 22. A 23. A 24. A 25. C
26. D 27. B 28. E 29. C 30. A 31. D

三、问答题

1. 简述睾酮的生理作用。

答：

作用部位或范围	生理作用
胚胎	诱导含 Y 染色体的胚胎向男性分化
生殖道和外生殖器	(1)刺激生殖器官生长发育 (2)促进青春期成熟 (3)维持成人生殖道的正常功能
第二性征的发生及其他生殖效应	(1)毛发生长的男性形式、声调低沉、肌肉与骨骼生长增加 (2)性欲的发生及维持 (3)促进生精细胞的分化和精子的生成 (4)抑制促性腺激素的分泌
对代谢的影响	(1)促进蛋白质的合成代谢 (2)青春期生长激增、骨骺闭合 (3)皮脂腺分泌增加 (4)促进红细胞的生成

2. 简述雌激素的生理作用。

答：(1)促进女性生殖器官的发育；

(2)促进乳腺等的发育，激发并维持副性征的正常状态；

(3)广泛影响代谢过程：糖代谢、水盐代谢、骨骼、脂肪与蛋白质代谢等。

(4)对中枢神经：促进神经细胞的生长、分化、存活与再生，促进神经胶质细胞发育及突出的形成，促进 ACh、多巴胺、5-HT 等神经递质的合成。

(5)对垂体激素分泌的调节：促进下丘脑和垂体生殖调节激素的合成。排卵前，雌激素高峰正反馈促进下丘脑，促进 GnRH、腺垂体 FSH 和 LH 的分泌，特别是促进 LH 的分泌，从而引发排卵；黄体期出现的雌激素高峰则反馈抑制腺垂体 FSH 和 LH 的分泌。

(6)对皮肤的作用：使真皮增厚，结缔组织内胶原分解速度减慢，表皮增殖，保持皮肤弹性及改善血液供应。

(7)对心血管系统的作用:增加冠脉血流量,缓解心肌缺血,从而改善心绞痛症状。

3. 简述孕激素的生理作用。

答:

作用部位或范围		生理作用
腺垂体		排卵前协同雌激素诱发分泌高峰,排卵后对促性腺激素的分泌起负反馈抑制作用
生殖器官	卵巢	抑制 LH 分泌高峰,抑制排卵
	子宫	(1)降低子宫平滑肌的兴奋性,维持妊娠——安宫保胎 (2)使增殖期子宫内膜进一步增生,呈分泌期变化,利于受精卵的生存及着床 (3)使宫颈黏液分泌减少、变稠,不利于精子穿过
乳腺		促进乳腺腺泡与导管的发育和成熟
平滑肌		使血管平滑肌及消化道平滑肌松弛
体温		使基础体温升高

4. 什么是月经?月经周期如何划分(卵巢周期、子宫内膜周期分别划分时期)?并试述卵巢周期性活动的调节。

答:月经——女性从青春期开始,在整个生殖期,随着卵巢功能的周期性变化,在卵巢分泌激素的影响下,子宫内膜发生周期性剥落,产生流血现象,称为月经。月经期是月经周期的特殊阶段。

在月经周期中,子宫内膜经历了坏死剥落(月经期)、增生修复(增殖期)和腺体分泌(分泌期)三个时期。卵巢的周期性变化是月经周期形成的基础。卵巢与子宫的周期性变化又是在下丘脑-腺垂体-卵巢轴调控下完成的。习惯上将卵巢周期分为卵泡期和黄体期两个阶段。

(1)卵泡期:指月经开始至排卵的阶段,约 14 天。在卵泡期开始时,由于血中雌激素、孕激素水平均处于低水平,一方面造成子宫内膜因缺乏足够的雌激素,孕激素而坏死、脱落出血,即月经来潮。另一方面,也解除了对腺垂体卵泡刺激素(FSH)、黄体生成素(LH)分泌的反馈抑制,FSH、LH 分泌增多,使卵泡逐渐发育成熟,并分泌雌激素,造成子宫内膜增生变厚进入增生期。当卵泡发育成熟时,雌激素的分泌达顶峰,作用于下丘脑产生正反馈,触发 LH 的分泌高峰而导致排卵。

(2)黄体期:在 LH 和 FSH 作用下,排卵后的残余卵泡发育成黄体,并分泌大量孕激素和雌激素,一方面使子宫内膜进一步增生,并出现分泌期变化,进入分泌期;另一方面反馈抑制 LH、FSH 的分泌使之减少。若不受孕,黄体只有 12~15 天的寿命。黄体的退化,孕激素,雌激素分泌减少,子宫内膜再次坏死、出血,进入下一月经周期的月经期。

5. 试述月经周期与内分泌的关系。

答：

项目	月经周期			
	月经期	卵泡期 （增生期、排卵前期）	排卵期	黄体期 （分泌期、助孕期）
月经周期中的日期	第 1~4 天	第 5~13 天	第 14 天	第 15~28 天
基础体温	正常	略低	最低	略增高
FSH	低	明显增高	达高峰	逐渐降低
LH	低	略增高	达高峰，促使排卵	逐渐降低
雌激素	低	逐渐增高达高峰	仍很高	达第二次高峰后又降低孕激素
孕激素	低	略增高	较高	增高达高峰后又降低
卵泡发育	未成熟卵泡	成熟卵泡	排卵	黄体生成后期退化
子宫内膜	出血	增生	增生	增生、分泌 （后期缺血）

（毛杉杉）

第十五章
运动促进健康的生理学基础

【学习目标】

1. **掌握** 运动处方主要内容；制定运动处方前生理指标的测试与评价；科学运动对高血压、糖尿病、冠心病、肥胖症、脂代谢紊乱康复的生理学机制。

2. **熟悉** 运动处方制定前进行健康筛查的主要内容；如何进行危险分层。

3. **了解** 运动对健康促进的作用

【重点和难点内容】

一、运动与健康

（一）健康概述

1. **概念** 健康不仅是没有自身的缺陷、疾病或虚弱，而且还应有完整的生理、心理状态和良好的社会适应能力。

2. **影响健康的因素** 主要包括遗传（15%）、社会条件（17%）、自然环境（7%）、医疗卫生服务（8%），生活方式和行为因素（60%）等因素。

（二）运动对健康的促进作用

1. **对心血管系统的影响** 提高心脏泵血功能；增加冠状动脉血流，促进侧支循环的形成；延缓冠状动脉粥样硬化的进展；改善冠状动脉血管内皮功能的障碍；减轻心脏的后负荷。

2. **对呼吸系统的影响** 增加身体活动机械效率、减少四肢和躯干肌肉对氧的需求；促进肌肉血液供应，降低无氧代谢产物；降低气道发生呼气性塌陷的危险；促进体位性引流和痰液的排出；消除不良的心理因素。

3. **运动对消化系统的影响** 增加胃肠道血流量；血流动力改变；增加机械性震动等。

4. **运动对泌尿系统的影响** 适量运动对肾微结构损伤有更好的保护作用，过量运动会出现运动性血尿或运动性蛋白尿。

5. **运动对神经系统功能的影响** 提高中枢神经系统的兴奋或抑制能力，提高运动者的反应速度、神经动员能力及精确动作的神经控制能力。

6. **运动对内分泌功能的影响** 提高胰岛素受体敏感性，使肌肉在血浆胰岛素浓度降低的情况下，加强对葡萄糖的摄取和利用；运动促进脂肪的利用，减轻体重，预防和控制肥胖。

7. **运动对血液的影响** 运动加快了对衰老红细胞的更替；降低红细胞膜的刚性，增加红细胞膜的弹性，增加红细胞变形能力。

8. 运动对免疫功能的影响 增加某些酶的活性，破坏产生癌症的诱发因素；改善免疫功能，增加全身免疫和T细胞、B细胞数目和功能，增加杀伤细胞的数目和能力。

9. 运动对心理因素的影响 改善健康感和心情状况。

二、运动处方基本理论

（一）概念

运动处方是由医师、康复治疗师、社会体育指导员或体育工作者对患者、运动员或健身锻炼者，根据医学检查资料（包括运动试验和体质测试），按照年龄、性别、健康状况、身体锻炼习惯等，用处方的形式制订出系统化、个性化的健身方案。它是指导人们有目的、有计划、科学地进行运动的一种重要方法。

（二）主要内容

运动方式、运动强度、运动持续时间、运动频率和运动中应注意的事项及能量消耗目标。

（三）运动处方制订的科学依据

1. 全面了解运动者的健康状态 采用调查问卷的方式全面了解运动者的病史及生活习惯。

2. 调查运动习惯 主要包括有无运动习惯；日常参加运动的方式、运动频率、每次运动持续时间、运动中的主观感觉、有无运动强度的控制和监测以及有无运动性伤病的发生等。

3. 运动者的危险分层 根据有无明确诊断的心血管、肺部和代谢性疾病；心血管、肺部和代谢性疾病的主要症状、体征；依据心血管疾病的危险因素进行分层，分为低危、中危和高危。

（四）制定运动处方前生理指标测评

1. 安静状态的生理指标 安静心率、血压和心电图（ECG），血常规（红细胞、白细胞、血小板等）、空腹血糖、血脂四项等。

2. 身体成分测评 主要包括体脂百分比、肌肉重量等。

3. 心肺耐力测评 通过运动负荷试验直接测试或推算出最大摄氧量（VO_{2max}），获得测试者心肺耐力水平，观察运动负荷试验中心血管功能指标有无异常反应，制订出切实可行、安全的运动量。

4. 肌肉力量、耐力测评 测试方法有等长收缩、等动（或等速）收缩、等张收缩。

5. 柔韧性测评 常用测量方法有坐位体前屈试验（评价躯干、下肢柔韧性）、持棍转肩、双手背勾试验（评价肩关节活动、臂夹棍转体试验（评价躯干旋转活动）。

三、运动对常见慢性疾病康复的生理学基础

（一）运动对心血管疾病康复的生理学基础

1. 运动与高血压 改善血管内皮细胞的功能；增加胰岛素的敏感性；改善血脂代谢紊乱。

2. 运动与冠心病 提高心脏的功能；促进心脏侧支循环的建立；降低安静状态下的收缩压和舒张压；减少机体内脂肪；改善葡萄糖耐量；延缓2型糖尿病患者冠状动脉粥样硬化的进展。

（二）对内分泌、代谢系统疾病康复的生理学基础

1. 运动与糖尿病 提高肌肉组织胰岛素敏感性，改善机体胰岛素抵抗；改善脂质代谢；降

低体重。

2. 运动与肥胖症 促进能量消耗和脂肪分解供能;提高肌肉对血糖的利用率,抑制脂肪的合成;改善血脂代谢紊乱;降低食欲。

3. 运动与骨质疏松症 提高性激素效应;增加骨的机械应力效应;对钙和钙调激素的影响。

4. 运动与血脂代谢紊乱 促进机体脂质代谢,减轻体重;激活骨骼肌和脂肪组织中的脂蛋白脂酶,加速脂质的转运、分解和代谢;增加胰岛素的敏感性。

(三)运动对机体免疫功能康复的生理学基础

1. 运动与白细胞 引起外周血白细胞增多。

2. 运动与免疫球蛋白 引起血清 IgA、IgG、IgM 水平升高。

3. 运动与细胞因子 长期的耐力运动可引起血浆 IL-1 水平的升高、IL-2 水平的降低。

4. 不同运动负荷与机体的抗病能力 适量运动增强机体的抗病能力;过量运动降低机体的抗病能力。

【习题】

一、名词解释

1. 健康
2. 运动处方
3. 骨质疏松症
4. 胰岛素抵抗(IR)

二、选择题

【A 型题】

1. 关于健康的内涵下列描述错误的是
   A. 躯体健康　B. 心理健康　C. 社会适应良好
   D. 健康状态是静态的　E. 健康状态是动态的
2. 在影响健康的诸多因素中影响最大的是
   A. 自然环境因素　B. 遗传因素　C. 医疗条件
   D. 社会条件　E. 生活方式
3. 运动对心血管系统影响的描述中错误的是
   A. 降低安静时心率　B. 增加每搏输出量
   C. 降低运动中血压　D. 降低心绞痛发作的阈值
   E. 促进心脏侧支循环的建立
4. 运动对各个系统影响的描述中正确的是
   A. 运动会引起血尿、蛋白尿
   B. 运动会降低胃肠吸收功能
   C. 运动会使 5-羟色胺增多是促进神经组织再生与结构变化的原因
   D. 大强度运动会提高机体免疫能力

E. 运动会使胰岛素浓度下降

5. 不属于运动处方主要内容的是
A. 运动类型 B. 运动负荷测试 C. 运动持续时间
D. 运动频率 E. 运动强度

6. 不属于运动处方制订前要进行的准备工作的是
A. 询问病史 B. 了解生活习惯 C. 预防接种史
D. 了解运动习惯 E. 用药情况

7. 不属于心血管疾病危险因素的是
A. 肥胖 B. 高密度脂蛋白高 C. 吸烟
D. 低密度脂蛋白高 E. 高血压

8. 女性,32 岁,身高 160cm,体重 56kg,血压 110/60mmHg,平时工作忙无时间运动;10 岁时患有 1 型糖尿病,父母身体健康。请问该女性的心血管危险分层属于
A. 低危 B. 中危 C. 高危
D. 无危险性 E. 不确定,还需进一步检查

9. 运动在高血压病康复中的生理学作用机制,下列说法错误的是
A. 改善血管内皮细胞的功能 B. 提高交感神经活性
C. 降低胰岛素抵抗 D. 延缓动脉粥样硬化
E. 改善高胰岛素血症

10. 运动在骨质疏松症康复中的生理学作用机制,下列说法错误的是
A. 运动会提高性激素的效应
B. 雌激素浓度与骨质疏松的发生呈正相关
C. 运动会提高骨的机械应激效应
D. 大强度运动会导致机体内雌激素水平的下降
E. 力量性运动会刺激睾酮分泌增加

11. 运动对机体免疫功能的影响说法正确的是
A. 运动会提高机体的免疫功能
B. 运动会降低血浆中儿茶酚胺的浓度
C. 经常运动者运动后淋巴细胞比例会上升
D. 不经常运动者运动后中性粒细胞比例会上升
E. 适量运动会使血清 IgA 水平上升

三、问答题

1. 简述运动对健康促进的生理学机制。
2. 简述运动处方制订的科学依据。
3. 运动处方主要包括哪些内容?
4. 简述运动对冠心病康复作用的生理学机制。
5. 简述运动对糖尿病康复作用的生理学机制。

【参考答案】

一、名词解释

1. **健康**:健康不仅是没有自身的缺陷、疾病或虚弱,而且还应有完整的生理、心理状态和良好的社会适应能力。

2. **运动处方**:是由医师、康复治疗师、社会体育指导员或体育工作者对患者、运动员或健身锻炼者,根据医学检查资料(包括运动试验和体质测试),按照年龄、性别、健康状况、身体锻炼习惯等,用处方的形式制订出系统化、个性化的健身方案。

3. **骨质疏松症**:是以骨强度降至使机体增加骨折风险为特征的骨骼疾病。

4. **胰岛素抵抗(IR)**:是指机体对一定量的胰岛素的生物学反应低于正常水平的现象。

二、选择题

1. D　2. E　3. D　4. E　5. B　6. C　7. B　8. C　9. B　10. B
11. E

三、问答题

1. 简述运动对健康促进的生理学机制。

答:(1)对心血管系统的影响:①提高心脏泵血功能;②增加冠状动脉血流,促进侧支循环的形成;③延缓冠状动脉粥样硬化的进展;④改善冠状动脉血管内皮功能的障碍;⑤减轻心脏的后负荷。

(2)对呼吸系统的影响:①增加每分通气量;②减轻黏液分泌、降低支气管痉挛;③促进体位引流和痰液排出;④增加胸部肌肉力量,降低气道发生呼气性塌陷的危险。

(3)对消化系统的影响:①适量运动,可加速胃排空;②大强度运动,会出现腹泻、腹痛、呕吐、恶心和反酸等胃肠症状。

(4)对泌尿系统的影响:①适量运动,对肾脏功能有良好的保护作用;②大强度运动,会出现运动性血尿、运动性蛋白尿。

(5)对神经系统的影响:①适量运动可以提高中枢神经系统的兴奋或抑制能力,提高运动者的反应速度、神经动员能力及精确动作的神经控制能力;②大强度运动会导致中枢疲劳、产生毒性作用。

(6)对内分泌、代谢系统的影响:①适量运动能改善免疫功能,增加全身免疫和T细胞、B细胞数目和功能,增加杀伤细胞的数目和能力;②大强度运动可出现运动性免疫功能低下,导致对疾病的抵抗力削弱,上呼吸道感染的发生率升高;③运动对激素的应激反应可表现为升高、降低和不确定。

(7)对血液系统的影响:①运动使血液相对稀释,可降低红细胞膜的刚性,增加红细胞膜的弹性,导致红细胞变形能力增加,引起血液的黏度下降,改善血液流变性;②运动对机体纤溶能力的调节具有双向性调整作用。

2. 简述运动处方制订的科学依据。

答:(1)全面了解运动者的健康状态:主要包括病史、症状和体征、用药情况和生活习惯、体力活动或运动习惯、有无心血管疾病危险因素及数量。

(2)根据健康状况进行危险分层:可根据运动者有无疾病、相关症状体征和心血管危险因素的数量将其分为低危、中危和高危人群。

(3)进行相关生理指标及体适能测试:①安静状态下的指标:心率、血压、心电图、血常规、血糖、血脂;②心肺耐力测评:通过运动负荷试验,计算出最大摄氧量(VO_{2max});③身体成分测评:BMI、腰臀围、体脂百分比;④肌肉力量、耐力测评:握力、背力;⑤柔韧性测评:坐位体前屈;⑥平衡能力测评:闭目单脚站立。

3. 运动处方主要包括哪些内容?

答:主要包括运动类型、运动强度、运动时间、运动频率、运动注意事项等。

4. 简述运动对冠心病康复作用的生理学机制。

答:①提高心脏的功能;②促进心脏侧支循环的建立;③改善血脂代谢紊乱,减缓动脉粥样硬化;④降低安静和活动状态下的血压。

5. 简述运动对糖尿病康复作用的生理学机制。

答:运动降血糖主要是通过影响胰岛素抵抗和胰岛β细胞功能缺陷而发挥作用。①提高肌肉组织胰岛素敏感性,改善机体胰岛素抵抗;②改善脂质代谢和调节体重。

(王　艳)

57杉